临床医疗护理常规（2019 年版）

心血管内科诊疗常规

乔树宾　主　编

北京医师协会　组织编写

中国健康传媒集团

中国医药科技出版社

内容提要

本书是心血管内科临床工作规范指南，根据原卫生部《医师定期考核管理办法》的要求，由北京医师协会组织全市心血管内科专家、学科带头人及中青年业务骨干共同编写而成，介绍了心血管内科医师日常工作的基本知识和技能。体例清晰、明确，内容具有基础性、专业性、指导性及可操作性等特点，既是心血管内科医师应知应会的基本知识和技能的指导用书，也还是北京市心血管内科领域执业医师"定期考核"业务水平的唯一指定用书。本书适合广大执业医师、在校师生参考学习。

图书在版编目（CIP）数据

心血管内科诊疗常规／乔树宾主编 . ——北京：中国医药科技出版社，2020.12

（临床医疗护理常规：2019 年版）

ISBN 978 - 7 - 5214 - 2201 - 6

Ⅰ. ①心… Ⅱ. ①乔… Ⅲ. ①心脏血管疾病 – 诊疗 Ⅳ. ①R54

中国版本图书馆 CIP 数据核字（2020）第 256903 号

美术编辑 　陈君杞

版式设计 　易维鑫

出版　**中国健康传媒集团** | 中国医药科技出版社

地址　北京市海淀区文慧园北路甲 22 号

邮编　100082

电话　发行：010 – 62227427　　邮购：010 – 62236938

网址　www. cmstp. com

规格　787 × 1092mm $\frac{1}{16}$

印张　18 $\frac{1}{4}$

字数　418 千字

版次　2020 年 12 月第 1 版

印次　2020 年 12 月第 1 次印刷

印刷　三河市万龙印装有限公司

经销　全国各地新华书店

书号　ISBN 978 - 7 - 5214 - 2201 - 6

定价　75.00 元

获取新书信息、投稿、为图书纠错，请扫码联系我们。

《临床医疗护理常规（2019年版）》
编委会

《心血管内科诊疗常规（2019 年版）》
编委会

Foreword
序 言

　　为适应现代医疗卫生事业的发展需要，及时更新医学知识，北京医师协会2018年10月决定对北京市《临床医疗护理常规（2012年版）》的内容进行补充修订。北京医师协会与北京地区52个专科医师分会组织医学专家和业务骨干，以现代医学理论为指导，致力于促进北京地区医疗质量与患者安全的持续改进和提高。经过有关专科医师分会和专家的共同努力，修编后的《临床医疗护理常规（2019年版）》内容更加丰富，相关知识、技能更加先进，更能满足北京地区临床一线医师的需求。作为北京市各级各类医疗机构医务人员日常医疗护理工作规范，各类专科医师应知应会的基本知识与技能，北京市执业医师定期考核唯一指定用书，《临床医疗护理常规（2019年版）》必将有效地帮助医疗机构提高工作质量，规范医疗行为，维护医务人员合法权益，推动北京地区临床医疗护理工作的持续改进和提高，为实现健康中国的宏伟目标做出积极的贡献。

　　在此，也向积极参与《临床医疗护理常规（2019年版）》修编工作的各位专家和业务骨干表示衷心地感谢。

郭积勇

2019年12月

《临床医疗护理常规（2019 年版）》
修 编 说 明

  2012 年 3 月北京医师协会受北京市原卫生局委托，组织北京地区 35 个专科医师分会的医学专家和业务骨干，以现代医学理论为指导，结合北京地区临床实践经验，对《临床医疗护理常规（2002 年版）》进行了认真修编，推出了《临床医疗护理常规（2012 年版）》。

  《临床医疗护理常规（2012 年版）》是按照北京医师协会已经成立的各专科医师分会所涉及的医疗专业类别进行编写的。推出 7 年来，对提高各级各类医疗机构医疗质量，规范医护人员医疗行为，保障医务人员及患者安全方面发挥了重要作用。

  随着我国医疗卫生事业的快速发展，涌现出许多新的医疗技术手段，北京医师协会的专科医师分会也由 2012 年的 35 个发展到目前的 59 个。为了更好地规范医疗服务行为，适应现代医疗卫生工作的需要，借鉴、吸收国内外先进经验，紧跟医学发展步伐，自 2018 年 10 月开始，北京医师协会组织专科医师分会对《临床医疗护理常规（2012 年版）》有关内容进行补充修编，现共计推出 33 个专科的《临床医疗护理常规（2019 年版）》。《临床医疗护理常规（2019 年版）》凝聚着有关专家和业务骨干的心血，是北京地区临床医疗护理工作的一份宝贵财富。

  尚需说明：

  1. 关于《临床医疗护理常规（2019 年版）》的修编，内科医师分会、康复医学科医师分会、泌尿外科医师分会、烧伤科医师分会、耳鼻咽喉科医师分会认为本专科技术变化不大，未进行修编。原《儿科诊疗常规》分为《儿内科诊疗常规》和《儿外科诊疗常规》两册。由于北京医师协会近期成立了重症专科医师分会和疼痛专科医师分会，故本次修订增加了《重症医学科诊疗常规》和《疼痛科诊疗常规》。全科医学医师分会提前对《全科医学科诊疗常规》进行了修订，已于 2018 年 7 月出版。老年专科医师分会于 2017 年成立后即出版了本专科的《老年医学诊疗常规》。

  2. 为进一步完善北京市医师定期考核工作，保证医师定期考核工作取得实效，修编后的《临床医疗护理常规（2019 年版）》旨在积极配合专科医师制度的建设，各专科分册独立程度高、专业性强，为各专科医师提供了应知应会的基本知识和技能。《临床医疗护理常规（2019 年版）》将成为各专科执业临床医师定期考核业务水平测试的重要内容。

  3.《临床医疗护理常规（2019 年版）》的修编仍然是一项基础性工作，目的在于为各级医护人员在临床医疗护理工作中提供应参照的基本程序和方法，以利于临床路径工作的开展，促进医学进展的学术探讨和技术改进。

  4. 本次修编仍不含中医专业。

北京医师协会
2019 年 10 月

《心血管内科诊疗常规》（2012 版）出版 8 年来，为心血管内科临床一线医师的规范化诊疗起了良好的推动作用。近年来，心血管内科各亚专科发展突飞猛进，各项新技术不断涌现，受北京医师协会委托，心血管内科分会的专家们在 2012 版的基础上进行了大量卓有成效的工作，对有关内容补充更新，使《心血管内科诊疗常规》（2019 版）得以顺利出版。本书共分 23 章，内容包括常见的心血管疾病 18 类近 60 种疾病，以及临床常用诊疗技术和现代介入治疗技术。本书内容丰富，实用性强，适用于心内科专科医师及基层全科医师参考，可作为心内科执业医师考试辅导材料。

编写本书的初衷是希望为临床一线的心内科医师提供一本内容全面，查找方便，既介绍临床诊疗常规和操作规范，又能反映当今先进理念和技术的工具书。因此，本书的编写格式不同于传统的教科书和专著，而是希望能为一线医师提供临床所需而规范的实用信息。

本书经过北京医师协会心血管内科分会各位专家的不懈努力撰写而成，各位同道付出了艰辛的劳动，在此向参加 2019 版修订和 2012 版编写的所有编者和工作人员为本书所做的无私奉献表示衷心感谢！

由于受编者水平所限，加之时间较紧，书中疏漏和不足之处在所难免，恳请同行专家不吝赐教，也希望广大读者批评指正。

编者
2019 年 12 月

Contents

目 录

第一章　心力衰竭

心力衰竭（简称心衰）是由心脏结构性或功能性疾病所导致的一种临床综合征，由各种原因的初始心肌损害（如心肌梗死、心肌病、炎症、血流动力负荷过重等）引起心室充盈和射血功能受损，最后导致心室泵血功能低下，主要表现为呼吸困难、疲乏和液体潴留。

心衰是一种症状性疾病，表现为血流动力学障碍。心室腔压力高于正常［左心室舒张末期压 >18mmHg（2.4kPa），右心室舒张末期压 >10mmHg（1.3kPa）］即为心功能不全。心衰是一种进展性疾病，表现为渐进性心室重构；心衰是心血管疾病的严重阶段，死亡率高，预后不良。

第一节　慢性心力衰竭

慢性心力衰竭是指因心脏泵功能损害而导致机体出现相关症状与体征的复杂临床综合征，是由心脏结构或功能异常所致。据报道，我国对 35~74 岁城乡居民共 15518 人的随机抽样调查结果显示，心衰患病率为 0.9%，心衰患者约有 400 万，其中男性心衰患病率为 0.7%，女性为 1.0%；女性高于男性，不同于西方国家男性高于女性，主要由于心衰病因构成存在差异。随着年龄增高，心衰的患病率显著上升。心衰预后极差，年死亡率为 30%~40%。心衰患者的死亡原因依次为泵衰竭（59%）、心律失常（13%）和猝死（13%）。

【常见病因】

1. 心肌病变

（1）原发性心肌损害　冠状动脉疾病导致的缺血性心肌损害如心肌梗死、慢性心肌缺血，炎症和免疫性心肌损害如心肌炎、扩张型心肌病，遗传性心肌病如家族性扩张型心肌病、肥厚型心肌病、右心室心肌病、心室肌致密化不全、线粒体肌病。

（2）继发性心肌损害　内分泌与代谢性疾病（如糖尿病、甲状腺疾病）、结缔组织病、心脏毒性药物和系统性浸润性疾病（如心肌淀粉样变性）等并发的心肌损害，酒精性心肌病和围产期心肌病。

2. 心脏负荷过度

（1）压力负荷过度　又称后负荷过度，是心脏收缩时承受的阻力负荷增加。左心室压力负荷过度见于高血压、主动脉流出道受阻（主动脉瓣狭窄、主动脉缩窄）；右心室压力负荷过度见于肺动脉高压、肺动脉瓣狭窄、肺阻塞性疾病和肺栓塞等。

（2）容量负荷过度　又称前负荷过度，是心脏舒张时承受的容量负荷过度。左心室容量负荷过度见于主动脉瓣、二尖瓣关闭不全，先天性心脏病右向左或左向右分流；右心室容量负荷过度见于房间隔缺损、肺动脉瓣或三尖瓣关闭不全等；双心室容量负荷过度见于严重贫血、甲状腺功能亢进症、维生素 B_1 缺乏性心脏病（脚气性心脏病）、动静脉瘘等。

（3）**心脏舒张受限**　常见于心室舒张期顺应性减低（如冠心病心肌缺血、高血压心肌肥厚、肥厚型心肌病）、限制型心肌病和缩窄性心包炎。二尖瓣狭窄和三尖瓣狭窄限制心室充盈，导致心房衰竭。

【常见诱因】

1. 感染

感染是心力衰竭的常见诱因，以呼吸道感染占首位。感染后加重肺淤血，诱发心衰或使心衰加重。

2. 心律失常

快速心房颤动时心排出量降低，心动过速增加心肌耗氧，加重心肌缺血，诱发或加重心衰。严重心动过缓降低心排出量，也可诱发心衰。

3. 肺栓塞

心衰患者长期卧床容易产生深静脉血栓，发生肺栓塞，增加右心室负荷，加重右心衰。

4. 劳力过度

体力活动、情绪激动和气候突变、进食过度或摄盐过多均可以引发血流动力学变化，诱发心衰。

5. 妊娠和分娩

有基础心脏病或围生期心肌病患者，妊娠分娩加重心脏负荷，可以诱发心衰。

6. 贫血和出血

慢性贫血患者表现为高排出量性心衰。大量出血引发低排出量和反射性心率加快，诱发心衰。

7. 其他

输液过多、过快，可以引起急性肺水肿；电解质紊乱诱发和加重心衰，常见于低血钠、低血钾、低血镁。

【临床表现】

心衰的临床表现主要为体循环、肺循环淤血和心排出量降低引起的症状和体征。

（一）**左心衰竭**

1. 肺循环淤血和心排出量降低所致的临床综合征

（1）**呼吸困难**　呼吸困难是左心衰的主要症状，由于肺循环淤血，肺顺应性降低，患者可表现为不同程度的呼吸困难。

心力衰竭患者常有三种不同形式的呼吸困难：

①劳力性呼吸困难：在重体力活动时发生呼吸困难，休息后可自行缓解。不同程度运动量引发的呼吸困难，预示心衰的程度不同。

②夜间阵发性呼吸困难：患者在夜间突然憋醒，感到窒息和恐怖并迅速坐起，需要 30 分钟或更长时间方能缓解。其发生机制与平卧睡眠后回心血量增加、迷走神经张力增高，小支气管痉挛以及膈肌抬高、肺活量减少等因素有关。

③端坐呼吸：平卧几分钟后出现呼吸困难、需要坐位，仍然气喘。其发生机制是左心室舒张末期压力增高，使肺静脉和肺毛细血管压进一步增高，引起间质性肺水肿，增加气道阻力、降低肺顺应性、加重呼吸困难。

（2）急性肺水肿　气喘伴哮喘，是呼吸困难的最严重状态，是急性左心衰的严重表现。

（3）咳嗽、咳痰和咳血　咳嗽是较早发生的症状，是肺淤血时气道受刺激的反应，常发生在夜间，在坐位或立位时缓解。咳痰可表现为白色泡沫样痰、痰中带血丝或粉红色泡沫样痰。肺毛细血管压很高时，肺泡出现浆液性分泌物，痰中带血丝提示肺微血管破损，血浆渗入肺泡时出现粉红色泡沫样痰。

（4）体力下降、乏力和虚弱　左心室排出量降低不能满足外周组织器官灌注，引起乏力等症状；老年人还可以出现意识障碍、记忆力减退、焦虑、失眠等精神症状。

（5）泌尿系统症状　夜尿增多，见于左心衰早期血流再分布。尿量减少、少尿或血肌酐升高，见于严重心衰时心排出量下降、肾血流量减少、甚至发生肾前性肾功能不全。

2. 体征

（1）肺部体征　肺部湿啰音是左心衰的主要体征。劳力性呼吸困难时可闻及肺底少许湿啰音，夜间阵发性呼吸困难时两肺有较多湿啰音，急性肺水肿时两肺满布湿啰音、常伴哮鸣音。间质性肺水肿时，呼吸音减低，肺部可无干湿啰音。约 1/4 左心衰患者发现胸水征。

（2）心脏体征　心尖搏动点向左下移位，提示左心室扩大。心率加快，舒张早期奔马律（或病理性 S_3 心音）、P_2 亢进，心功能改善后 P_2 变弱，见于急性心肌损害，如急性重症心肌炎、急性心肌梗死、急性心衰发作时。心尖部可闻及收缩期杂音，见于左心室扩大引起相对性二尖瓣关闭不全、瓣膜或腱索断裂引起二尖瓣关闭不全。交替脉见于一些心衰患者，如高血压、主动脉瓣狭窄、冠心病。

（3）一般体征　严重呼吸困难患者可出现口唇发绀、黄疸、颧部潮红、脉压减少、动脉收缩压下降、心率加快。外周血管收缩表现为四肢末梢苍白、发冷、指趾发绀、窦性心动过速、心律失常等交感神经活性增高的伴随征象。

（二）右心衰竭

1. 体循环淤血为主的临床综合征

（1）消化系统症状　由长期胃肠道淤血引起食欲减退、腹胀、恶心、呕吐、便秘、上腹痛等症状。由肝淤血、肿大，肝包膜被牵拉导致右上腹饱胀、肝区疼痛。长期肝淤血可导致心源性肝硬化。

（2）泌尿系统症状　白天少尿、夜间多尿，见于肾脏淤血引起的肾功能减退，可出现少量蛋白尿、透明或颗粒管型尿、尿中见红细胞，血尿素氮升高。

（3）呼吸困难　单纯右心衰可表现轻度气喘，主要由于右心室扩大限制左心室充盈、肺淤血所致。二尖瓣狭窄发生右心衰时，因存在肺淤血，可出现轻度呼吸困难。

2. 体征

（1）颈外静脉体征　肝颈静脉反流征是轻度右心衰时按压右上腹，使回心血量增加，出现颈外静脉充盈。颈外静脉充盈是右心衰的最高征象，有助于与其他原因引起的肝大相区别。

（2）肝大和压痛　淤血性肝大和压痛常发生在皮下水肿之前，右心衰短时间迅速加重，肝脏急剧增大，肝包膜被牵拉可出现压痛、黄疸、转氨酶升高。

（3）水肿　水肿是右心衰的典型体征，发生于颈外静脉充盈和肝大之后。首先出现足、踝、胫骨前水肿，向上蔓延及全身，发展缓慢。早期白天站立后出现水肿，平卧休息后消失；晚期出现全身性凹陷性水肿，长期卧床患者表现为腰骶部和下肢水肿。伴有血浆白蛋白过低时，出现颜面水肿，提示预后不良。

（4）胸水和腹水　一般双侧胸水多见，常以右侧为甚，也可表现为单纯右侧胸水，主要与体静脉和肺静脉压同时升高、胸膜毛细血管通透性增加有关。腹水见于病程晚期，与心源性肝硬化有关。

（5）心脏体征　心率加快，胸骨下部左缘或剑突下可见明显搏动，提示右心室肥厚和右心室扩大。三尖瓣听诊区可闻及右心室舒张期奔马律、收缩期杂音，提示心肌损害、相对性三尖瓣关闭不全。右心衰多由左心衰引起，可见全心扩大征象。

（6）其他　发绀多为外周性，严重、持久的右心衰可有心包积液、脉压降低或奇脉等体征。

（三）全心衰竭

全心衰见于心脏病晚期，病情危重。同时具有左、右心衰的临床表现，由左心衰并发右心衰患者，左心室症状和体征有所减轻。

【实验室和辅助检查】

1. 化验检查

（1）常规化验检查　有助于对心衰的诱因、诊断与鉴别诊断提供依据。一般检查包括：

①血常规：血红蛋白降低、贫血为心衰的加重因素，血白细胞增加、中性粒细胞增多提示感染。

②尿常规和肾功能检查：见到少量蛋白尿、透明或颗粒管型、红细胞，血尿素氮和肌酐升高，有助于与肾脏疾病和肾病性水肿相鉴别；心衰合并肾功能不全时，要注意洋地黄的合理使用。

③电解质和酸碱平衡检查：低钾、低钠血症和代谢性酸中毒是难治性心衰的诱因，电解质要根据检查结果补充。

④肝功能检查：丙氨酸氨基转移酶（ALT）、γ - 谷氨酰转肽酶（GGT）和总胆红素轻度升高，有助于与非心源性水肿鉴别，低蛋白血症也见于右心衰晚期；

⑤内分泌功能：心衰晚期可见甲状腺功能减退，皮质醇减低，是心衰诱发加重和难治的原因。

（2）脑钠肽检查　血浆脑钠肽（BNP）和氨基末端脑钠肽前体（NT - proBNP）检测有助于心衰诊断和预后诊断。慢性心衰评价标准：NT - proBNP < 400pg/ml、BNP < 100pg/ml 时，不支持心衰诊断；NT - proBNP > 2000pg/ml、BNP > 400pg/ml 时，支持心衰诊断；NT - proBNP 在 400 ~ 2000pg/ml、BNP 在 100 ~ 400pg/ml 之间时，考虑其他原因，如肺栓塞、慢性阻塞性肺部疾病、心衰代偿期等。

2. 超声心动图检查

超声心动图是心衰诊断中最有价值的检查方法，简单、价廉，便于床旁检查及重复检查。

（1）诊断心包、心肌或瓣膜疾病。

（2）定量或定性房室内径、心脏几何形状、室壁厚度、室壁运动，以及心包、瓣膜和血管结构；定量瓣膜狭窄、关闭不全程度，测量左心室射血分数（LVEF），左心室舒张末期容量（LVEDV）和左心室收缩末期容量（LVESV）。

（3）区别舒张功能不全和收缩功能不全。

（4）估测肺动脉压。

（5）为评价治疗效果提供客观指标。

3. 心电图检查

心电图能提供既往心肌梗死、左心室肥厚、广泛心肌损害及心律失常的信息。有心律失常时应作 24 小时动态心电图记录。

4. X 线胸片检查

X 线胸片可提供心脏增大、肺淤血、肺水肿及原有肺部疾病的信息。

5. 核素心室造影及核素心肌灌注显像检查

前者可准确测定左心室容量、LVEF 及室壁运动；后者可诊断心肌缺血和心肌梗死，对鉴别扩张型或缺血性心肌病有一定帮助。

6. 其他检查

冠状动脉造影适用于缺血性心肌病的病因诊断；心内膜心肌活检适用于心肌疾病的病因诊断；心导管检查不作为心衰的常规检查。

【诊断标准】

（一）诊断

心衰的主要诊断依据是：心衰的典型症状：休息或活动时呼吸困难、劳累、踝部水肿；心衰的典型体征：心动过速、呼吸急促、肺部啰音、颈静脉充盈、周围性水肿、肝大；静息时心脏结构和功能的客观证据；心脏扩大、超声检查心功能异常、血浆脑钠肽升高。诊断慢性收缩性心衰并不困难，心衰的诊断流程见图 1-1。临床诊断应包括心脏病的病因、病理、心律及心功能分级等诊断。

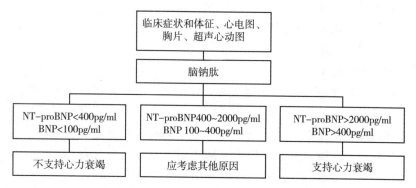

图 1-1 应用脑钠肽诊断心力衰竭的流程

（引自 2008 年 ESC 急慢性心力衰竭诊断指南）

1. 心功能的评估

（1）美国纽约心脏病协会（NYHA）心功能分级 Ⅰ级，日常生活无心衰症状；Ⅱ级：日常活动出现心衰症状（呼吸困难、乏力）；Ⅲ级，低于日常生活出现心衰症状；Ⅳ级，在休息时亦出现心衰症状。NYHA 心功能分级使用最广，但与反映左心室收缩功能的 LVEF 并非完全一致。

（2）6 分钟步行试验　用于评定慢性心衰患者的运动耐力和预测患者预后。要求患者在平直走廊里尽可能快地行走，测定 6 分钟步行距离。根据 US Carvedilol 研究设定的标准：6 分钟步行距离 <150m 为重度心衰，150～450m 为中重度心衰，>450m 为轻度心衰，可作为参考。但是行走距离的变化可能与病情变化并不平行。

（3）液体潴留的判断　液体潴留（隐形水肿）对决定利尿剂治疗十分重要，短时间内体重增加是液体潴留的可靠指标，每次随诊应记录体重。最可靠的容量超载体征是颈静脉怒张，肺部啰音只反映心衰进展迅速而不能说明容量超载的程度。

2. 心衰的临床分类

心衰可分为：新发心衰，即首次出现具有明显病因的心衰，急性或慢性起病。暂时性心衰，指再发的、间断性的心衰发病；慢性心衰，指持续的、稳定的、进行性加重的、失代偿的心衰。

根据心脏功能特征，心衰可分为：收缩性心衰（或射血分数降低的心衰），临床特点源于心排出量不足，收缩末期容积增大、射血分数（EF）降低和心脏扩张。舒张性心衰（或射血分数正常的心衰），因心室顺应性下降导致左心室舒张末期压增高而发生心衰，代表收缩功能的射血分数正常，临床描述为射血分数正常的心衰；收缩性心衰和舒张性心衰可以并存。

（二）鉴别诊断

1. 左心衰鉴别诊断

左心衰以呼吸困难为主要表现，应与肺部疾病引起的呼吸困难相鉴别。慢性阻塞性肺病发生呼吸困难通常有咳嗽、咳痰症状，肺部湿啰音部位固定，可伴哮鸣音，咳痰后喘息减轻。急性心源性哮喘患者通常要端坐呼吸、咳粉红色泡沫痰、肺底部布满水泡音，既往有心脏病史也有助于鉴别。支气管哮喘以两肺哮鸣音为主，可有少许湿啰音；而心源性哮喘出现哮鸣音是由于严重心衰伴发的支气管痉挛，患者同时合并有出汗、面色青灰、濒死等征象，端坐位不能减轻呼吸困难症状。床边检测血浆脑钠肽显著升高有助于鉴别诊断。

2. 右心衰鉴别诊断

右心衰和（或）全心衰引起外周水肿、肝大、腹水和胸水，应与急性心包炎或慢性狭窄性心包炎、肾源性水肿、门脉性肝硬化引起的水肿相鉴别。肾源性水肿和门静脉性肝硬化并非静脉压升高，通常没有颈静脉怒张或肝颈静脉反流征的表现，既往病史和辅助检查有助于鉴别。急性心包炎或慢性缩窄性心包炎与右心衰的外周水肿鉴别时，前者心影扩大呈烧瓶形，心界范围随体位变化，超声诊断容易鉴别；后者心影通常不大，超声检查心包增厚、右心室不扩大有助于鉴别。甲状腺功能减退可伴有水肿，呈非凹陷性，有水肿者在鉴别诊断时甲状腺功能检查也是必要的。老年人单纯下肢水肿需要注意下肢深静脉瓣疾病，平卧时没有颈静脉怒张，需要超声检查下肢静脉。

【治疗原则】

心衰的治疗目标是降低发病率和死亡率，改善患者的预后。心衰的治疗策略包括：短期应用改善血流动力学药物治疗，改善心衰症状；长期应用延缓心室重构药物治疗，改善衰竭心脏的生物学功能，提高生活质量、减少住院和降低死亡率。

心衰的治疗原则包括：病因治疗，去除心衰的基本病因和诱因；调整代偿机制，降低神经－体液－细胞因子活性，防止和延缓心室重构；缓解症状，改善患者的心功能状态。

（一）病因治疗

1. 基本病因治疗

冠心病通过经皮冠状动脉介入治疗或旁路手术改善心肌缺血；心脏瓣膜病行瓣膜置换手术；先天性心血管畸形行矫正手术；治疗心肌炎和心肌病，治疗高血压及其靶器官损伤，控制糖尿病和血脂异常等。

2. 去除心衰诱因

针对常见心衰诱因如感染、心律失常、肺梗死、贫血和电解质紊乱的治疗。

（二）一般治疗

1. 监测体重

在3天内体重突然增加2kg以上，要考虑患者有液体潴留，应调整利尿剂的应用。

2. 调整生活方式

主要包括：①限钠：轻度心衰患者钠摄入控制在2~3g/d（钠1g相当于氯化钠2.5g），中、重度心衰患者<2g/d；应用强利尿剂患者限钠不必过严，避免产生低钠血症。②限水：总液体摄入量每天1.5~2.0L为宜，重度心衰患者合并低钠血症（血钠<130mmol/L）应严格限制水摄入量。③营养和饮食：宜低脂饮食，肥胖患者应减轻体重，戒烟戒酒；严重心衰伴明显消瘦（心脏恶病质）者，应给予营养支持，包括给予血清蛋白。④休息和适度运动：失代偿期需卧床休息，多做被动运动，预防深部静脉血栓生成；稳定的慢性心衰患者可每天多次步行，每次5~10分钟，并逐步延长步行时间。⑤氧气治疗：慢性心衰无氧疗指征和无肺水肿的心衰患者，给氧可导致血流动力学恶化；氧气用于治疗急性心衰。

（三）药物治疗

1. 改善血流动力学的治疗

（1）利尿剂的应用　利尿剂通过抑制肾小球特定部位的钠或氯的重吸收，遏制心衰时钠潴留，减少静脉回流和降低前负荷，从而减轻肺淤血、腹水、外围水肿和体重，提高运动耐量。利尿剂是控制心衰患者液体潴留的药物，是标准治疗的必要的组成部分。

①有液体潴留的心衰患者均应给予利尿剂，且应早期应用；无液体潴留的心衰患者，不需要应用利尿剂。通常轻、中度心衰可选噻嗪类利尿剂；重度心衰选用襻利尿剂；急性心衰或肺水肿，首选襻利尿剂静注，伴发心源性休克时不宜使用。使用方法：通常从小剂量开始，如每天口服氢氯噻嗪25mg、呋塞米20mg或托拉塞米10mg，逐渐增加剂量直至尿量增加，体重每天减轻0.5~1.0kg，呋塞米的剂量与效应呈线性关系。

②应用利尿剂过程中应注意纠正水、电解质紊乱，应用利尿剂有效者应同时补钾，尿量过多时不要限制饮食钠盐，特别注意纠正低钾、低镁和低钠血症。利尿剂应间断使用，液体潴留纠正后可短期停用利尿剂，可以避免利尿剂抵抗和电解质紊乱。当心衰症状得到控制，应开始应用ACEI、β受体阻断剂和醛固酮受体阻断剂。

③利尿剂抵抗问题，当心衰进展恶化时常需加大利尿剂用量，最终增加剂量也无

反应，即出现利尿剂抵抗。此时改变利尿剂使用方法，如呋塞米静脉注射 40mg，继以持续静脉滴注（10~40mg/h）；或 2 种利尿剂联合使用可能改善利尿效果。

④利尿过程中应注意过度利尿造成电解质丢失，如低钾、低镁及低钠血症，也可造成神经内分泌的激活、低血压和氮质血症。

（2）洋地黄的应用　2010 年中国慢性心衰指南对地高辛的推荐级别从过去的 I 类降为 IIa 类推荐，仅适用于已在应用血管紧张素转换酶抑制剂（ACEI）[或血管紧张素 II 受体阻断]、β 受体阻断剂和利尿剂治疗，但仍持续有症状的心衰患者。不主张早期和常规应用，亦不推荐用于 NYHA I 级患者。

洋地黄通过抑制衰竭心肌细胞膜 Na^+，K^+ – ATP 酶，使细胞内 Na^+ 水平升高，促进 Na^+ – Ca^{2+} 交换，提高细胞内 Ca^{2+} 水平。副交感传入神经的 Na^+，K^+ – ATP 酶受抑制，提高了位于左心室、左心房与右心房入口处、主动脉弓和颈动脉窦的敏感性，抑制传入冲动的数量增加，进而使中枢神经系统下达的交感兴奋性减弱。肾脏的 Na^+，K^+ – ATP 酶受抑制，可减少肾小管对钠的重吸收，增加钠向远曲小管的转移、降低肾脏分泌肾素。DIG 试验结果显示，地高辛对死亡率的影响为中性。

洋地黄多用于有症状的慢性收缩性心衰患者、心衰伴有快速心室率的房颤患者，不推荐应用于 NYHA 心功能 I 级的患者。

禁用于窦房传导阻滞、二度或高度房室传导阻滞患者和急性心肌梗死患者，与抑制窦房结或房室结功能的药物（如胺碘酮、β 受体阻断剂）合用时必须谨慎。应用方法：地高辛 0.125~0.25mg/d 口服，服用后经小肠吸收，2~3 小时血清浓度达高峰，4~8 小时获最大效应，85% 由肾脏排出，半衰期为 36 个小时，连续口服相同剂量经 5 个半衰期（约 7 天后）血清浓度可达稳态；控制房颤心室率，可与 β 受体阻断剂联合使用，不推荐地高辛增加剂量。不良反应主要见于大剂量使用时。洋地黄中毒的临床表现包括：心律失常（期前收缩、折返性心律失常和传导阻滞），胃肠道症状（厌食、恶心和呕吐）；神经精神症状（视觉异常、定向力障碍、昏睡及精神错乱）。这些不良反应常出现在血清地高辛浓度 >2.0μg/ml 时，也可见于地高辛水平较低时，特别是在低血钾、低血镁、甲状腺功能低下者。

洋地黄中毒的治疗：早期诊断，立即停用洋地黄是关键；有低钾、低镁者需要补充钾盐和镁盐；快速性室性心律失常可用 50~100mg 利多卡因溶于葡萄糖液 40ml 中，缓慢静脉推注，同时纠正低钾低镁症，电复律治疗一般属禁忌；缓慢性心律失常，如果心室率不低于 40 次/分可以观察，心率过缓可用阿托品 0.5~1mg 静脉注射，伴发血流动力学障碍者可安置临时起搏器。胃肠道症状和神经精神症状伴着洋地黄排泄可以逐渐消失。

（3）正性肌力药物的静脉应用　经静脉使用的正性肌力药物有 2 类，即环腺苷酸依赖性正性肌力药 β 受体激动剂如多巴胺、多巴酚丁胺和磷酸二酯酶抑制剂如米力农。

建议慢性心衰进行性加重阶段、难治性终末心衰患者、心脏手术后心肌抑制所致的急性心衰患者，可以短期应用正性肌力药物，以缓解心衰危重状态，临床试验证明正性肌力药物长期应用增加心衰死亡率。

常用剂量为：多巴酚丁胺 100~250μg/min，多巴胺 250~500μg/min，米力农负荷量为 2.5~3mg，继以 20~40μg/min，给予静脉滴注，疗程 3~5 天。

（4）血管扩张剂的应用　硝酸酯类常被合用，以缓解心绞痛或呼吸困难的症状。A－HeFt 试验报道，硝酸酯类和肼屈嗪两者合并对非洲裔美国人有益，但不适用于中国应用。由于 ACEI 类药物具有良好的扩血管作用，单纯应用血管扩张剂治疗心衰临床意义不大。

2. 延缓心室重构的治疗

初始心肌损害之后，室壁应激、神经体液、细胞因子和氧化应激等刺激因子参与心室重构的发生与发展。临床试验证明，神经内分泌拮抗剂能够降低心衰患者的死亡率。这些药物不仅能抑制神经内分泌活性，还能够调节细胞因子和氧化应激活性，改善衰竭心脏的生物学功能，从而延缓心室重构。因此，延缓心室重构是慢性心衰长期治疗的基本方法。

（1）血管紧张转换酶抑制剂（ACEI）　ACEI 能够缓解慢性心衰症状，降低患者死亡率。ACEI 已经在 39 个安慰剂对照临床试验的 8308 例心衰患者中评估，使死亡风险下降24%。亚组分析表明，ACEI 能延缓心室重构、防止心室扩大、降低神经体液和细胞因子水平，从而奠定了 ACEI 作为治疗心衰的基石。主要机制：抑制 RAAS、降低循环和组织中的 AngⅡ 水平、阻断 Ang1－7 的降低、发挥扩张血管和抗增生作用；作用于激肽酶的降解、提高缓激肽水平，通过缓激肽－前列腺素－一氧化氮通路而发挥有益作用。

所有慢性收缩性心衰患者，只要没有禁忌证或不能耐受，均需终身应用 ACEI。且治疗应尽早使用，从小剂量开始，逐渐增加至最大耐受量。

ACEI 曾引起血管性水肿导致喉头水肿、无尿性肾衰竭，妊娠妇女绝对禁用；双侧肾动脉狭窄，血肌酐显著升高 [>265.2μmol/L（3mg/dl）]，高钾血症（>5.5mmol/L）、有症状性低血压（<90mmHg），左心室流出道梗阻的患者如主动脉瓣狭窄、梗阻性肥厚型心肌病者应慎用。

不良反应：①与 Ang－Ⅱ 抑制有关的不良反应包括低血压、肾功能恶化和钾潴留；②与缓激肽积聚有关的不良反应，如干咳和血管性水肿。

（2）β 受体阻断剂　人体衰竭心脏去甲肾上腺素已足以产生心肌细胞损伤，慢性肾上腺素能系统激活介导心肌重构，β_1 受体信号转导的致病因明显大于 β_2、α_1 受体，这就是应用 β 受体阻断剂治疗慢性心衰的理论基础。治疗初期 β 受体阻断剂具有负性肌力作用，长期应用 β 受体阻断剂具有改善内源性心肌功能的"生物学效应"。多个安慰剂对照随机试验 2 万例心衰患者应用 β 受体阻断剂，结果一致显示应用 β 受体阻断剂长期治疗能降低死亡率和心衰住院率，降低猝死率41%～44%。应用 ACEI 的临床试验死亡风险下降24%，而 ACEI 联用 β 受体阻断剂使死亡风险下降34%。临床应用从小剂量开始缓慢递增剂量，基本避免了 β 受体阻断剂的负性肌力作用。

所有慢性收缩性心衰 NYHA Ⅱ、Ⅲ级，且病情稳定患者应尽早应用 β 受体阻断剂，需终身使用，有禁忌证或不能耐受者除外；NYHA Ⅳ级心衰患者需待病情稳定后，在严密监护下应用。禁忌证：支气管痉挛性疾病、心动过缓（心率<60 次/分）、二度及二度以上房室传导阻滞（已安装起搏器者除外）；低血压；心衰患者有明显液体潴留时，应先利尿达到干体重后再开始应用。应用方法：起始治疗前患者需无明显液体潴留；必须从小剂量开始，琥珀酸美托洛尔 12.5mg/d、酒石酸美托洛尔 6.25mg 每天 2 次、比索洛尔 1.25mg/d、卡维地洛 3.125mg 每天 2 次，每 2～4 周剂量加倍，清晨静息

心率 55 ~ 60 次/分即为 β 受体阻断剂达到目标剂量或最大耐受量的指征；目标剂量为琥珀酸美托洛尔 200mg 每天 1 次、酒石酸美托洛尔 100mg 每天 2 次、比索洛尔 10mg 每天 1 次、卡维地洛 25mg 每天 2 次。不良反应的监测：低血压：一般在首剂或加量 24 ~ 48 小时内发生，首先停用不必要的扩血管剂；液体潴留：起始治疗前应确认患者已达到干体重状态，3 天体重增加 >2kg 者应加大利尿剂用量；心衰恶化：可将 β 受体阻断剂暂时减量或逐渐停用，每 2 ~ 4 天减 1 次量，2 周内减完，应避免突然撤药，病情稳定后需继续应用 β 受体阻断剂，否则将增加死亡率；心动过缓：如心率 <55 次/分或伴有眩晕等症状，应降低 β 受体阻断剂用量；房室传导阻滞：出现二度、三度房室传导阻滞者，应当停用 β 受体阻断剂。

（3）醛固酮受体阻断剂　醛固酮受体阻断剂的作用：醛固酮在心肌细胞外基质重塑中起重要作用，特别是在人体衰竭心脏中心室醛固酮生成及活性增加，且与心衰严重程度成正比。心衰患者长期应用 ACEI，常出现"醛固酮逃逸现象"，即循环醛固酮水平不能保持稳定持续的降低。因此，在 ACEI 基础上加用醛固酮受体阻断剂，进一步抑制醛固酮的有害作用。RALES 和 EPHESUS 试验证明，醛固酮受体阻断剂螺内酯和依普利酮治疗心衰患者，能够降低全因死亡率、心源性猝死和心衰住院率。

临床应用：适用于轻、中、重度心衰，NYHA Ⅱ、Ⅲ、Ⅳ级患者；急性心肌梗死后并发心衰，且 LVEF <40% 的患者亦可应用。禁忌证和慎用：高钾血症和肾功能异常列为禁忌，有发生这 2 种状况潜在危险的应慎用。应用方法：螺内酯起始剂量为 10mg/d，最大剂量为 20mg/d，依普利酮国外推荐起始剂量为 25mg/d，逐渐加量至 50mg/d。不良反应及注意事项：高钾血症：开始治疗后 3 天和 1 周要监测血钾和肾功能，前 3 个月每月监测 1 次，以后每 3 个月监测 1 次，如血钾 >5.5mmol/L，即应停用或减量；一般停止使用补钾制剂，除非有明确的低钾血症。男性乳房增生：为可逆性，停药后消失。

（4）血管紧张素受体阻断剂（ARB）　ARB 阻断经 ACE 和非 ACE 途径产生的 Ang Ⅱ 与 Ang Ⅱ 受体 Ⅰ 型（AT1）结合，临床试验证明 ARB 治疗心衰其效应与 ACEI 作用基本相当。目前，心衰仍以 ACEI 为首选。ARB 用于不能耐受 ACEI 患者，ARB 应用注意事项和 ACEI 相同，小剂量起用，在患者耐受的基础上逐步将剂量增至推荐的最大剂量（表 1 - 1）。

表 1 - 1　治疗慢性心衰常用 RAAS 抑制剂和 β 受体阻断剂参考剂量

心衰治疗药	起始剂量	目标剂量
血管紧张素转氨酶抑制剂		
卡托普利	6.25mg, tid	50mg, tid
依那普利	2.5mg, bid	10 ~ 20mg, bid
培哚普利	2mg/d	4 ~ 8mg/d
福辛普利	5 ~ 10mg/d	40mg/d
赖诺普利	2.5 ~ 5mg/d	30 ~ 35mg/d
喹那普利	5mg, bid	20mg, bid
雷米普利	2.5mg/d	5mg, bid 或 10mg/d
西拉普利	0.5mg/d	1 ~ 2.5mg/d
贝那普利	2.5mg/d	5 ~ 10mg, bid

心衰治疗药	起始剂量	目标剂量
β受体阻断剂		
琥珀酸美托洛尔（缓释片）	12.5mg/d	200mg/d
酒石酸美托洛尔平片	6.25mg，bid	100mg，bid
比索洛尔	1.25mg/d	10mg/d
卡维地洛	3.125mg，bid	25mg，bid
醛固酮受体阻断剂		
螺内酯	10mg/d	20mg/d
依普利酮	25mg/d	50mg/d
血管紧张素受体阻断剂		
坎地沙坦	4~8mg/d	32mg/d
缬沙坦	20~40mg/d	160mg，bid
氯沙坦	25~50mg/d	50~100mg/d
厄贝沙坦	150mg/d	300mg/d
替米沙坦	40mg/d	80mg/d
奥美沙坦	10~20mg/d	20~40mg/d

3. 抗凝和抗血小板治疗

心衰时由于扩大且低动力的心腔内血液淤滞、局部室壁运动异常以及促凝因子活性升高，有血栓栓塞事件发生风险，其发生率约为每年1%~3%。心衰时抗凝和抗血小板药物建议使用，抗血小板治疗：心衰伴有冠心病、糖尿病和脑卒中，有二级预防适应证的患者，必须应用阿司匹林75~150mg/d；抗凝治疗：心衰伴有房颤的患者应长期应用华法林抗凝治疗，并调整剂量使国际标准化比率在2~2.5之间；窦性心律患者不推荐常规抗凝治疗，但明确有心室腔内血栓的患者，应行抗凝治疗。

（四）非药物治疗

1. 心脏再同步化治疗（CRT）

心衰患者的左、右心室及左心室内收缩不同步时，可致心室充盈减少、左心室收缩力或压力的上升速度降低、时间延长、加重二尖瓣反流及室壁逆向运动，使心室排血效率下降。房室不同步表现为心电图中P–R周期延长，使左心室充盈减少，左、右心室间不同步表现为左束支传导阻滞，使右心室收缩早于左心室；室内传导阻滞在心电图表现为QRS时限延长（>120ms）。CRT治疗可恢复正常的左、右心室及心室内的同步激动，减轻二尖瓣反流，从而增加心排出量。临床试验证明：心功能Ⅰ~Ⅳ级心衰伴心室不同步患者加用CRT比单纯采用优化内科治疗能显著改善生活质量和运动耐量、减低住院率和总死亡率。

2010年欧洲心脏病学会指南指出CRT的适应证：NYHA Ⅲ/Ⅳ级，LVEF≤0.35，完全性左束支传导阻滞、QRS时限≥120ms，正在接受最佳药物治疗的窦性心律患者（I/A）；NYHA Ⅱ级，LVEF≤0.35，QRS时限≥150ms，正在接受最佳药物治疗的窦性心律患者（I/A）；NYHA Ⅲ/Ⅳ级，LVEF≤0.35，QRS时限≥120ms，具有传统起搏器植入适应证的心衰患者（I/B）；NYHA Ⅲ/Ⅳ级的永久心房颤动患者LVEF≤0.35，QRS时限≥130ms，房室结消融后以保证起搏器夺获（Ⅱa/B）。

2. 心脏移植

心脏移植可作为终末期心衰的一种治疗方法，主要适应于无其他可选择治疗方法的重度心衰患者。除了供体心脏短缺外，心脏移植的主要问题是移植排斥，这是术后 1 年死亡的主要原因，长期预后主要受免疫抑制剂并发症影响。近年研究结果显示，联合应用 3 种免疫抑制治疗，术后患者 5 年存活率显著提高，可达 70% ~ 80% 。

（五）心衰伴随疾病的治疗

1. 心衰伴有高血压

在心衰常规药物治疗基础上，血压仍然不能控制者，可加用钙通道阻滞剂如氨氯地平、非洛地平缓释片。

2. 心衰伴有糖尿病和血脂异常

β 受体阻断剂可以使用，尽管认为它对糖脂代谢有一定影响，但它对心衰患者全面保护的临床获益远远大于负面效应，心衰严重患者血胆固醇水平通常偏低，因心衰时肝脏合成胆固醇能力已经降低。

3. 心衰伴有冠心病

心绞痛患者应选择硝酸酯类药物和 β 受体阻断剂，可以加用改善心肌能量代谢药物如曲美他嗪。心肌梗死患者应用 ACEI、β 受体阻断剂和醛固酮受体阻断剂可以降低死亡风险。心肌衰竭患者进行血运重建术，对于心衰患者预后没有改善的证据。

4. 心衰伴有心律失常

无症状的室性心律失常不主张用抗心律失常药物治疗。心衰伴有室上性心律失常的基本医疗是控制心室率和预防血栓事件。室性心律失常可用 β 受体阻断剂长期治疗，可以降低心衰猝死和心衰死亡率。反复发作致命性室性心律失常可用胺碘酮，有猝死、心室颤动风险的心衰患者建议植入心脏转复除颤器。

5. 心衰伴有肾功能不全

动脉粥样硬化性疾病伴心衰患者容易合并肾功能损害，肾功能不全患者应慎用 ACEI，血肌酐 >5mg/dl （442μmol/L） 时应做血液透析。

【预防和预后】

早期控制心衰危险因素，可以预防心衰；积极治疗基础心脏病，可以延缓心室重构的发生发展，降低慢性心衰患者的死亡率和住院率。

除药物及介入治疗外，还应注意长期康复治疗、连续监测 BNP 浓度及患者的自我监测与远距监测等，以提高患者运动耐量、改善心功能、降低心衰的再发生率及住院率。无运动康复治疗禁忌且病情较稳定者可进行包括心理辅导及教育在内的运动康复治疗。

常规监测指标包括：

（1）所有慢性心衰患者均需行心功能的临床评估，监测血流动力学、心率、认知及营养状态、药物回顾、血清尿素、电解质、肌酐、表皮生长因子受体等。

（2）治疗慢性心衰需根据专家的指导意见，故建议心衰患者住院治疗，患者临床症状稳定、治疗方案优化后出院。

第二节　急性心力衰竭

《急性心力衰竭诊断和治疗指南》（2010 年）定义为心衰的症状和体征急性发作和（或）加重的一种临床综合征。除传统定义的心脏急症，还包括：慢性心衰的急性发作或加重、急性发作与加重的右心衰竭，以及非心脏原因所致的急性心功能障碍。急性心衰通常危及患者生命，必须紧急实施抢救和治疗。对于慢性心功能不全基础上加重的急性心衰，若治疗后症状稳定，不应再称为急性心衰。

目前，我国急性左心衰的发病率、死亡率缺乏大型流行病调查的结果。根据发病原因急性左心衰可分为心源性和非心源性 2 个类型。

1. 心源性急性心衰

（1）急性左心衰　临床常见的急性左心衰多为慢性心力衰竭急性失代偿，约占 70%。另外可见于急性冠脉综合征、高血压急症、急性心瓣膜功能障碍（主动脉瓣或二尖瓣狭窄、急性缺血性乳头肌功能不全、感染性心内膜炎伴发瓣膜腱索损伤）、急性重症心肌炎、围产期心肌病、严重心律失常（快速型心房颤动或心房扑动、室性心动过速）等。

（2）急性右心衰　常见病因包括急性右心室梗死、急性大块肺栓塞及右侧心瓣膜病伴发急性右心衰竭。

2. 非心源性急性心衰

无心脏病患者由于高心排出量状态（甲亢危象、贫血、感染性败血症）、快速大量输液导致容量陡增、急性肺静脉压显著增高（药物治疗缺乏依从性、容量负荷过重、大手术后、急性肾功能减退、吸毒、酗酒、哮喘、急性肺栓塞）等引起急性肺水肿。

【诊断标准】

根据急性呼吸困难的典型症状和体征、NT-proBNP 升高，一般诊断并不困难。进一步检查明确病因诊断，有助于进行针对性治疗。

1. 临床常用的急性心衰严重程度分级

（1）Killip 分级　用于急性心肌梗死功能损伤的评价。具体分级方法是：Ⅰ级：无心衰；Ⅱ级：有心衰，肺部中下野湿啰音（肺野下 1/2），可闻及奔马律，X 线肺淤血；Ⅲ级：严重的心衰，有肺水肿，满布湿啰音（超过肺野下 1/2）；Ⅳ级：心源性休克、低血压（收缩压 ≤90mmHg）、发绀、少尿、出汗。

（2）Forrester 分级　根据临床表现和血流动力学状态分级，主要用于急性心肌梗死患者，也可用于其他原因急性心衰评价。血流动力学分级根据肺毛细血管楔嵌压（PCWP）或平均肺毛细血管楔嵌压（mPCWP）及心脏指数（CI）：Ⅰ级 PCWP ≤ 17mmHg，CI > 2.2L/（min·m²），无肺淤血及周围灌注不良；Ⅱ级 PCWP > 17mmHg，CI > 2.2L/（min·m²），有肺淤血；Ⅲ级 PCWP < 17mmHg，CI ≤ 2.2L/（min·m²），周围组织灌注不良；Ⅳ级 PCWP > 17mmHg，CI ≤ 2.2L/（min·m²），有肺淤血和组织灌注不良。

（3）临床程度分级　根据皮肤的干湿冷暖和肺部是否有湿啰音分为Ⅳ个等级：皮

肤干暖，无肺部啰音（Ⅰ级）；皮肤湿暖伴肺部啰音（Ⅱ级），患者有急性左心衰和肺淤血；皮肤干冷伴肺部啰音（Ⅲ级），患者有肺淤血或肺水肿，并有早期末梢循环障碍和组织脏器灌注不良。皮肤湿冷伴肺部啰音（Ⅳ级），此时患者有急性左心衰还有心源性休克或其前兆。

【临床表现】

（1）发病急剧，患者突然出现严重呼吸困难、端坐呼吸、烦躁不安、呼吸频率达 30~40 次/分，频繁咳嗽，严重时咳白色泡沫样痰或粉红色泡沫样痰，患者有恐惧和濒死感。

（2）患者面色灰白、发绀、大汗、皮肤湿冷。心率增快、心尖部第一心音减弱、舒张期奔马律（S_3）、P_2 亢进。开始肺部可无啰音，继之双肺满布湿啰音和哮鸣音。或有基础心脏病相关体征。心源性休克时血压下降（收缩压 <90mmHg，或平均动脉压下降 >20mmHg）、少尿（尿量 <17ml/h）、神志模糊。

（3）急性右心衰主要表现为低血压综合征、右心循环负荷增加、颈静脉怒张、肝大、低血压。

【实验室和辅助检查】

（1）心电图 主要了解有无急性心肌缺血、心肌梗死和心律失常，可提供急性心衰病因诊断依据。

（2）X 线胸片 急性心衰患者可显示肺门血管影模糊、蝶形肺门、重者弥漫性肺内大片阴影等肺淤血征。

（3）超声心动图 床边超声心动图有助于评价急性心肌梗死的机械并发症、室壁运动失调、心脏的结构与功能、心脏收缩/舒张功能的相关数据，了解心包填塞。

（4）脑钠肽检测 检查血浆 BNP 和 NT–proBNP，有助于急性心衰的快速诊断与鉴别，阴性预测值可排除 AHF。诊断急性心衰的参考值：NT–proBNP > 300pg/ml；BNP > 100pg/ml。

（5）心肌标志物检测 心肌肌钙蛋白（cTnT 或 cTnI）或 CK–MB 异常有助于诊断急性冠状动脉综合征。

（6）有创的导管检查 安置 SWAN–GANZ 漂浮导管进行血流动力学监测，有助于指导急性心衰的治疗（见 Forrester 分级）。急性冠状动脉综合征的患者酌情可行冠状动脉造影及血管重建治疗。

（7）其他实验室检查 动脉血气分析：急性心衰时常有低氧血症，酸中毒与组织灌注不足可有二氧化碳潴留。常规检查：血常规、电解质、肝肾功能、高糖、高敏 C–反应蛋白。

【鉴别诊断】

急性心衰常需要与重度支气管哮喘鉴别，后者表现为反复发作性哮喘，两肺满布高音调哮鸣音，以呼气为主，可伴少许湿啰音。还需要与其他原因的非心源性休克相鉴别。根据临床表现及相关的辅助检查、BNP 或 NP–proBNP 的检测，可以进行鉴别诊断并做出正确的判断。心源性肺水肿与非心源性肺水肿鉴别诊断见表 1–2。

表1-2　心源性肺水肿与非心源性肺水肿的鉴别诊断

参数	心源性肺水肿	非心源性肺水肿
病史	急性心脏病发作	近期没有心脏病史
潜在非心脏病疾病	通常缺乏	存在
体格检查		
S$_3$ 奔马律	存在	无，脉搏有力
心排出量状态	低心排出量；皮肤湿冷	高心排出量；皮肤温暖
肺部啰音	湿啰音	干啰音
实验室检查		
心电图	心肌缺血/心肌梗死	正常
NT-proBNP	>300pg/ml	<100pg/ml
心肌标志物	增高	正常
胸片	肺门影扩大，可呈蝴蝶状	肺周围阴影
肺毛细血管楔嵌压（PCWP）	≥18mmHg	<18mmHg

【治疗原则】

急性心衰因发病急，病情重，治疗上应短期内稳定生命体征，纠正血流动力异常，避免心衰进一步恶化。另外应注意去除诱发急性心衰的诱因、尽早针对急性心衰的病因治疗。

急性心衰救治措施应重点减轻心脏前后负荷，纠正血流动力学异常（图1-2）。

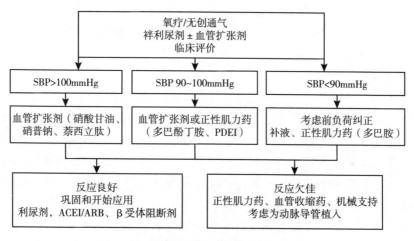

图1-2　根据收缩压不同制定的治疗措施

（引自2008年ESC急慢性心力衰竭诊断指南）

（一）初始治疗

1. 体位

取坐位，双脚下垂，减少静脉回心血量，减轻心脏前负荷。

2. 吸氧

开始氧流量为2~3L/min，也可高流量给氧6~8L/min，需要时予以面罩加压给氧或正压呼吸。应用酒精吸氧（即氧气流经 50% ~70% 酒精湿化瓶），或有机硅消泡剂，使泡沫表面张力降低而破裂，有利于肺泡通气的改善。吸氧后保持血氧饱和度（SaO_2）在 95% ~98%。

3. 控制出入量

急性心衰患者应严格控制饮水量和输液量，保持每天出入量负平衡约 500ml/d，严重肺水肿者可负平衡至 1000 ~2000ml/d，甚至达 3000 ~5000ml/d，但应注意复查电解质并注意有无低血容量。

4. 镇静

吗啡是治疗急性肺水肿极为有效的药物，吗啡通过抑制中枢性交感神经，反射性降低外周静脉和小动脉张力，减轻心脏前负荷。吗啡能降低呼吸中枢和咳嗽中枢兴奋性，减慢呼吸和镇咳，松弛支气管平滑肌，改善通气功能。中枢镇静作用还能减轻或消除焦虑、紧张、恐惧等反应。通常采用吗啡 3 ~5mg 静脉注射，必要时每隔 15 分钟重复 1 次，共 2 ~3 次，或 5 ~10mg 皮下注射。但应注意低血压或休克、慢性阻塞性肺部疾病、支气管哮喘、神志障碍及伴有呼吸抑制的危重患者禁用吗啡。吗啡的常见不良反是恶心及呕吐，如症状明显，可给予止吐剂。

5. 快速利尿

强效袢利尿剂可大量迅速利尿，降低心脏容量负荷，缓解肺淤血。呋塞米 20 ~40mg、托拉塞米 10 ~20mg 或布美他尼 0.5 ~1mg 静脉注射，根据利尿反应调整剂量。若袢利尿剂疗效不佳，可加用噻嗪类和（或）醛固酮受体阻断剂。

6. 解除支气管痉挛

地塞米松 10mg 静脉注射和（或）喘定 250mg 静脉注射，持续哮喘时可用氢化可的松或氨茶碱加入 5% 葡萄糖溶液中静脉滴注，但急性心肌梗死时氨茶碱慎用。

（二）血管活性药物的应用

1. 血管扩张剂

降低左、右心室充盈压和全身血管阻力，减轻心脏负荷，缓解呼吸困难。但当患者收缩期血压 <90mmHg 或存在严重的主动脉瓣及二尖瓣狭窄、肥厚性梗阻型心肌病时禁用。

硝酸酯类：不减少每搏心输出量和不增加心肌耗氧情况下能减轻肺淤血，常用硝酸甘油加入 5% 葡萄糖液静脉滴注，初始剂量为 5 ~20μg/min，最大剂量为 100 ~200μg/min，密切监测血压，应防止血压过度下降。

硝普钠：对于严重心衰患者和原有后负荷增加者（如高血压心衰或二尖瓣反流），推荐硝普钠从 0.3μg/（kg·min）静脉滴注缓慢加量至 1 ~5μg/（kg·min）。本药适应短期使用，长期应用可引起硫氰酸盐毒性。

2. 重组人脑钠肽（rhBNP，如奈西立肽）

它通过血管环鸟苷 - 磷酸受体通路介导血管扩张，利钠、利尿，降低肺毛细血管楔嵌压和肺动脉压，能够适度抑制交感神经统，醛固酮和内皮素等血管收缩神经激素，对于纠正急性心衰时血流动力学异常具有较好作用。通常负荷量 1.5μg/kg 静脉注射，再以维持剂量 0.0075μg/（kg·min）静脉注射 24 小时，最常见不良反应为低血压。

3. 乌拉地尔

具有外周和中枢双重扩血管作用,可降低血管阻力,降低 PCWP,缓解呼吸困难,降低后负荷,增加心输出量。根据患者血压情况给予负荷剂量静脉注射 12.5~25mg,再以维持剂量 25~400μg/(kg·min)维持。

(三)正性肌力药物

适用于低心排综合征(如症状性低血压),或心排出量降低伴有淤血的患者,可减轻低灌注所致的症状,保证重要脏器的血供。

1. 多巴酚丁胺

在急性心衰中短期应用,主要是缓解症状。起始剂量为 2~3μg/(kg·min),通常不需要负荷剂量,最大剂量可达 20μg/(kg·min),停药前应逐渐减量至停止。多巴酚丁胺可诱发室性或房性心律失常、心动过速,也可诱发冠心病患者胸痛或加重心肌缺血,使用过程中应注意观察。

2. 多巴胺

小剂量多巴胺 [<3μg/(kg·min)] 可激活多巴胺受体,降低外周血管阻力,增强肾、冠状动脉和脑血流。中等剂量 [3~5μg/(kg·min)] 可刺激 β 受体,直接或间接增加心肌收缩力及心排出量。大剂量 [>5μg/(kg·min)] 则作用于 α 受体导致血管收缩和血管阻力增加,用于维持伴有低血压的心衰患者,但可增加心率,诱发心动过速或心律失常,应注意观察。

3. 磷酸二酯酶抑制剂

常用药物为米力农,首剂为 25μg/kg,稀释后 15~20 分钟静脉注射,继之 0.375~0.75μg/(kg·min)维持静脉滴注。临床也可以直接采用缓慢静脉滴注,尤其对低充盈压患者可避免低血压风险。

4. 毛花苷丙

如患者未长期服用地高辛等洋地黄类药物,可首剂给予 0.4mg,以 5% 葡萄糖注射液稀释后缓慢注射,6~8 小时后可根据需要再给予 0.2mg 静脉注射,但目前已不主张快速洋地黄化。洋地黄尤其适合于:①低心排量心衰。②心房颤动的快速心室率心衰。使用过程中应注意:急性心肌梗死(发病 24 小时内)、急性心肌炎、低钾血症或二度以上房室传导阻滞者禁用,甲状腺功能低下者也应慎用。

5. 其他

钙增敏剂左西孟旦,松弛素,血管加压素 V2 受体阻断剂,腺苷受体阻断剂等需要更多临床证据的支持。

(四)非药物方法的应用

1. 主动脉内球囊反搏

是一种有效的改善心肌灌注且同时降低心肌耗氧量,增加心排出量的治疗手段,适用于心源性休克、血流动力学障碍的严重冠心病(急性心肌梗死合并机械并发症)或顽固性肺水肿等。

2. 人工机械通气

急性心衰时由于肺淤血(水肿)、心功能损伤、组织灌注不良,患者会出现不同程度的低氧血症和组织缺氧,人工机械通气维持 SaO_2 在 95%~98%,可以有效防止外周脏器和多器官功能衰竭。

无创通气治疗是一种无需气管插管、自主呼吸触发的机械通气治疗，包括2种方法：持续气道正压通气（CPAP）和双水平气道正压通气（BiPAP），可进一步减少呼吸做功和提高全身代谢率。

气管插管机械通气治疗，是有创性机械通气，主要用于病情恶化，伴随发生Ⅰ型或Ⅱ型呼吸衰竭者、对无创机械通气无反应的患者，以及继发于ST段抬高型急性冠状动脉综合征所致的肺水肿。

3. 血液净化治疗

适于高容量负荷如肺水肿，且对袢利尿剂和噻嗪类利尿剂抵抗者，能够减轻肺水肿和外周水肿，改善血流动力学，且有助于恢复对利尿剂的治疗反应。

4. 病因治疗

首先寻找导致急性心衰的发病原因和诱发因素，从根本上缓解和治疗心衰。

（1）急性冠状动脉综合征并发急性心衰　冠状动脉造影证实为严重左主干及多支血管病变且能够进行介入治疗者，尽早行急诊经皮冠状动脉介入治疗，血运重建可以明显改善心衰。

（2）急性心脏机械并发症并发急性心衰　急性心肌梗死后并发心室游离壁破裂、室间隔穿孔、重度二尖瓣关闭不全，心脏瓣膜疾病并发症如腱索断裂，感染性心内膜炎导致的瓣膜穿孔引起的急性心脏瓣膜关闭不全，或主动脉瓣或二尖瓣的严重狭窄以及联合瓣膜病的心功能急性失代偿期，外科手术有助于改善病情。

【预防和预后】

急性心衰住院病死率约3%~4%，严重者达20%，而且出院后60天内因心血管事件导致的再住院率达到30%~50%。慢性心衰和非心源性急性心衰患者避免诱发因素，可以预防急性心衰的发生。急性心肌损害尽早针对病因治疗，可以减轻急性心衰的发生发展。在急性发作阶段改善患者症状，病情稳定后进行综合治疗措施，可以降低病死率。

第三节　射血分数正常的心力衰竭

近年来ACC/ESC进一步以LVEF作为划分心衰的依据，进一步将心衰分为射血分数正常的心力衰竭（HFPEF/HFNEF）及射血分数降低的心衰（HFREF）。

HFPEF/HFNEF也就是既往我们所定义的舒张性心衰，大多数学者认为HFPEF/HFNEF是指患者存在心力衰竭的症状体征，并除外二尖瓣狭窄、心包炎及非心源性疾病所致的呼吸困难、水肿、乏力等，超声诊断提示左心室射血分数正常（EF>50%）的一类心力衰竭。HFPEF/HFNEF存在心室舒张功能障碍、室壁松弛受损，心室壁顺应性降低，室壁僵硬等特点。

根据超声检查结果，目前由轻至重将HFPEF/HFNEF分为：弛缓受损、假性正常化、可逆性限制性充盈及不可逆性限制性充盈等4个等级。

HFPEF/HFNEF发病率从20世纪80年代的37%上升到21世纪初超过50%，同时随着时间及检测手段的发展，其发病率存在逐年增高的趋势。其发病与年龄、性别

（女性）、超重或肥胖、糖尿病、房颤、贫血、高血压、慢性肾功能衰竭、HIV 感染、缺血性心脏病等相关，其临床预后与射血分数降低的心力衰竭 HFREF 相似，5 年死亡率超过 65%。心衰 NYHA 分级 Ⅲ 或 Ⅳ、女性、老年是死亡的重要预测因子。

【诊断标准】

1. 主要标准

阵发性夜间呼吸困难、颈静脉扩张、啰音、胸片提示心影扩大、急性肺水肿、S_3 奔马律、中心静脉压增高（右心房压力 >16mmHg）、肝颈静脉反流、治疗后 5 天内体重减轻 >4.5kg。

2. 次要标准

双侧踝部浮肿、夜间咳嗽、轻度活动后呼吸困难，胸腔积液、肺活量降低超过 1/3，心动过速（HR >120 次/分）。同时存在 2 个主要诊断标准或是存在 1 个主要诊断标准 +2 个或以上次要标准被认为是存在心衰的症状体征。

HFPEF/HFNEF 诊断流程：2007 年 ECS 重新制定了 HFNEF 的诊断流程，其流程图见图 1-3。

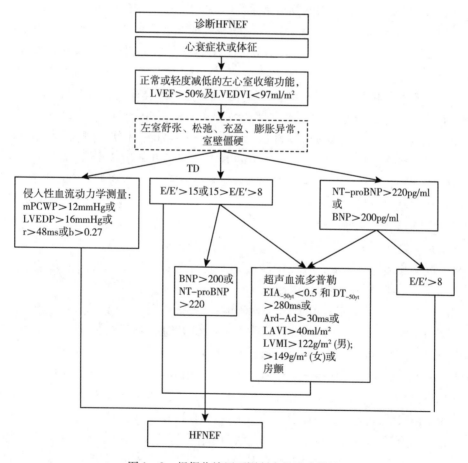

图 1-3　根据收缩压不同制定的治疗措施

【治疗原则】

当前 HFNEF 治疗的目标主要集中于：①缓解症状。②治疗原发病。③针对发病原因进行治疗。其治疗要点包括：

1. 纠正液体潴留

利尿剂可缓解肺淤血和外周水肿症状，但不宜过度，以免前负荷过度降低而致低血压。

2. 逆转左心室重构，改善心脏的舒张功能

（1）ACEI/ARB 肾素—血管紧张素系统（RAS）尤其是血管紧张素 II，通过促进心肌肥厚和心肌纤维化进而影响心室舒张期的松弛调节，抑制左心室松弛，增加左心室的僵硬。基于上诉作用机制，ACEI 及 ARB 抑制 RAS 系统，调节心室与动脉压力，逆转左心室肥厚和改善心肌及动脉弹性，在理论上能够改善心肌舒张功能。然而以下的试验却未能达到预期的目标。

ACEI：超过 50% 的 HFNEF 患者应用 ACEI 类药物进行治疗。2006 年，欧洲 53 个心脏中心同时进行的 PEP – CHF（Perindopril for Elderly People with Chronic Heart Failure）研究，本试验入组 850 名患者（年龄≥70 岁，EF >40%）安慰剂组与培哚普利 2mg/d，治疗舒张性心衰，随访 26.2 个月，发现初级终点全因死亡率及意外心衰住院率无显著差异（培哚普利与安慰剂分别是 23.6% 与分别是 25.1%；HR 0.92；95% CI 0.70 ~ 1.21；$P = 0.545$）。而次级终点：培哚普利能够改善 NYNA 分级（$P < 0.03$），降低 1 年心衰住院率（$P = 0.033$），增加 52 周 6 分钟步行试验的距离（$P = 0.011$）；但是超过 1 年，其降低心衰住院率的效果不再明显。本次试验入组人数未达到预定目标，35% 的治疗组患者及 37% 安慰剂组患者服用知情的 ACEI 类药物，这使得培哚普利治疗 HFNEF 的最终结论具有更多的不确定性。Aronow WS, Kronzon I 选取 42 名患者（NYHA III，既往存在心肌梗死病死，LVEF >50%），应用 20mg 依那普利联合呋塞米，对比单用呋塞米治疗合并缺血性心脏病病史的 HFPEF（总共随访 3 个月），发现依那普利组 NYHA 分级改善，运动耐力提高，但是此试验样本量小，性别不均衡，非盲法研究，同时都存在缺血性心脏病的病史，使得结果推广受到限制。ZiM 等选取 74 名患者（年龄）65 岁，NYHA II ~ III，EF >40%），应用 40mg/d 喹那普利 vs. 安慰剂治疗 HFPEF，随访 6 个月，发现两组间 6 分钟步行试验、生活质量评分和 NYHA 分级改善情况无显著差异。此实验随访时间短，较高的脱落率，同时患者中复杂的并发症影响最终结果分析，使试验结果受到进一步的限制。

ARB：CHARM – Preserved 研究（2003 年），入选 3023 名 NYHA（II ~ IV），EF >40%，平均年龄 67 岁。患者随机双盲接受 32mg/d 坎地沙坦及安慰剂，随访中为数时间为 36.6 个月，22% 的治疗组患者与 24% 的安慰剂患者经历了一级终点事件（心血管事件相关的死亡或是心衰住院）（HR 0.86；95% CI 0.74 ~ 1.00）。治疗组 1 次心衰住院率（$P = 0.017$）、心衰住院总人数（$P = 0.014$）及新发糖尿病患病率（$P = 0.005$）降低，而其他次级终点（如心血管事件死亡率、非致死性心梗或非致死性卒中的住院率或冠脉血运重建率）无明显差异，但是同时治疗组不良反应如肌酐升高、高血钾、低血压的发生率增高。坎地沙坦为治疗 HFNEF 提供了中度有效的证据。

I – PRESERVE 试验是一项入选 4128 名患者治疗 HFNEF 的长期随访、随机对照试验。患者 NYHA 分级 II ~ IV，EF >45%，平均年龄 60 岁，随访 49.5 个月，随机分为依贝沙坦 300mg qd 组及安慰剂组，36% 治疗组 vs. 37% 安慰剂组一级终点全因

死亡或住院率无明显差异（HR 0.95；95% CI 0.86～1.05；$P = 0.35$）。次级终点如6个月明尼苏达心衰评分、混杂的血管事件、心血管死亡无明显差异，而治疗组肌酐及血钾增高明显。

对比ACEI及ARB作用，2008年中国香港地区选取年龄≥18岁、NYHA Ⅱ～Ⅳ 具有临床心衰症状超过2个月，EF >45% 的患者，随机应用雷米普利 10mg/d、依贝沙坦 75mg/d 及安慰剂三组，联合利尿剂治疗心衰，随访52周。3组间明尼苏达心衰生活质量评分和6分钟步行试验无显著差异。雷米普利或依贝沙坦联合标准的利尿剂治疗对比标准的利尿剂治疗在减轻心衰症状、改善运动耐量和降低再住院率间无明显差异。但是单用利尿剂能够改善患者12、24、52周的心衰症状，说明HFNEF多涉及到液体负荷过重的因素。

总的来说，对于ACEI、ARB治疗HFNEF的有效性还期待进一步多中心研究评估。

（2）β受体阻断剂　随着神经内分泌学说的出现，β受体阻断剂在心力衰竭中的治疗作用已引起国内外的重视。机制可能是：①降低心率可使舒张期延长，改善左心室充盈和增加舒张终末期容量。②负性肌力作用可降低氧耗量，改善心肌缺血和心肌活动的异常非均一性。③抑制交感神经的血管收缩作用，降低心脏后负荷。④能阻止通过儿茶酚胺引起的心肌损害或灶性坏死。

评估奈比洛尔的全因死亡率及心血管事件的住院率的SENIORS研究，入组患者年龄≥70岁，随访21个月，在亚组分析中发现奈比洛尔对于EF >40% 的心衰与安慰剂比较一级终点无差异，（HR 0.83；95% CI 0.62～1.11；$P = 0.203$）。

Aronow WS等选用，平均年龄82岁，NYHA Ⅱ～Ⅲ，透壁心梗，EF≥40% 的老年患者，随访32个月，普萘洛尔与安慰剂对比，全因死亡率（56% vs. 76%；$P = 0.007$），全因死亡联合非致死性心梗（59% vs. 82%；$P = 0.002$）改善，1年死亡率下降，但是1年心因性死亡率无差异。此实验由于入选人群存在心肌梗死等缺血性心肌病病史，因此实验结果的推广受到一定局限。

（3）钙通道阻滞剂　钙通道阻滞剂具有一定的负性肌力作用，可降低心肌耗氧量，延缓心肌细胞传导，改善心肌活动的异常非均一性，促进收缩和舒张的协调，通过扩张冠状动脉和外周血管增加冠状动脉充盈，减轻心肌缺血，故可改善舒张功能和促进舒张期充盈，被认为最适用于治疗DHFE。Setaro and colleagues 评价维拉帕米治疗20位HFNEF男性（平均年龄68岁，EF >45%）发现维拉帕米能够改善患者运动耐量提高33% ［治疗后与治疗前 13.9 分钟 vs. （10.7 ± 3.4）分钟］提高峰值心室充盈率30%（2.29 vs. 1.85 EDV/sec at baseline）（$P < 0.05$），但不影响左心室射血分数。因此，维拉帕米有利于HFNEF治疗，但需要进一步的大样本多中心研究证实。

（4）地高辛　DIG实验（2006年）是一项随机、双盲、安慰 - 对照实验，入选6800患者，随访2～5年，在其亚组实验中988名患者（EF >45%），随机分组接受地高辛（地高辛又分为4个剂量组 0.125mg/d、0.25mg/d、0.375mg/d、0.5mg/d）及安慰剂治疗，随访37个月，21% 治疗组（102人）及24%（119人）一级终点全因死亡或住院率无明显差异（HR 0.82；95% CI 0.63～1.07；$P = 0.136$）

3. 积极控制血压

舒张性心衰的达标血压低于单纯高血压患者的标准，即收缩压 <130mmHg，舒张

压 <80mmHg。

4. 血运重建治疗

心肌缺血可以损害心室的舒张功能，冠心病患者若有症状性或可证实的心肌缺血，应考虑冠状动脉血运重建。

5. 控制心房颤动心率和心律

心动过速时舒张期充盈时间缩短，心搏量降低。慢性心房颤动应控制心室率，心房颤动转复并维持窦性心律可能有益。

（韦丙奇）

第二章 心律失常

心律失常指心脏激动的起源、频率、节律、传导速度和传导顺序的异常，表现为心动过速、心动过缓或心律不齐。心律失常的种类繁多，轻者对健康无害，重者产生血流动力学影响，甚至危及生命，引起猝死。

最常见的病因是心脏疾患，以高血压、冠心病、心脏瓣膜病和心衰尤为多见。非心源性疾病如感染、甲亢、甲减、结缔组织病、电解质及酸碱平衡紊乱，物理因素如中暑、电击，化学因素如蛇毒、杀虫剂等都可以引起心律失常。某些生理情况如运动、饮浓茶及咖啡也可引起心律失常。特别提到一些医源性因素如抗肿瘤药、强心药、抗心律失常药、介入性心血管操作等可导致心律失常。

心律失常按发作时心率可分为心动过缓和心动过速。常按心律失常的发生部位分类：心房病变导致的心律失常有房性早搏、房性心动过速、心房扑动和心房颤动；心室病变导致的心律失常包括室性早搏、室性心动过速、心室扑动和心室颤动；产生或传导心脏电兴奋的组织病变导致的心律失常包括心脏起搏点功能障碍（如病态窦房结综合征）和房室传导阻滞。

第一节 窦性心律失常

（一）窦性心动过速

正常情况下心脏的冲动起源于窦房结，此时所产生的心律称为窦性心律。正常窦性频率为 60～100 次/分，心电图上 P 波在 I、II、aVF、V_4～V_6 导联直立，aVR 导联倒置，P－R 间期 0.12～0.20 秒。窦性频率 >100 次/分，称为窦性心动过速，简称窦速。常见原因有：某些生理情况如运动、活动、饮酒、喝茶；病理情况如发热、贫血、甲亢、心力衰竭等；某些药物如 β 受体兴奋剂（异丙肾上腺素）和 M 受体阻断剂（阿托品）等。

【诊断标准】

1. 临床表现

可有心悸、乏力等不适，严重时可诱发心绞痛及心力衰竭。体检发现心率增快，大于 100 次/分。

2. 辅助检查

心电图为窦性心律，频率 >100 次/分。

【鉴别诊断】

当心率大于 150 次/分时，需要与阵发性室上性心动过速鉴别。

【治疗原则】

1. 以病因治疗和祛除诱因为主。

2. 必要时可应用 β 受体阻断剂、维拉帕米/地尔硫草或镇静剂。

（二）窦性心动过缓

窦性心律的频率＜60 次/分，称为窦性心动过缓，简称窦缓。常见原因有某些生理情况如运动员、睡眠时；病理情况如病态窦房结综合征、甲减、高颅压等；药物如 β 受体阻断剂、维拉帕米/地尔硫草、洋地黄等。

【诊断标准】

1. 临床表现

生理性窦缓常无症状，病理性除原发病症状外，尚可有心悸、头晕、乏力，甚至晕厥、心力衰竭、低血压休克。体检心率小于 60 次/分，但一般大于 40 次/分。

2. 辅助检查

心电图为窦性心律，频率＜60 次/分。

【鉴别诊断】

需要与其他心动过缓如房室传导阻滞鉴别。

【治疗原则】

1. 无症状者无需治疗，以病因治疗和祛除诱因为主。

2. 必要时可临时应用 β 受体激动剂、M 受体阻断剂，严重者需要行心脏起搏治疗。

（三）窦房传导阻滞

窦房传导阻滞指窦房结发出的冲动在传导至心房的过程中发生了延缓或阻滞，简称窦房阻滞。常见原因有：冠心病、心肌炎、窦房结损伤、药物如洋地黄和奎尼丁等。

【诊断标准】

1. 临床表现

可有心悸、头晕、乏力，重者可晕厥。

2. 辅助检查

体表心电图不能显示一度和三度窦房阻滞。二度窦房阻滞：①莫氏 I 型：P–P 间期逐渐缩短，直至出现一长 P–P 间期，长 P–P 间期短于 2 个基本 P–P 间期。②莫氏 II 型：长 P–P 间期为基本 P–P 间期的整数倍，P–R 间期固定。

【鉴别诊断】

与窦性停搏和二度房室传导阻滞鉴别。

【治疗原则】

参见病态窦房结综合征。

（四）窦性停搏

窦性停搏指窦房结在一定时间内停止发放冲动，又称窦性静止。常见原因有：冠心病、窦房结退行性变、洋地黄和 β 受体阻断剂等抗快速心律失常药物。

【诊断标准】

1. 临床表现

取决于窦性停搏时限的长短，可有心悸、头晕、乏力，重者可有黑矇、晕厥。

2. 辅助检查

长间期内无 P 波发生，长的 P–P 间期与基本的窦性 P–P 间期无倍数关系。窦性停搏后常出现逸搏或逸搏心律。

【鉴别诊断】

与二度窦房阻滞鉴别。

【治疗原则】

参见病态窦房结综合征。

（五）病态窦房结综合征

病态窦房结综合征指由于窦房结及周围组织病变和功能减退而引起一系列心律失常综合征，简称病窦综合征。最常见原因为窦房结退行性变，其他原因有心肌病、代谢性疾病、结缔组织病、冠心病等。

【诊断标准】

1. 临床表现

轻者可有心悸、头晕、乏力，重者可有黑矇、晕厥、心功能不全。

2. 辅助检查

（1）常规心电图 ①持续而显著的窦性心动过缓（<50 次/分）。②窦性停搏和窦房阻滞。③窦房阻滞与房室传导阻滞并存。④心动过缓－心动过速综合征（慢－快综合征）。

（2）动态心电图 除以上心电图异常外，尚存在：①24 小时总窦性心率减少（小于 5 万~8 万次）。②24 小时平均窦性心率减慢（小于 60~62 次/分）。③反复出现大于 2.0~2.5 秒长间歇。④窦性心率不能随运动等生理需要而相应增加。

【鉴别诊断】

与房室传导阻滞鉴别。

【治疗原则】

1. 无症状者不需治疗。

2. 以下情况应安装心脏起搏器 ①慢－快综合征用药有矛盾的。②有与心动过缓相关的严重症状如心力衰竭、晕厥。③心电图反复出现 >3 秒长间歇。

第二节 房性心律失常

（一）房性期前收缩

提前出现的心房激动即为房性期前收缩，又称房性早搏。其发生率随年龄的增加而增加。正常健康人在某些诱因如疲劳、过度烟酒、喝茶及咖啡等后容易出现，各类器质性心脏病及其他系统疾病如甲状腺功能亢进、缺氧及二氧化碳潴留、电解质紊乱及酸碱平衡失调、洋地黄、抗心律失常药等也是常见原因。

【诊断标准】

1. 临床表现

通常无自觉症状，亦不至于引起严重的循环障碍，频发早搏可有明显心悸。心脏听诊可听到心搏突然提早出现，早搏的脉搏微弱或者摸不到。

2. 辅助检查

常规心电图：①提前出现异常形态的 P′波，与窦性 P 波形态不同。②P′－R 间期大于 0.12 秒，P′波后 QRS 波可正常或畸形（室内差传），亦可 P 波后无 QRS 波（房早未下传）。③多有不完全代偿间歇（期前收缩前后 2 个窦性 P 波的间距小于正常 P – P 间距的 2 倍）。

【治疗原则】

1. 无器质性心脏病且无症状者不必治疗，症状明显者可用镇静药、β 受体阻断剂等。

2. 伴器质性心脏病者，以病因治疗和去除诱因为主，不主张长期使用抗心律失常药物。

3. 对房早可诱发室上性心动过速或房颤者，可选用 β 受体阻断剂、普罗帕酮、维拉帕米等，但对有病窦综合征或房室传导阻滞的患者应慎重。

（二）房性心动过速

连续出现的 3 个或 3 个以上的房性期前收缩称为房性心动过速，简称房速。房速多见于器质性心肺疾病患者，如慢性阻塞性肺疾病、急性心梗、心瓣膜病、心肌炎、心肌病、心包疾病及先天性心脏病等；还可发生于心、胸外科手术后；也可见于无明确器质性心脏病者，称为特发性房速，常见于儿童及青少年。可由心肌缺血、缺氧、洋地黄中毒、代谢紊乱、酗酒等因素诱发。

【诊断标准】

1. 临床表现

短阵房速大多数无明显症状，有时可有心悸。持续性房速患者可有心悸、胸痛、疲乏无力、气短，甚至晕厥等。无休止性房速可引起心动过速性心肌病，可发展为心力衰竭。

2. 辅助检查

（1）心电图　①房性 P′波形态与窦性不同。②心房率通常为 100 ~ 200 次/分。③发作开始时可有心率逐渐加速（温醒现象）。④P′波之间的等电位线存在。ECG 可以用来诊断房速并有助于判断是否需要治疗。也可以用 Holter 记录协助诊断。

（2）特殊检查　心内电生理检查，可以用来明确房速的诊断及其发生机制；确定房速的起源部位、指导导管消融治疗；并可评价房速的预后。

【鉴别诊断】

与房室交界区相关的折返性心动过速鉴别。

【治疗原则】

分为药物治疗和非药物治疗，抗心律失常药物仍是房速的主要治疗措施。

1. 首先应积极治疗原发心脏病，去除诱发因素。

2. 发作时宜选用静脉制剂以有效控制心室率和转复窦性心律。

（1）根据不同的病情选用药物，如合并心功能不全时可用洋地黄类药物，对于无明显心力衰竭者可选用 β 受体阻断剂、维拉帕米或地尔硫䓬、普罗帕酮等。以上药物效果欠佳者可用胺碘酮。

（2）伴低血压、晕厥、心衰等血流动力学障碍者，首选直流电复律。

3. 反复发作的长期药物治疗，目的是减少发作的次数及发作时的心室率。可使用不良反应比较少的β受体阻断剂、维拉帕米或地尔硫䓬。如心功能正常，且无明显心肌缺血时可用普罗帕酮。对于冠心病患者，可首先使用β受体阻断剂，无效时可用胺碘酮或索他洛尔。

4. 非药物治疗，射频消融是房速的主要非药物治疗方式。对临床症状明显、药物治疗效果欠佳的持续性和无休止性房速可考虑采用射频消融治疗。

（三）心房扑动

心房扑动简称房扑，是指快速、规则的心房电活动，心房频率常为 250～350 次/分，其发生率约是心房颤动的 1/10。阵发性房扑可发生于无器质性心脏病者；持续性房扑见于多种疾病，如肺心病、心力衰竭、甲状腺功能亢进、酒精中毒、心包炎等，还可发生于心、胸外科手术后。

【诊断标准】

1. 临床表现

主要取决于发作时心室率的快慢、是否合并器质性心脏病及心功能状态。如无器质性心脏病、心功能良好且心室率不快时，患者可无明显症状；反之则可出现心慌、气短、乏力、头晕甚至晕厥等症状，在器质性心脏病患者可诱发或加重心力衰竭或引起血压下降，在冠心病患者可诱发心绞痛。体检时心室率可规则或不规则。

2. 辅助检查

（1）心电图　①P 波消失，代之以锯齿状扑动波（F 波），F 波频率一般为 250～350 次/分。②扑动波之间无等电位线。③心室率不规则或规则，取决于房室传导比例是否恒定。④QRS 波形态正常或畸形（差传）。

（2）特殊检查　心内电生理检查，可以用来明确房扑的发生机制；确定房扑的起源部位、指导导管消融治疗。

【鉴别诊断】

与心房颤动鉴别。

【治疗原则】

1. 药物复律

可用药物有奎尼丁、普罗帕酮、胺碘酮或索他洛尔等，用药原则同房颤。

2. 同步直流电复律

适用于房扑时心室率很快，伴有血流动力学紊乱或伴胸痛、心功能不全等严重症状时。

3. 控制心室率及预防发作

如无复律指征或复律失败，治疗的主要目的是控制心室率。常用的药物有洋地黄类药物、维拉帕米及β受体阻断剂等。对于伴有心功能不全的房扑患者，应口服地高辛控制心室率，有时房扑可能转为房颤，并在房颤时减慢其心室率。对于无心功能不全的房扑患者，可首选维拉帕米静脉或口服。

4. 房扑的抗凝治疗

对于持续房扑合并心房增大或心功能不全的患者，应予以华法林或非维生素 K 拮抗剂（NOAC）进行抗凝治疗；而对其他持续性房扑患者，应作食道超声检查，如有心房内血栓，也应使用华法林或 NOAC 抗凝治疗。房扑持续时间超过 48 小时的患者，在采用任何方式的复律之前均应抗凝治疗。

5. 介入性治疗

即房扑的射频消融，尤其是峡部依赖的房扑，应首选射频消融，成功率约90%。

（四）心房颤动

心房颤动简称房颤，是临床最常见的持续性心律失常。常见于器质性心脏病如冠心病、心力衰竭、先心病、肺心病等，尤其是左心房明显扩大者；在非器质性心脏病也可发生，如甲状腺功能亢进症、酒精及洋地黄中毒等；另有少数房颤找不到明确病因，称为孤立性（或特发性）房颤。房颤的发生率随年龄增大而增加，40 岁为 0.3%，60～80 岁为 5%～9%，80 岁以上老年人约为 10%。房颤对临床的主要危害是增加血栓栓塞的危险，房颤患者与非房颤患者比较，脑卒中的发生率增加 5 倍，病死率增加 2 倍。

【诊断标准】

1. 临床表现

常有心悸、胸闷、乏力或气短等症状。无器质性心脏病患者，如心室率不快可无明显症状。但若房颤伴有器质性心脏病患者，尤其是心室率快而心功能差者，可使心排量明显降低、冠状动脉及脑部血供减少，导致急性心力衰竭、休克、晕厥或心绞痛发作。重要的是房颤易引起心房内血栓形成，若血栓脱落可引起体循环动脉栓塞，临床上以脑栓塞最常见，常导致死亡及病残。体检时特征性的发现为第一心音强弱不等、心律绝对不齐及脉搏短绌。

2. 辅助检查

心电图：①P 波消失，代之以小而不规则的 f 波。②f 波频率为 350～600 次/分。③心室率绝对不规则。④QRS 波形态正常或畸形（差传）。

【鉴别诊断】

与心房扑动鉴别。

【治疗原则】

1. 去除病因

如风湿性心脏病二尖瓣狭窄行球囊扩张，治疗甲状腺功能亢进等。

2. 转复及维持窦性心律

（1）电复律 当房颤导致血流动力学障碍，如急性心力衰竭，低血压，心绞痛恶化，心室率过快时应立即电复律。

（2）药物复律 常用 ⅠA、ⅠC 及Ⅲ类抗心律失常药物转复并预防复发。①ⅠA 类药物：近年来已很少应用。②ⅠC 类药物：如普罗帕酮，但冠心病，尤其是心肌梗死及心力衰竭患者不适合用此类药物。③Ⅲ类药物：主要有胺碘酮及索他洛尔，胺碘酮对有器质性心脏病者来说是安全的。

3. 控制心室率

对于血流动力学稳定、病程较长的慢性房颤、左心房明显扩大或基础病因难去除者，应首选控制心室率治疗。心室率控制的目标一般认为休息时在 60～80 次/分，日常中等体力活动在 90～115 次/分。2016 年 ESC 房颤指南建议宽松心室率控制（静息心率 <110 次/分）亦可作为心室率控制的初始心率目标。常用药物包括洋地黄类，β受体阻断剂及钙离子通道阻滞剂。

4. 抗凝治疗

房颤最严重、危害最大的并发症是血栓栓塞并发症，是房颤致死及致残的最主要原因之一，是房颤治疗的主要目标。房颤栓塞的主要危险因素包括：高龄（大于或等于 75 岁），合并高血压、糖尿病、心衰，既往有过血栓栓塞或一过性脑缺血史。根据现有指南，CHA2DS2－VASc 评分≥2 的男性或≥3 的女性房颤患者应长期接受抗凝治疗。一般情况下，对于依从性比较好的 CHA2DS2－VASc 评分为 1 的男性和评分为 2 的女性房颤患者也应接受抗凝治疗。目前常用华法林，一般 3～6mg/d，口服，3 天后抗凝水平达到稳定，根据 INR 值调整剂量，使 INR 维持在 2.0～3.0 之间。目前指南不推荐应用阿司匹林进行抗凝治疗预防血栓栓塞事件。

5. 安装起搏器

对于房颤时或房颤转为窦性心律时出现明显心跳长间歇患者，或结合患者有明显心悸、头晕、乏力、胸闷甚至晕厥等症状时，则应安装永久心脏起搏器治疗。

第三节 房室交界区性心律失常

（一）房室交界区性期前收缩

指起源于房室交界区的异位起搏点的期前收缩，又称房室交界区早搏，病因与房性期前收缩类似，其发生频率比室性早搏和房性早搏都低。

【诊断标准】

1. 临床表现

通常不引起自觉症状，偶可感心悸。

2. 心电图

（1）期前出现的 QRS－T 波，其前面无窦性 P 波。

（2）逆行 P′波（Ⅱ、Ⅲ、aVF 导联倒置，aVR 导联直立）可位于 QRS 波之前（P′－R 间期 <0.12 秒）、之中或之后（R′－P 间期 <0.20 秒）。

（3）QRS 波形态可正常或变形。

（4）多数情况下为完全性代偿间歇。

【鉴别诊断】

与房性期前收缩鉴别。

【治疗原则】

治疗病因和去除诱因，无需抗心律失常药物。

（二）房室交界区性逸搏与心律

室上性激动在一定时间内不能下传到心室时，交界区起搏点便被动的发放 1～2 次激动，形成房室交界区逸搏，交界区逸搏连续出现 3 次或 3 次以上，称为房室交界区逸搏心律。

【诊断标准】

1. 临床表现

取决于原发病的临床表现，如病窦综合征、房室传导阻滞。

2. 心电图

（1）延迟出现的 QRS 波群形态为室上性。

（2）逆行 P′波（Ⅱ、Ⅲ、aVF 导联倒置，aVR 导联直立）可位于 QRS 波之前（P′－R 间期 <0.12 秒）、之中或之后（R′－P 间期 <0.20 秒）。

（3）逸搏周期 1.0~1.5 秒，交界性逸搏心律的心室率为 40~60 次/分，通常节律整齐。

【鉴别诊断】

房室交界区性逸搏应与房室交界区期前收缩鉴别，房室交界区性逸搏心律应与窦性心动过缓和室性逸搏鉴别。

【治疗原则】

取决于病因和基本心律。

1. 由于迷走神经张力增高，一过性窦性心动过缓引起的交界区逸搏及逸搏心律无重要的临床意义。

2. 药物引起者停用相关药物。

3. 持续的交界区逸搏心律提示有器质性心脏病，如心动显著过缓者应安装起搏器。

（三）非阵发性房室交界区性心动过速

非阵发性房室交界区性心动过速又称加速的交界区逸搏心律，是常见的主动性交界区心律失常。加速的交界区逸搏心律几乎总是发生在器质性心脏病患者，常见于洋地黄中毒，也可见于急性心肌梗死、心肌炎、心肌病、慢性肺源性心脏病，尤其是合并感染、缺氧、低血钾等情况时。

【诊断标准】

1. 临床表现

血流动力学无明显变化，多为暂时性，也不会引起心房颤动或心室颤动，属良性心律失常。

2. 辅助检查

心电图：①QRS 波群形态正常，其前面无窦性 P 波。②逆行 P′波（Ⅱ、Ⅲ、aVF 导联倒置，aVR 导联直立）可位于 QRS 波之前（P′－R 间期 <0.12 秒）、之中或之后（R′－P 间期 <0.20 秒）。③心室率 60~100 次/分，通常节律整齐。④与窦性心律并存时可出现干扰性或阻滞性房室脱节。

【鉴别诊断】

与房室交界区性逸搏心律鉴别。

【治疗原则】

治疗主要针对原发疾病，洋地黄中毒者停用洋地黄，纠正缺氧、低血钾等临床情况。

（四）与房室交界区相关的折返性心动过速

当异位兴奋灶自律性进一步增高或连续的折返激动时，突然发生连续 3 个或 3 个以上的期前收缩，称为阵发性心动过速，按激动的起源部位可分为室上性和室性阵发性心动过速。室上性阵发性心动过速 90% 以上为房室节折返性心动过速和房室折返性心动过速，因为此 2 种心动过速的折返环依赖于房室交界区的参与，故又称房室交界区相关的折返性心动过速。

【诊断标准】

1. 临床表现

多见于无器质性心脏病者，也可见于各种心脏病、甲亢、洋地黄中毒等患者。可因情绪激动、疲劳、突然用力、寒冷等刺激诱发，但亦可无明显诱因而突然发病。本病呈阵发性发作，突发突止。发作时有心悸、焦虑、乏力，但在原有器质性心脏病者可诱发心绞痛、心功能不全、晕厥或休克。

2. 辅助检查

（1）心电图 ①突发突止。②发作时心室率 150～250 次/分，节律整齐。③QRS 波形态多正常，少数情况下也可宽大畸形。④无窦性 P 波，可见或不可见到逆行的 P′波。

（2）心内电生理检查 可以用来明确室上性心动过速的发生机制，指导导管消融治疗，并可评价室上性心动过速的预后。

【鉴别诊断】

与房性心动过速相鉴别；如为房室旁路前传或伴束支传导阻滞时 QRS 波可增宽，此时应与室性心动过速鉴别。

【治疗原则】

1. 发作时护理

发作时立即休息，刺激迷走神经的方法如按摩一侧颈动脉窦、用力屏气等常能迅速终止发作。

2. 抗心律失常药物治疗

Ⅰ～Ⅳ类抗心律失常药物均可选用，常用药物有腺苷或 ATP、维拉帕米、心律平、β 受体阻断剂等。

3. 食管起搏

如药物治疗无效或在射频消融术前停用抗心律失常药后发作室上性心动过速，可以用食管起搏的方法来终止。

4. 电复律

对伴有严重血流动力学障碍（如晕厥等）者应立即电复律，对于药物或其他方法治疗无效者也可以使用电复律。

5. 射频消融术

目前是阵发性室上性心动过速的首选治疗方法。绝大部分阵发性室上性心动过速患者可以通过射频消融术得到根治。

（五）预激综合征

指室上性激动在下传过程中，通过旁路预先激动部分心室的综合征，又称 W－P－W 综合征。该病多见于无其他心脏异常者，少数人伴有器质性心脏病。

【诊断标准】

1. 临床表现

单纯预激不引起症状和体征。但该病常可伴发多种心律失常，其中以合并房室折返性心动过速最为常见；预激合并房颤或房扑时，房颤或房扑波沿旁路下传可引起极快的心室率，可引起低血压、晕厥甚至室颤。

2. 辅助检查

心电图：①P－R 间期 <0.12 秒。②QRS 波起始部位粗钝波（delta 波），终末部分正常。③继发性 ST－T 改变。④部分旁路无前传功能，仅有逆传功能，此时 P－R 间期正常，QRS 波起始部无 delta 波，但可反复发作室上性心动过速，此类旁路称为隐匿旁路。

【治疗原则】

1. 如不合并其他心律失常无需治疗。

2. 合并房室折返性心动过速时可用药物复律（如维拉帕米、普罗帕酮）。

3. 合并房扑或房颤时常有极快的心室率而导致血流动力学障碍，此时应立即电复律。

4. 经导管射频消融旁路是最佳的治疗方法，根治率大于 95%。

第四节　室性心律失常

（一）室性期前收缩

室性期前收缩又叫室性早搏，是心室提前除极引起的心脏搏动。室性早搏是临床最常见的一种心律失常，既见于器质性心脏病患者，亦可见于无器质性心脏病的健康人，正常人发生室性早搏的机会随年龄的增长而增加。动态心电图监测发现，在大于 25 岁的健康人群中，50% 的人可检出室性早搏；大于 60 岁的健康人群中，发生率高达 100%。

【诊断标准】

1. 临床表现

患者可感到心悸不适，早搏后有较长的停歇，桡动脉搏动减弱或消失。如患者已有左心室功能减退，室性早搏频繁发作可引起晕厥；频发室性早搏发作持续时间过长，可引起心绞痛与低血压。心脏听诊时，室早的第一心音增强，第二心音减弱或消失，其后有一较长间歇。

2. 辅助检查

（1）心电图　①提前出现的 QRS－T 前无相关 P 波。②提前出现的 QRS 波宽大畸形，时限 >0.12 秒。③T 波方向与 QRS 主波方向相反。④常为完全性代偿间歇。也可以用 Holter 记录协助诊断，并指导治疗。

（2）特殊检查　心内电生理检查，可以用来确定室性早搏起源部位、指导射频消融治疗。

【鉴别诊断】

与房性期前收缩、交界性期前收缩及室性逸搏鉴别。

【治疗原则】

1. 无器质性心脏病且无明显症状者不必使用抗心律失常药物治疗。如有明显症状者应予治疗，首先是去除诱发因素，也可适当给予镇静剂；去除诱因仍然有明显症状者可首选 β 受体阻断剂，或口服美西律或普罗帕酮。应避免使用胺碘酮等。

2. 有器质性心脏病者首先应重视对原发疾病的治疗，同时要去除诱发因素，如感染、电解质及酸碱平衡失调、紧张、过度疲劳、过度烟酒、饮浓茶及咖啡等。药物治疗主要有 β 受体阻断剂（多数情况下可作为起始治疗药物）和胺碘酮，急性心梗后早期使用 β 受体阻断剂可明显减少致命性心律失常的发生率，但不主张常规预防性使用利多卡因。射频消融可用于治疗室性早搏。

3. 近年来强调根据病史、室性期前收缩的复杂程度、左心室功能，并参考信号平均心电图及心率变异性等进行危险分层，心脏性猝死高危的患者要加强治疗。

（二）室性心动过速

连续 3 个或 3 个以上的室性早搏称为室性心动过速，简称室速。如果室速持续时间超过 30 秒或伴血流动力学障碍则称为持续性室速。器质性心脏病是室速发生的最常见原因，尤其是缺血性心脏病、心肌病、心肌炎、二尖瓣脱垂综合征、先天性心脏病等。室速也可见于其他各种原因引起的心脏损害和药物中毒、电解质紊乱，极少数患者可为无明显器质性心脏病的"正常人"，称为特发性室速，约占室速的 10%。

【诊断标准】

1. 临床表现

取决于发作时的心室率快慢、持续时间、心功能及伴随疾病，如室速的心室率较慢，且持续时间较短，可自行终止，则患者的症状较轻，仅感心悸，甚至完全无症状；反之可出现血压下降，头晕或晕厥，甚至可发展为心力衰竭、肺水肿或休克、心室颤动，如不及时治疗有生命危险。

2. 辅助检查

（1）心电图 ①发作时心室率 100～250 次/分。②QRS 波宽大畸形，时限 >0.12 秒，形态可一致（单形性室速）或不一致（多形性室速）。③P－R 无固定关系（房室分离）。④可有室性融合波。Holter 可用于捕捉短暂的室速发作。

（2）特殊检查 心内电生理检查，可以用来明确室速的诊断及发生机制、筛选抗心律失常药物及评价治疗效果、确定室速的起源部位并指导射频消融治疗，并可评价室速的预后。

【鉴别诊断】

与阵发性室上性心动过速伴束支传导阻滞或旁路前传相鉴别，此时心电图 QRS 波是增宽的。

【治疗原则】

1. 去除诱因，原发病治疗

及时的治疗原发病（如急性心肌梗死、心力衰竭）和去除诱因（如洋地黄中毒、电解质紊乱）是成功终止室速及防止再次发作的关键。

2. 电复律

因持续性室速常伴明显的血流动力学障碍，故应积极处理，患者危重及伴低血压、休克、肺水肿者应首选电转复。洋地黄中毒所致室速不宜用电复律，可用苯妥英钠、利多卡因。

3. 药物治疗

血流动力学稳定的非持续性室速可首先使用药物复律并预防复发。Ⅲ类抗心律失常药物是最强的抗室性心律失常药物，以胺碘酮最为常用，该药在合并器质性心脏病及急性心肌梗死的患者中是安全的。此外β受体阻断剂对于缺血性心脏病伴发的室性心律失常，不论室性异位性节律是否减少，均可使猝死率明显降低，尤其是对心肌梗死后的二级预防有良好的效果。

4. 导管消融及外科手术治疗

导管消融治疗某些室速，尤其是特发性室速取得了良好的临床疗效，因此对于特发性室速应首选导管消融。而对器质性心脏病合并室速者导管消融成功率较低，复发率较高，目前不主张作为首选。外科治疗主要用于那些由缺血性心脏病引起的，经药物治疗无效及反复发作的持续性室速，这类患者常有心肌梗死史及室壁瘤形成，手术的目的在于切除室壁瘤及其周边组织，打断折返环路而使室速消失。

5. 植入型心脏转复除颤器（ICD）

ICD在室速的治疗中具有极其重要的价值，不仅能在室速发作时立即有效地终止，对于心脏性猝死的高危人群是降低心脏性猝死率最有效的手段。

（三）尖端扭转型室性心动过速

尖端扭转型室性心动过速是一种严重的室性心律失常，属于多形性室速的一种类型，发作时的特征性表现为增宽的QRS波群振幅和方向每隔3～10个心搏转至相反方向，似乎是在围绕等电位线扭转。发作持续时间一般不长，常在十几秒内转为窦性心律或恶化为室颤，但较易复发。常见原因为先天性或后天获得性心脏病、电解质紊乱、某些IA和IC药物、心动过缓等致Q－T间期延长。

【诊断标准】

1. 临床表现

常伴严重的血流动力学障碍，表现为反复发作的心源性晕厥或阿－斯综合征。

2. 辅助检查

心电图：①发作时QRS波群的振幅和波峰每隔3～10个心搏围绕着等电线扭转而呈周期性改变。②常见Q－T间期显著延长>0.5秒，U波显著。③常因R on T现象或长－短周期序列而诱发。

【治疗原则】

1. 去除诱因

尽快寻找和消除致Q－T间期延长的原因，如纠正电解质紊乱、停用有关药物。

2. 电复律

伴明显的血流动力学障碍时应紧急电转复。

3. 药物治疗

静脉使用硫酸镁；对基本心律过缓者可用阿托品及异丙肾上腺素；对先天性长Q－T综合征应用大剂量β受体阻断剂；不宜用ⅠA、ⅠC及Ⅲ类等延长Q－T间期的药物。

（四）心室扑动与心室颤动

心室扑动（室扑）及心室颤动（室颤）是极为严重的心律失常，室扑是极快而规则的心室收缩；室颤是极快而不规则的、不同步的心室收缩，二者将导致心室完全丧失收缩能力，其血流动力学效应与心室停搏相同，见于多数心脏骤停及心脏性猝死的患者，也可以为各种疾病临终前的心律，极个别见于健康的"正常人"，称为特发性室颤。

【诊断标准】

1. 临床表现

意识丧失、抽搐、呼吸停止、血压测不出、听诊心音消失并不能触及大动脉波动，如不能及时有效的抢救，迅即死亡。

2. 辅助检查

心电图：①室扑发作时 QRS - T 波不能分辨，代之以连续快速的大幅正弦波图形，频率 200～250 次/分，常在短时间内蜕变为室颤。②室颤表现为 QRS - T 波完全消失，代之以波形、振幅与频率极不规则的细小颤动波。

【治疗原则】

1. 一旦发生应立即非同步电复律，能量选择单向波 360J，双向波 200J。同时准备好心肺复苏相关药物及仪器。电击开始时间越早，成功率越高，因此应争分夺秒。

2. 保持呼吸道通畅及人工心外按压。

3. 肾上腺素是心肺复苏最重要的药物之一，可使细颤转为粗颤，从而提高电复律的成功率。

4. 抗心律失常药物，利多卡因或胺碘酮静脉推入，有效后予维持量。如是洋地黄中毒引起的室颤，可用苯妥英钠静脉注入。

5. 纠正酸碱平衡失调及电解质紊乱。

6. 复律后应积极治疗原发病及诱发因素，如原发病不能治愈则应考虑安装植入式自动复律除颤器（ICD）。

第五节　心脏传导阻滞

（一）房室传导阻滞

房室传导阻滞指由于房室交界区不应期延长引起的房室间传导减慢或中断的现象，根据严重程度将房室传导阻滞分为一、二、三度。房室传导阻滞大多见于病理情况，如冠心病、心肌炎、心肌病、中毒、电解质紊乱、原发性传导束退化等；一度和二度Ⅰ型房室传导阻滞偶尔也见于正常人，此时多与迷走神经张力增高有关。

【诊断标准】

1. 临床表现

一度房室传导阻滞常无症状；二度房室传导阻滞可有心悸与心搏脱漏；高度和三度房室传导阻滞的症状取决于心室率的快慢，常有心悸、乏力、心功能不全、心绞痛等，如心室率过慢可有晕厥甚至猝死。查体一度房室传导阻滞可有第一心音减弱；二度房室传导阻滞可有第一心音渐弱及心搏脱漏；三度房室传导阻滞的第一心音强度经常变动，可听到大炮音（响亮的第一心音）及颈静脉巨 a 波。

2. 心电图

（1）一度房室传导阻滞　①窦性 P 波规律出现。②P - R 间期 > 0.20 秒。③每个窦性 P 波后均有 QRS 波。

（2）二度 I 型房室传导阻滞　①窦性 P 波规律出现。②P - R 间期渐长，直至 1 个 P 波后 QRS 波脱漏。③R - R 间期逐渐缩短。④长 R - R 间期小于正常窦性 P - P 间期的 2 倍。

二度 II 型房室传导阻滞　①窦性 P 波规律出现。②间歇性 P 波后 QRS 波脱漏。③P - R 间期保持固定（可以正常或延长）。

（3）三度房室传导阻滞　①P 波与 QRS 波各自有自身的节律，互不相关。②P 波频率快于 QRS 波频率，心室率缓慢。③起搏点在阻滞部位下方，QRS 波可正常或畸形。

【治疗原则】

1. 治疗原发疾病，去除诱因。常见导致房室传导阻滞的药物有 β 受体阻断剂、维拉帕米、地尔硫䓬、胺碘酮等。

2. 一度房室传导阻滞和二度 I 型房室传导阻滞心室率不慢者，不需治疗。

3. 二度 II 型房室传导阻滞和三度房室传导阻滞可试用 β 受体兴奋剂、M 受体阻断剂。

4. 二度 II 型房室传导阻滞和三度房室传导阻滞，如药物无效或症状明显、心室率缓慢者，应行心脏起搏治疗。

（二）束支传导阻滞（包括分支阻滞）

束支传导阻滞（包括分支阻滞）指希氏束分叉以下部位的传导阻滞，如心室内束支、束支分支及心肌广泛病变引起的传导阻滞，包括了右束支、左束支、左前分支和左后分支阻滞。右束支传导阻滞可见于器质性心脏病或正常人，左束支传导阻滞多见于器质性心脏病，有的患者可同时合并多支传导阻滞。

【诊断标准】

1. 临床表现

本身多无明显症状，主要以原发病的临床表现为主，但严重的三分支阻滞和双侧束支阻滞可因心室停搏而出现头晕甚至晕厥。

2. 心电图是主要诊断依据

（1）右束支传导阻滞　①V_1 或 V_2 导联呈 rsR' 或 M 形。②I、V_6 导联 S 波宽深。③QRS 波时限 ≥ 0.12 秒（完全性右束支传导阻滞）或 < 0.12 秒（不完全性右束支传导阻滞）。④继发 ST - T 改变。

（2）左束支传导阻滞　①I、V_6 导联 R 波宽大，顶部有切迹或粗钝。②V_1、V_2 导联呈 QS 或 rS 波型，$S_{V_2} > S_{V_1}$。③QRS 波时限 ≥ 0.12 秒（完全性左束支传导阻滞）或 < 0.12 秒（不完全性左束支传导阻滞）。④继发 ST - T 改变。

【治疗原则】

1. 慢性束支传导阻滞如无症状，不需治疗。

2. 双分支与不完全性三分支阻有可能进展为完全性房室传导阻滞而需要安装起

搏器。

（三）室内传导阻滞

指心室内传导阻滞的部位弥漫，心电图上 QRS 波时限延长，但又不完全符合左束支或右束支传导阻滞的特点。见于扩张性心肌病、心力衰竭全心扩大等。

【诊断标准】

1. 临床表现

取决于原发病。

2. 心电图

①QRS 波时限延长≥0.12 秒。②既不符合左束支传导阻滞又不符合右束支传导阻滞。

【治疗原则】

以治疗原发病为主。

第六节　长 Q－T 间期综合征

长 Q－T 间期综合征是以心电图上 Q－T 间期延长、临床上以室性心律失常、晕厥和猝死为主要表现的一组临床综合征。特发性长 Q－T 间期综合征属遗传性离子通道病，是由于编码心肌细胞膜上的钠离子或钾离子通道蛋白基因突变所致，比较常见的为 LQTS1、LQTS2 和 LQTS3 型。而获得性者常有心肌缺血、电解质紊乱或药物等诱因。

【诊断标准】

1. 临床表现

主要表现为恶性室性心律失常引起的反复晕厥和猝死，特发性长 Q－T 间期综合征常于 40 岁前出现症状，90% 以上的发作由交感神经兴奋诱发，患者家族中常有早发心脏性猝死者。

2. 辅助检查

（1）心电图主要表现为 Q－T 间期延长，男性 QTc 时限超过 440 毫秒，女性 QTc 时限超过 460 毫秒应考虑该诊断。

（2）基因分型诊断可明确突变基因及所累及的离子通道。

【治疗原则】

1. 对于获得性长 Q－T 间期综合征应去除引起 Q－T 间期延长的因素。

2. 对于特发性长 Q－T 间期综合征，ICD 治疗是目前防止猝死发生的最有效方法。对于 LQTS1 和 LQTS2 可口服 β 受体阻断剂，如诊断 LQTS3 则不用 β 受体阻断剂。

第七节　Brugada 综合征

Brugada 综合征是一种与心脏性猝死密切相关的离子通道病，常染色体显性遗传，患者常无明显诱因反复发作恶性心律失常（如多形性室速）而导致晕厥，甚至因室颤而猝死，而这些患者的心脏结构和功能是正常的。

【诊断标准】

1. 临床表现

男性多见，多在 30 ~ 40 岁之间发病，以反复发作的恶性心律失常、晕厥为主要表现，部分患者以猝死为首发症状。

2. 辅助检查

心电图：①间歇性或持续性右束支传导阻滞。②胸前导联 V_1 ~ V_3 导联 ST 段下斜形或马鞍形抬高。

【治疗原则】

1. ICD 是唯一能够预防 Brugada 综合征猝死的方法。

2. 药物治疗能够减少室速和室颤的诱发，从而减少 ICD 的放电次数。

（丁立刚）

第三章　冠状动脉粥样硬化性心脏病

冠状动脉粥样硬化性心脏病简称冠心病，最常见的病因是粥样硬化斑块阻塞冠状动脉。其他原因有：冠状动脉痉挛、栓塞、动脉夹层、冠状动脉炎、冠状动脉畸形和外伤等。冠心病临床表现为不同的综合征：稳定型心绞痛、不稳定型心绞痛、急性心肌梗死、变异型心绞痛、微血管性心绞痛、无症状性心肌缺血、冠心病猝死以及缺血性心肌病等。其中不稳定型心绞痛、急性心肌梗死（ST 段抬高型和非 ST 段抬高型心肌梗死）和冠心病猝死由于具有非常相似的病理生理改变，临床上统称为急性冠脉综合征（ACS）。2019 年 ESC 发布了慢性冠脉综合征（CCS）的诊断和管理指南对 CCS 的基本检查、诊断、危险评估和临床治疗做了详细的阐述。冠状动脉粥样硬化性心脏病由于病变类型、环境条件不同，选择治疗的方法也不同。

第一节　稳定型心绞痛

稳定型心绞痛是在冠状动脉严重狭窄的基础上，由于心肌负荷的增加引起心肌急剧的、暂时的缺血与缺氧的临床综合征，但无心肌坏死。本症患者男性多于女性，劳累、饱食、受寒、情绪激动、急性循环衰竭等为常见诱因。

【诊断标准】

1. 临床表现

（1）症状　本症典型发作为胸骨中上段之后或心前区压迫性疼痛，界限不是很清楚，有时可放射到上肢（左上肢多见）、肩、背、颈、咽、下颌、牙齿，甚至下肢或腹部，持续几分钟或十几分钟。症状发作时患者往往被迫停止活动，休息及去除诱因后能迅速缓解，或舌下含服硝酸甘油也能在数分钟内缓解。除了典型心前区压迫感和疼痛外，还可表现为胸闷、憋气、气短、乏力，尤其多见于老年人。严重心绞痛发作时，常可出现面色苍白、表情焦虑、出冷汗，偶伴有濒死感。

（2）体征　心绞痛发作时，轻者可无明显阳性体征，程度严重者可出现心率加快，血压升高，听诊可闻及第四或第三心音，有时可有暂时性心尖部收缩期杂音。部分老年患者或原有心肌梗死患者可出现心功能不全的体征。

2. 辅助检查

（1）静息心电图　非发作时心电图多为正常，心绞痛发作时少部分患者心电图仍可正常，但绝大多数发作时心电图除了 AVR 导联外，各肢体导联或心前区导联可出现特征性缺血型 ST–T 改变。心绞痛发作严重者可出现一过性异常 Q 波、心律失常。心绞痛发作缓解后数分钟内上述 ST–T 改变消失，并恢复至发作前状态。

（2）心电图运动负荷试验　常用的方法有亚极量踏车运动试验和活动平板运动试验，阳性标准为在以 R 波为主的导联中，ST 段水平型或下斜型压低≥0.1mV（J 点后 60~80ms），并持续 2 分钟，或伴有胸痛发作，或收缩压下降 >10mmHg。运动耐力低，运动时 ST 段压低显著，同时伴血压下降者提示冠状动脉病变严重或预示存在多支病变。抗心绞痛治疗，尤其是 β 受体阻断剂，影响运动试验的敏感性，因此如有可能应停服抗心绞痛药物（尤其是 β 受体阻断剂）后再进行运动试验，但具体患者是否停服药物应由医生做出判定。本试验有一定比例的假阳性或假阴性，单纯运动试验阳性或阴性不能作为诊断或排除冠心病的依据。

（3）超声心动图　超声心动图对评价冠心病的患者是有用的，不论是否缺血发作，均可评估左心室整体和局部功能。心脏超声心动图激发试验，即在运动后或药物（双嘧达莫，多巴酚丁胺）负荷时，立即进行超声显像，可通过探测室壁运动异常来明确心肌缺血部位。

（4）放射性核素检查　①^{201}TI - 心肌灌注显像对检出冠心病，估测心肌缺血部位，以及心室壁运动异常部位的心肌活力均优于单独做运动负荷心电图。对于不能运动的患者，可采用药物负荷心肌灌注显像。②^{99m}Tc 放射性核素心腔造影可测定左心室射血分数，并显示心肌缺血区域室壁运动障碍。③正电子发射断层心肌显像除可判断心肌血流灌注情况，尚可了解心肌代谢情况，通过对心肌血流灌注和代谢显像匹配分析可准确评估心肌活力。

（5）冠状动脉造影　冠状动脉造影是确诊冠心病最可靠的方法，能显示冠状动脉病变的狭窄程度、范围、病变支数以及病变特点。冠状动脉造影时发现至少有 1 条主支或主要分支管腔狭窄 > 50% 即可诊断冠心病。冠状动脉造影的目的首先是明确诊断，其次是确定治疗方案。

【鉴别诊断】

许多疾病伴有的胸痛和不适需与冠心病心绞痛鉴别。需鉴别的疾病有：急性心肌梗死、胃食管反流、食管动力性疾病、胆绞痛、颈椎病、肋间神经炎、肋软骨炎、心脏神经症、严重肺动脉高压、急性心包炎等。上述疾病通过仔细询问病史和辅助检查后均能除外。一般来讲，非冠心病心绞痛的胸痛有如下特点：①短暂（几秒钟）的刺痛，或持续（几小时或几天）的隐痛、闷痛。②胸痛部位不呈片状，而是固定于某一点，可明确指出位置。③胸痛多于劳累后出现，而不是劳累当时。④胸痛与呼吸或其他影响胸廓的运动有关，可存在明确的局部压痛。⑥含服硝酸甘油无效或在 10 分钟以上才能缓解。

【治疗原则】

1. 去除诱因

许多常见的因素能增加心肌耗氧量，减少供氧量。例如，精神紧张、劳累、工作压力负荷重、贫血、甲亢、发热、心动过速、心功能不全等。这些因素可诱发心绞痛或使原有的心绞痛加重。

2. 冠心病易患因素的干预

包括戒烟，控制体重，适当体育运动，合理膳食，控制高血压、高脂血症和糖尿病。

3. 抗心肌缺血药物治疗

药物治疗应根据每个患者的年龄、性别，心绞痛发作程度和特点、心脏功能及治疗反应选择不同药物剂型和剂量，并随时调整。

（1）心绞痛发作时治疗

①休息。

②舌下含服硝酸甘油或硝酸异山梨酯，也可采用喷雾制剂。

③心绞痛发作严重时，可用吗啡等药物镇静止痛。

（2）缓解期治疗

①抗血小板凝集药物：可选用下列药物中的任何一种，阿司匹林、噻氯匹定、氯吡格雷，服用期间观察出血副作用，并监测白细胞、血小板计数。

②硝酸酯类：可选用以下制剂，硝酸异山梨酯、硝酸异山梨酯缓释片、5－单硝酸异山梨酯、5－单硝酸异山梨酯缓释片。

③β受体阻断剂：常用制剂有阿替洛尔、美托洛尔、比索洛尔。

④钙离子通道阻滞剂：常用药物有地尔硫䓬、地尔硫䓬缓释剂、硝苯地平、硝苯地平缓释剂、维拉帕米、非洛地平、氨氯地平等。

对于单药治疗仍持续存在症状的患者，通常采用联合疗法治疗。通常，可采用β受体阻断剂、钙通道阻滞剂和长效硝酸酯类的任意组合。然而，由于低血压或心动过缓，一些患者可能无法耐受β受体阻断剂和钙通道阻滞剂联合治疗。

4. 冠状动脉血运重建

根据冠脉造影结果和特点，可选择经皮冠状动脉介入治疗（PCI）、冠状动脉旁路移植术（CABG）。

（1）PCI 对于药物治疗后仍有心绞痛发作，且狭窄的血管供应中到大面积存活心肌的患者或介入治疗后症状再发、管腔再狭窄的患者，可考虑行 PCI 治疗，包括经皮冠状动脉腔内成形术（PTCA）、冠状动脉内支架植入术、冠状动脉内旋切术、旋磨术等。目前 PTCA 加支架植入术已成为治疗本病的重要方法，其中支架包括裸支架和药物洗脱支架，药物洗脱支架再狭窄率较低，但由于血管内皮化延迟造成支架内血栓发生率较裸支架增高，需根据患者的病变特点选择合适的治疗方法。

（2）CABG 手术适应证

①左主干狭窄病变。

②左前降支和回旋支近端严重狭窄病变。

③冠状动脉三支病变伴左心室功能下降。

④药物治疗效果不佳，影响生活。

⑤有严重室性心律失常伴左主干病变或三支病变。

⑥介入治疗失败，仍有心绞痛发作或血流动力学不稳定。

慢性稳定型心绞痛患者的主要治疗目标是确诊、评估疾病范围、缓解症状，以及预防日后发生心脏事件，如急性冠脉综合征、血运重建或死亡。稳定型心绞痛患者的最佳处理需要的不仅仅是抗心绞痛治疗以预防心血管事件为目的的治疗也是长期治疗的重心。

第二节　不稳定型心绞痛和非 ST 段抬高型心肌梗死

不稳定型心绞痛（UA）和非 ST 段抬高型急性心肌梗死（NSTEMI）属于急性

冠脉综合征（ACS）疾病谱，统称为非 ST 段抬高型急性冠脉综合征（NSTEMI –ACS），是介于稳定型心绞痛和急性 ST 段抬高型心肌梗死之间的一组临床心绞痛综合征。通常由冠状动脉粥样硬化斑块破裂发生冠脉内非阻塞性血栓导致冠状动脉狭窄所致，可以增加心脏性死亡和心肌梗死的危险，对这类患者应尽早做出正确的诊断和处理。

冠心病中除上述典型的稳定型劳力性心绞痛之外，心肌缺血所引起的缺血性胸痛尚有各种不同的表现类型，有关心绞痛的分型命名不下十余种，但其中除变异型心绞痛具有短暂 ST 段抬高的特异的心电图变化而仍为临床所保留外，其他如恶化型心绞痛、卧位型心绞痛、静息心绞痛、梗死后心绞痛、混合型心绞痛等，目前已趋向于统称之为不稳定型心绞痛（UA）。包括下列几个亚型，Braunwald 分级见表 3 –1。

①初发劳力型心绞痛，新出现的心绞痛，病程在 1 个月以内。

②恶化劳力型心绞痛，在相对稳定的劳累相关性心绞痛基础上，病情突然加重，出现逐渐增强的心绞痛（更重、持续时间更长或发作更频繁）。

③静息型心绞痛，发生在休息或安静状态，发作持续时间较长，含硝酸甘油效果欠佳，病程在 1 个月内。

④梗死后心绞痛，指急性心肌梗死发病 24 小时后至 1 个月内发生的心绞痛。

表 3 –1　不稳定型心绞痛的 Braunwald 分级

	A（有加重缺血的心外因素）	B（无加重缺血的心外因素）	C（AMI 2 周内发生）
Ⅰ（初发或恶化劳力型）	Ⅰ A	Ⅰ B	Ⅰ C
Ⅱ（有静息心绞痛但 48 小时内无发作）	Ⅱ A	Ⅱ B	Ⅱ C
Ⅲ（48 小时内有静息心绞痛发作）	Ⅲ A	Ⅲ B	Ⅲ C

急性非 ST 段抬高型心肌梗死（NSTEMI）NSTEMI 与 UA 同属非 ST 段抬高型急性冠脉综合征（ACS），两者的区别主要是根据血中心肌坏死标记物的测定，因此对非 ST 段抬高型 ACS 必须检测心肌坏死标记物并确定未超过正常范围时方能诊断 UA，否则诊断为 NSTEMI。

与稳定型劳力性心绞痛的差别主要在于冠脉内不稳定的粥样斑块继发病理改变，使局部心肌血流量明显下降，如斑块内出血、斑块纤维帽出现裂隙、表面上有血小板聚集及（或）刺激冠状动脉痉挛，导致缺血加重。虽然也可因劳力负荷诱发但劳力负荷中止后胸痛并不能缓解。

【诊断标准】

1. 症状

不稳定型心绞痛胸痛的部位、性质与稳定型心绞痛相似，但具有以下特点之一。

（1）原为稳定型心绞痛，在 1 个月内疼痛发作的频率增加，程度加重，时限延长，诱发因素变化，硝酸酯类药物缓解作用减弱。

（2）1 个月之内新发生的心绞痛，并因较轻的负荷所诱发。

（3）休息状态下发作心绞痛或较轻微活动即可诱发。

此外，由于贫血、感染、甲亢、心律失常等原因诱发的心绞痛称之为继发性不稳定型心绞痛。

2. 体格检查

心绞痛发作时可发现血压升高，短暂的第三或第四心音，严重者可出现由二尖瓣反流引起的短暂收缩期杂音，这些均提示心肌严重缺血所致的左心室功能障碍，但这些体征都是非特异的。

3. 心电图

心绞痛发作时心电图 ST 段可以偏移、下降或抬高，和（或）T 波倒置，部分患者心电图可有短暂的 u 波倒置，症状减轻或缓解时 ST – T 改变可以恢复到原来状态。若心电图改变持续超过 12 小时，可提示已发生了非 ST 段抬高型心肌梗死。非 ST 段抬高型 ACS 患者急性期应避免任何形式的负荷试验。

4. 连续心电监测

在非 ST 段抬高型 ACS 患者中，部分患者的心电图改变可发生于疼痛或不适症状出现时，通过连续心电监测可发现不伴胸痛的心肌缺血。

5. 血清心肌标志物评估心肌坏死面积和预后

（1）肌酸激酶（CK）和肌酸激酶同工酶 MB（CK – MB） 临床上常用于急性心肌梗死的早期诊断，但对心肌梗死的特异性有限，尤其是微灶性心肌损害时敏感性更低。

（2）心脏肌钙蛋白 在健康人群血液中不能检测到心脏特异性的肌钙蛋白 T（TnT）和肌钙蛋白 I（TnI），其敏感性和特异性均比 CK – MB 高，有助于早期发现心肌梗死，尤其是微灶性心肌损伤。临床上有助于危险分层和选择治疗方案。肌钙蛋白测定一般要在发作 6 小时内测定，若为阴性 6 ~ 12 小时再重复测定。

6. 冠状动脉造影

非 ST 段抬高型 ACS 冠脉造影复杂性病变和血栓检出率较高。因此，冠脉造影有助于不稳定性心绞痛患者了解冠状动脉病变程度及选择治疗方案。

7. 危险分层

由于非 ST 段抬高型 ACS 患者的严重程度不同，其处理和预后也有很大的差别，在临床分为低危组、中危组和高危组。低危组指新发的或是原有劳力性心绞痛恶化加重，达 CCS Ⅲ级或Ⅳ级，发作时 ST 段下移≤1mm，持续时间 <20 分钟，胸痛期间心电图正常或无变化；中危组就诊前 1 个月内发作 1 次或数次（但 48 小时内未发），静息型心绞痛及梗死后心绞痛，持续时间 <20 分钟，心电图可见 T 波倒置 >0.2mV，或有病理性 Q 波；高危组就诊前 48 小时内反复发作，静息型心绞痛伴一过性 ST 段改变（>0.05mV）新出现束支传导阻滞或持续性室速，持续时间 >20 分钟。

【治疗原则】

非 ST 段抬高型 ACS 病情发展常难以预料，应使患者处于医生的监控之下，疼痛发作频繁或持续不缓解及高危组的患者应立即住院。

1. 一般处理

卧床休息 1 ~ 3 天，床边 24 小时心电监测。有呼吸困难、发绀者应给氧吸入，维持血氧饱和度达到 90% 以上，烦躁不安、剧烈疼痛者可给予吗啡 5 ~ 10mg，皮下注射。如有必要应重复检测心肌坏死标记物。如患者未使用他汀类药物，无论血脂是否增高均应及早使用他汀类药物。

2. 缓解疼痛

非 ST 段抬高型 ACS 单次含化或喷雾吸入硝酸酯类制剂往往不能缓解症状，一般建议每隔 5 分钟 1 次，共用 3 次，后再用硝酸甘油或硝酸异山梨酯持续静脉滴注或微泵输注，以 $10\mu g/min$ 开始，每 3~5 分钟增加 $10\mu g/min$，直至症状缓解或出现血压下降。

硝酸酯类制剂静脉滴注疗效不佳，而无低血压等禁忌证者，应及早开始用 β 受体阻断剂，口服 β 受体阻断剂的剂量应个体化。少数情况下，如伴血压明显升高，心率增快者可静脉滴注艾司洛尔 $250\mu g/(kg\cdot min)$，停药后 20 分钟内作用消失。也可用非二氢吡啶类钙离子通道阻滞剂，如硫氮䓬酮 $1~5\mu g/(kg\cdot min)$ 持续静脉滴注，常可控制发作。本类药也可与硝酸酯同服，其中硝苯地平尚可与 β 受体阻断剂同服。停用这些药时宜逐渐减量然后停服，以免诱发冠状动脉痉挛。

3. 抗凝及抗血小板治疗

阿司匹林、氯吡格雷和肝素（包括低分子量肝素）是非 ST 段抬高型 ACS 中的重要治疗措施，其目的在于防止血栓形成，阻止病情向心肌梗死方向发展，溶栓药物有促发心肌梗死的危险，不推荐应用。静脉应用肝素对不稳定型心绞痛有效，与阿司匹林合用优于分别单用。普通肝素起始静脉推 5000U，随后静滴 1000U/h，并根据 APTT 值随时调节剂量。低分子肝素不需监测 APTT，且可皮下注射，已成为不稳定性心绞痛患者首选药物。血小板膜糖蛋白（GP）Ⅱb/Ⅲa 受体阻断剂特异性地抑制血小板表面的 GP 受体，该受体是血小板聚集的共同通道。

4. 血管重建治疗

非 ST 段抬高型 ACS 患者进行冠脉 PCI 治疗或 CABG 的适应证大体上与稳定型心绞痛患者相似，主要目的是迅速开通"罪犯"病变血管。非 ST 段抬高型 ACS 患者中如果存在以下情况则应考虑紧急血管重建：①虽经内科加强治疗，心绞痛仍反复发作。②心绞痛发作时间超过 1 小时，药物治疗不能有效缓解。③心绞痛发作时伴有血流动力学不稳定，如血压下降、左心功能不全、严重心律失常。因此对于非 ST 段抬高型 ACS 患者中的高危患者，如左心功能障碍、糖尿病、两支血管病变伴左前降支病变、三支血管严重狭窄、左主干病变的患者等，有条件者应积极考虑血管重建。而低危患者中如果强化药物治疗效果不好，或对生活质量及功能状态存在严重影响，愿意承担血管重建治疗风险的，可以考虑积极血管重建治疗。总之，非 ST 段抬高型 ACS 患者的紧急血管重建的风险一般高于择期实施血管重建的患者，在决定之前应仔细权衡。

5. 调脂治疗

非 ST 段抬高型 ACS 经治疗病情稳定，出院后应继续强调抗凝和调脂治疗，特别是他汀类药物的应用以促使斑块稳定。缓解期的进一步检查及长期治疗方案与稳定型劳力性心绞痛相同。

第三节　急性 ST 段抬高型心肌梗死

急性 ST 段抬高型心肌梗死第四版心肌梗死（MI）全球定义已经公布。第四版

"心肌梗死全球定义"，将心肌梗死分为 5 型。

1 型：自发性心肌梗死。由于动脉粥样斑块破裂、溃疡、裂纹、糜烂或夹层，引起一支或多支冠状动脉血栓形成，导致心肌血流减少或远端血小板栓塞伴心肌坏死。患者大多有严重的冠状动脉病变，少数患者冠状动脉仅有轻度狭窄甚至正常。

2 型：继发于心肌氧供需失衡的心肌梗死。除冠状动脉病变外的其他情形引起的心肌需氧与供氧失衡，导致心肌损伤和坏死，例如冠状动脉内皮功能异常、冠状动脉痉挛或栓塞、心动过速/过缓性心律失常、贫血、呼吸衰竭、低血压、高血压伴或不伴左心室肥厚。

3 型：心脏性猝死。心脏性死亡伴心肌缺血症状和新的缺血性心电图改变或左束支阻滞，但无心肌损伤标志物检测结果。

4a 型：经皮冠状动脉介入治疗（PCI）相关的心肌梗死。心脏肌钙蛋白（cTn）基线正常的患者在 PCI 后升高超过正常上限 5 倍；或 cTn 基线增高的患者，PCI 术后升高≥20%，然后稳定下降。同时发生：①心肌缺血症。②心电图缺血性改变或新发左束支传导阻滞。③造影示冠状动脉主支或分支阻塞或持续性慢血流或无复流或栓塞。④新的存活心肌丧失或节段性室壁运动异常的影像学表现。

4b 型：与经皮冠脉介入治疗相关的支架内血栓形成（支架内血栓形成）引起的心肌梗死。冠状动脉造影或尸检发现支架植入处血栓性阻塞，患者有心肌缺血症状和（或）至少 1 次心肌损伤标志物高于正常上限。

4c 型：与经皮冠脉介入治疗相关的再狭窄（4c 型 MI）

有时 MI 发生和冠脉造影、在梗死区域内支架内再狭窄或球囊冠脉成形术后再狭窄是唯一的血管造影解释，因为没能检出其他"罪犯"病变或血栓。这种 PCI 相关的 MI 类型被指定为 4c 型 MI，定义为局灶性或弥漫性再狭窄或一种复杂病变，伴有使用与 1 型 MI 所用的相同标准，cTn 值升高和/或下降≥99% URL。

5 型：外科冠状动脉旁路移植术（CABG）相关性心肌梗死。基线 cTn 正常患者，CABG 后 cTn 升高超过正常上限 10 倍，多见于：①新的病理性 Q 波或左束支传导阻滞。②血管造影提示新的桥血管或自身冠状动脉阻塞。③新的存活心肌丧失或节段性室壁运动异常的影像学证据。

【诊断标准】

（一）临床表现

与梗死的大小、部位、侧支循环情况密切有关。

1. 先兆症状

半数以上患者在发病前数日有乏力，胸部不适，活动时心悸、气急、烦躁、心绞痛等前驱症状，其中以新发生心绞痛和原有心绞痛加重最为突出，心绞痛发作较以前频繁，硝酸甘油疗效差。

2. 临床症状

以持续性胸痛、胸闷最为常见（超过 20 分钟），休息或含服硝酸甘油不缓解，剧烈的压榨性疼痛或烧灼感，通常伴有呼吸困难、恶心、呕吐、大汗和濒死感，胸痛多位于胸骨后、心前区，不典型者可位于颈部、牙齿，少数人胸痛不明显，而以胃肠道症状、晕厥、急性心衰、休克或猝死为起始症状，尤其多见于老年人。

3. 体征

（1）因梗死面积大小和有无并发症而差异性很大：梗死范围不大且无并发症者无明显异常体征。病情严重者呈急性重病容，出汗，烦躁不安，可有心界扩大，心率快，心尖部第一心音减弱，并可出现第四心音奔马律，多在 2~3 天有心包摩擦音。心尖区可出现粗糙的收缩期杂音或收缩中晚期喀喇音，为二尖瓣乳头肌功能失调或断裂所致，可有各种心律失常。

（2）血压降低：除极早期血压可增高外，几乎所有患者都有血压降低。

（3）其他：可有与心律失常、休克或心力衰竭相关的其他体征。

（二）辅助检查

1. 心电图

（1）心电图的特征性改变主要有

①ST 段抬高呈弓背向上型，在面向坏死区周围心肌损伤区的导联上出现；

②宽而深的 Q 波（病理性 Q 波），在面向透壁心肌坏死区的导联上出现；

③T 波倒置，在面向损伤区周围心肌缺血区的导联上出现。

④背向心梗区 R 波增高，ST 段压低和 T 波直立并增高。

（2）心电图动态性改变包括

①起病数小时内，可尚无异常或出现异常高大两肢不对称的 T 波，为超急性期改变。

②数小时后，ST 段明显抬高，弓背向上，与直立的 T 波连接，形成单相曲线。数小时至 2 日内出现病理性 Q 波，同时 R 波减低，是为急性期改变。Q 波在 3~4 天内稳定不变，以后 70%~80% 永久存在。

③在早期如不进行治疗干预，ST 段抬高持续数日至 2 周左右，逐渐回到基线水平，T 波则变为平坦或倒置，是为亚急性期改变。

④数周至数月后，T 波呈 V 形倒置，两肢对称，波谷尖锐，是为慢性期改变。T 波倒置可永久存在，也可在数月至数年内逐渐恢复。

2. 超声心动图

可了解心室壁的运动和左心室功能，诊断室壁瘤和乳头肌功能失调等。

3. 放射性核素检查

可静脉注射 ^{99m}Tc – 焦磷酸盐或 ^{111}In 抗肌凝蛋白单克隆抗体，进行"热点"扫描或照相；也可使用 ^{201}TI 或 ^{99m}Tc – MIBI 静脉注射进行"冷点"扫描或照相；也可用门电路 γ 闪烁照相法进行放射性核素心腔造影（常用 ^{99m}Tc – 标记的红细胞或白蛋白），诊断梗死后造成的室壁运动失调和室壁瘤。目前多用单光子发射计算机化体层显像（SPECT）来检查，新的方法正电子发射体层显像（PET）可观察心肌的代谢变化，判断心肌的死活可能效果更好。

4. 实验室检查

（1）起病 24~48 小时后白细胞可增至（10~20）$\times 10^9/L$；红细胞沉降率增快；C - 反应蛋白增高。起病数小时至 2 日内血中游离脂肪酸增高。

（2）血心肌坏死标记物增高 肌红蛋白起病后 2 小时内升高，12 小时内达高峰；24~48 小时内恢复正常。肌钙蛋白 I（cTnI）或 T（cTnT）起病 3~4 小时后升高，

cTnI 于 11 ~ 24 小时达高峰，7 ~ 10 天降至正常，cTnT 于 24 ~ 48 小时达高峰，10 ~ 14 天降至正常。这些心肌结构蛋白含量的增高是诊断心肌梗死的敏感指标。肌酸激酶同工酶 CK - MB 升高。在起病后 4 小时内增高，16 ~ 24 小时达高峰，3 ~ 4 天恢复正常，其高峰出现时间是否提前有助于判断溶栓治疗是否成功。

（三）**诊断依据**

急性心肌梗死的诊断标准必须至少具备下列标准中的 2 条

（1）缺血性胸痛的临床表现。

（2）心电图的动态变化。

（3）心肌梗死的血清标志物的动态改变。

【鉴别诊断】

鉴别诊断要考虑以下疾病

（1）心绞痛。

（2）主动脉夹层。

（3）急性肺动脉栓塞。

（4）急腹症：包括急性胰腺炎、消化性溃疡穿孔、急性胆囊炎、胆石症等。

（5）急性心包炎。

【并发症】

1. 乳头肌功能失调或断裂

二尖瓣乳头肌因缺血、坏死等使收缩功能发生障碍，造成二尖瓣脱垂并关闭不全。

2. 心脏破裂

多为心室游离壁破裂，偶为心室间隔破裂造成穿孔。

3. 栓塞

可为左心室附壁血栓脱落，也可因下肢静脉血栓形成脱落所致。

4. 心室壁瘤

或称室壁瘤，心电图 ST 段持续性抬高。X 线透视、摄影、超声心动图、放射性核素心脏血池显像以及左心室造影可见局部心缘突出，搏动减弱或有反常搏动。

5. 心肌梗死后综合征

可于 MI 后数周至数月内出现，可反复发生，表现为心包炎、胸膜炎或肺炎，有发热、胸痛等症状。

【治疗原则】

对 ST 段抬高的 AMI，强调及早发现，及早住院，并加强住院前的就地处理。治疗原则是尽快恢复心肌的血液灌注（到达医院后 10 分钟内开始溶栓或 90 分钟内开始介入治疗）以挽救濒死的心肌、防止梗死扩大或缩小心肌缺血范围，保护和维持心脏功能，及时处理严重心律失常、泵衰竭和各种并发症，防止猝死，使患者不但能渡过急性期，且康复后还能保持尽可能多的有功能的心肌。

（一）**院前急救**

急性心肌梗死死亡的患者中 50% 发病后 1 小时内在院外猝死，死因主要是可救治的致命性心律失常。因此救护人员必须掌握除颤和心肺复苏技术，应能根据病史、查体、心电图做出初步诊断和急救处理，包括舌下含服硝酸甘油、吸氧、建立静脉通道。

同时积极安排和帮助患者安全迅速地转运到医院，并尽早开始再灌注治疗，或直接送至有条件进行冠脉血管重建术的医院。

（二）监护和一般治疗

1. 卧床休息，消除紧张恐惧心理，心电血压监护。

2. 吸氧和建立静脉通道。

3. 解除疼痛，首选吗啡，也可用哌替啶，疼痛较轻者可选用罂粟碱、可待因等药物。禁忌使用非甾体类抗炎药。

4. 口服阿司匹林，0.1～0.3g，每日 1 次。同时给予氯吡格雷 300mg，其后 75mg，每日 1 次。

（三）再灌注治疗

为 ST 段抬高型心肌梗死治疗的首要措施，包括急诊介入治疗，溶栓治疗以及急诊主动脉 - 冠状动脉旁路移植术。

1. 介入治疗

具备施行介入治疗条件的医院，对需施行直接 PCI 者应边给予常规治疗和作术前准备，边将患者送到心导管室。其适应证为：

①ST 段抬高和新出现左束支传导阻滞（影响 ST 段的分析）的 MI。

②ST 段抬高型 MI 并发心源性休克。

③适合再灌注治疗而有溶栓治疗禁忌证者。

④非 ST 段抬高型 MI，但梗死相关动脉严重狭窄，血流≤TIMI Ⅱ级。

应注意：发病 12 小时以上不宜施行 PCI；不宜对非梗死相关的动脉施行 PCI；要由有经验者施术，以避免延误时机。有心源性休克者宜先行主动脉内球囊反搏术，待血压稳定后再施术。

另外，对溶栓治疗后仍有明显胸痛，抬高的 ST 段无明显降低者，应尽快进行冠状动脉造影，如显示 TIMI 0～2 级血流，说明相关动脉未再通，宜立即施行补救性 PCI。对于溶栓治疗成功的患者，如无缺血复发表现，可在 7～10 天后行冠状动脉造影，如残留的狭窄病变适宜于 PCI，可行 PCI 治疗。

2. 溶栓疗法

无条件施行介入治疗或因患者就诊延误、转送患者到可施行介入治疗的单位将会错过再灌注时机，如无禁忌证应立即（接诊患者后 30 分钟内）行本法治疗。

（1）适应证 ①2 个或 2 个以上相邻导联 ST 段抬高（胸导联≥0.2mV，肢导联≥0.1mV），或病史提示 AMI 伴左束支传导阻滞，起病时间 <12 小时，患者年龄 <75 岁。②ST 段显著抬高的 MI 患者年龄 >75 岁，经慎重权衡利弊仍可考虑。③ST 段抬高型 MI，发病时间已达 12～24 小时，但如仍有进行性缺血性胸痛，广泛 ST 段抬高者也可考虑。

（2）禁忌证 ①既往发生过出血性脑卒中，1 年内发生过缺血性脑卒中或脑血管事件。②颅内肿瘤。③近期（2～4 周）有活动性内脏出血。④未排除主动脉夹层。⑤入院时严重且未控制的高血压（>180/110mmHg）或慢性严重高血压病史。⑥目前正在使用治疗剂量的抗凝药或已知有出血倾向。⑦近期（2～4 周）创伤史，包括头部外伤、创伤性心肺复苏或较长时间（>10 分钟）的心肺复苏。⑧近期（<3 周）外科大手术。⑨近期（<2 周）曾有在不能压迫部位的大血管行穿刺术。

（3）溶栓药物的应用　以纤维蛋白溶酶原激活剂激活血栓中纤维蛋白溶酶原，使转变为纤维蛋白溶酶而溶解冠状动脉内的血栓。国内常用：

①尿激酶：30分钟内静脉滴注150万～200万U。

②链激酶（SK）或重组链激酶（rSK）：以150万U静脉滴注，在60分钟内滴完。

③重组组织型纤维蛋白溶酶原激活剂（rt-PA）100mg在90分钟内静脉给予：先静脉注入15mg，继而30分钟内静脉滴注50mg，其后60分钟内再滴注35mg（国内有报告用上述剂量的一半也能奏效）。用rt-PA前先用肝素60～70U/kg（最大5000U）静脉注射，用药后继续以肝素每小时700～1000U（12U/kg）持续静脉滴注共24～48小时（维持APTT至正常值1.5～2倍），以后改为皮下注射7500U每12小时1次，连用3～5天（也可用低分子量肝素）。

（4）溶栓成功的判断　可根据冠状动脉造影直接判断，或根据：心电图抬高的ST段于2小时内回降>50%。胸痛2小时内基本消失。2小时内出现再灌注性心律失常。血清CK-MB酶峰值提前出现（14小时内）等间接判断血栓是否溶解。

3. 紧急主动脉-冠状动脉旁路移植术

介入治疗失败或溶栓治疗无效、有手术指征者，宜争取6～8小时内施行主动脉-冠状动脉旁路移植术。

（四）并发症的治疗

1. 心律失常

心律失常须及时消除，以免演变为严重心律失常甚至猝死。

（1）发生心室颤动或持续多形性室性心动过速时，尽快采用非同步直流电除颤或同步直流电复律。胺碘酮为治疗首选药物。

（2）发现室性期前收缩或室性心动过速，密切监测，注意电解质平衡情况，必要时可用胺碘酮治疗。

（3）对缓慢性心律失常可用阿托品0.5～1mg静脉注射。

（4）房室传导阻滞发展到第二度或第三度，伴有血流动力学障碍者宜用人工心脏起搏器作临时的经静脉心内膜右心室起搏治疗，待传导阻滞消失后撤除。

（5）室上性快速性心律失常可选用β受体阻断剂、胺碘酮等药物，如药物治疗不能控制时，可考虑用同步直流电复律治疗。

2. 控制休克

根据休克的原因，单纯属心源性，抑或尚有周围血管舒缩障碍或血容量不足等因素存在，而分别处理。

（1）补充血容量　估计有血容量不足，或中心静脉压和肺动脉楔压低者，用右旋糖酐40或5%～10%葡萄糖静脉滴注，输液后如中心静脉压上升>18cmH_2O，肺小动脉楔压>15～18mmHg，则应停止。右心室梗死时，中心静脉压的升高则未必是补充血容量的禁忌。

（2）应用升压药　补充血容量后血压仍不升，而肺小动脉楔压和心排血量正常时，提示周围血管张力不足，可用多巴胺［起始剂量3～5μg/(kg·min)］，或去甲肾上腺素（2～8μg/min），亦可选用多巴酚丁胺［起始剂量3～10μg/(kg·min)］静脉滴注。

（3）应用血管扩张剂　经上述处理血压仍不升，而肺动脉楔压（PCWP）增高，心排血量低或周围血管显著收缩以致四肢厥冷并有发绀时，用硝酸甘油 $10 \sim 20\mu g/min$ 开始静脉滴注，每 5 分钟增加 $5 \sim 10\mu g/min$，逐渐增量直至左心室充盈压下降。

（4）其他措施包括纠正酸中毒、避免脑缺血、保护肾功能、主动脉内球囊反搏术进行辅助循环、积极施行介入治疗或主动脉 – 冠状动脉旁路移植手术等。

（五）常用药物

包括硝酸酯类、抗血小板药物、抗凝药物、β 受体阻断剂、血管紧张素转换酶抑制剂和血管紧张素受体阻断剂、他汀类药物等。

1. 硝酸酯类药物

静脉滴注硝酸甘油常用于紧急处置和维持治疗，其剂量应根据症状、治疗反应、血压、心率等血流动力学指标调整。常规 $10 \sim 20\mu g/min$，使用 $24 \sim 48$ 小时。

2. 抗血小板治疗

抗血小板药物包括阿司匹林、ADP 受体阻断剂及血小板糖蛋白 Ⅱb/Ⅲa 受体阻断剂。

3. 抗凝治疗

抗凝药物主要包括普通肝素、低分子肝素、X 因子抑制剂、凝血酶抑制剂等。

4. β 受体阻断剂

如无禁忌证可尽早使用美托洛尔、阿替洛尔或卡维地洛等 β 受体阻断剂，尤其是前壁 MI 伴有交感神经功能亢进者，可能防止梗死范围的扩大，改善急、慢性期的预后，但应注意其对心脏收缩功能的抑制。

5. 血管紧张素转换酶抑制剂和血管紧张素受体阻断剂

在起病早期应用，从低剂量开始，有助于改善恢复期心肌的重塑，降低心力衰竭的发生率，从而降低病死率。如不能耐受血管紧张素转换酶抑制剂者可选用血管紧张素 Ⅱ 受体阻断剂治疗。

6. 他汀类药物

为急性心肌梗死改善预后的重要治疗措施。

7. 其他

如醛固酮受体阻断剂、改善心肌代谢的药物等。

（六）预防措施

需全面综合考虑，可归纳为以 A、B、C、D、E 为符号的五个方面：

1. 阿司匹林（A）

抗血小板聚集（或氯吡格雷，噻氯匹定），抗心绞痛治疗，硝酸酯类制剂。

2. β 受体阻断剂（B）

预防心律失常，减轻心脏负荷等，控制好血压。

3. 降胆固醇（C）

控制血脂水平，戒烟。

4. 控制饮食（D）

治疗糖尿病。

5. 教育和普及冠心病教育（E）

包括患者及其家属鼓励有计划的、适当的运动锻炼。

第四节 血管痉挛性心绞痛

血管痉挛性心绞痛（VSA），曾被称为变异型心绞痛或 Prinzmetal 型心绞痛，是一种以冠状动脉痉挛引起静息型心绞痛发作且对速效硝酸酯类药物迅速反应为特征的临床疾病。主要特征为心绞痛发作时心电图表现为一过性 ST 段抬高。其本质是冠脉痉挛，它可使心外膜冠状动脉直径发生突然的一过性显著减小，从而引起心肌缺血。严重发作时可引起急性心肌梗死、严重心律失常甚至猝死。

【发病机制】

血管痉挛性心绞痛由冠状动脉主干局灶性或弥漫性痉挛引起，最终导致冠状动脉高度梗阻。一过性心肌缺血可在许多患者中引发心绞痛，其中一部分人会发展为心肌梗死。冠状动脉血管平滑肌的高反应性被认为是血管痉挛性心绞痛发病机制的核心。痉挛可发生在无任何心肌需氧量增加（例如运动）的情况下，可发生于正常或病变的血管。尽管冠脉痉挛在其解剖分布区域通常是局灶性的，但多处痉挛和弥漫性痉挛也有报道。痉挛可发生在造影显示正常的冠脉血管，但更常发生在不同严重程度的动脉粥样硬化性斑块部位。

冠状动脉血管平滑肌高反应性、自主神经张力异常、冠脉内皮细胞功能障碍、相关微血管功能障碍都是冠状动脉痉挛发病机制的关键因素。

【诊断标准】

1. 临床表现

VSA 的典型特征是静息型心绞痛并能迅速被速效硝酸酯类药物缓解。心绞痛症状可能表现为一种昼夜节律，可由过度通气引起，但通常为非劳力性，其特征可被钙通道阻滞剂缓解（表 3 – 2）。吸烟是导致 VSA 确切的危险因素，糖尿病、高血压与其无明显关系，血脂异常与其关系尚未明确。

表 3 – 2　血管痉挛性心绞痛诊断标准

（1）对硝酸酯类药物具有反应的心绞痛，在自发性心绞痛发作时，至少存在以下情况中的一项：
①静息型心绞痛——尤其是在夜间和凌晨发作的类型
②活动耐力具有明显的昼夜变化——早晨活动耐力下降
③过度换气可诱导心绞痛发作
④钙离子通道阻滞剂治疗有效，而 β 受体阻断剂治疗无效
（2）短暂的缺血性 ECG 变化——发病时至少在相邻的 2 个导联出现以下任意改变：
①ST 段抬高 $\geqslant 0.1 \mathrm{mV}$
②ST 段压低 $\geqslant 0.1 \mathrm{mV}$
③新的负向 u 波
（3）冠状动脉痉挛定义为自发性或者在激发试验（尤其乙酰胆碱、麦角新碱或者过度换气）中出现的完全或者次完全冠状动脉闭塞（>90% 的狭窄），并伴随心绞痛症状以及 ECG 改变

"确诊的血管痉挛性心绞痛"诊断应符合以下特征：硝酸酯类药物对心绞痛症状具有明显的缓解作用，并伴见短暂的缺血性 ECG 变化或者满足冠状动脉痉挛标准。"可疑的血管痉挛性心绞痛"诊断应符合以下特征：硝酸酯类药物对心绞痛症状具有明显的缓解作用，但不确定是否伴见或无法得到短暂的缺血性 ECG 变化或者满足冠状动脉痉挛标准的证据。

2. 辅助检查

（1）心电图　发作时相应导联 ST 段抬高，对应导联 ST 段压低，胸痛缓解后 ST 段迅速恢复等电位线；通常会伴有 T 波高尖；发作前 ST 段压低或 T 波倒置者，发作时可表现为伪正常化；有时可见 u 波倒置。变异型心绞痛发作期间可伴随出现严重窦性心动过缓、窦房阻滞、窦性停搏、房室传导阻滞、室性期前收缩、室速甚至室颤。发作时间较长者可出现病理性 Q 波。

（2）24 小时动态心电图　因为变异型心绞痛多见于夜间至凌晨，而且可出现无痛性心肌缺血发作。因此 24 小时动态心电图非常重要，它可捕捉到 ST 段改变，以协助诊断。

（3）冠状动脉造影　变异型心绞痛患者冠状动脉造影正常者约占 10%～25%，存在严重固定性狭窄者约占 50%～70%，临界狭窄者约占 10%～15%。右冠状动脉痉挛更常见。

（4）化验　心肌酶和肌钙蛋白大多正常，个别患者冠状动脉痉挛时间过长导致心肌梗死，可出现心肌酶及肌钙蛋白升高。

（5）激发试验　大多数血管痉挛性心绞痛患者的非侵袭性负荷试验结果正常。有 10%～30% 的血管痉挛性心绞痛患者会出现运动诱发的冠状动脉痉挛伴 ST 段抬高，尤其是在"急性期"。因此不推荐在急性情况下进行常规激发试验。

激发试验同时观察患者是否出现症状、ECG 变化以及冠状动脉痉挛的血管造影图像。冠状动脉痉挛的阳性激发试验必须在应用激发药物后诱导出所有的表现：包括①出现与平时性质相同或类似的胸痛发作。②缺血性 ECG 改变。③血管造影出现 > 90% 的狭窄。如果激发药物未能引出以上所有 3 点那么结果考虑是可疑性的 VSA。研究已经证实在自发性 VSA 的诊断中应用的激发药物都具有高敏感性和特异性，其中麦角新碱为 91% 和 97%，乙酰胆碱为 90% 和 99%。冠状动脉痉挛激发试验适应证见表 3－3。

表 3－3　冠状动脉痉挛激发试验适应证

等级Ⅰ（强烈推荐）
（1）可疑 VSA 病史，发病时无相关记录，尤其伴以下征象：
　　①硝酸酯类可缓解静息型心绞痛，和/或
　　②活动耐力具有明显的昼夜变化，和/或
　　③无阻塞性冠状动脉疾病的静息型心绞痛
　　④心绞痛常规经验疗法无效
（2）无"罪犯"血管的急性冠脉综合征表现。
（3）不明原因的心脏骤停复苏。
（4）不明原因晕厥伴前驱性胸痛。
（5）冠脉造影提示成功的 PCI 后仍反复出现心绞痛。
等级Ⅱa（推荐）
（1）非侵入性诊断患者的药物治疗效果不佳的可应用侵入性诊断方法。
（2）有记录的 VSA 发作明确发病部位及类型。
等级Ⅰb（有争议的推荐）
非侵入性诊断患者的对药物治疗有效，可应用侵入性诊断方法。
等级Ⅱb（禁忌证）
急诊急性冠脉综合征

麦角新碱激发试验 静脉法：一般静脉使用的初始计量为 0.05mg，以后每隔 3 ~ 5 分钟增加 0.05 ~ 0.15mg，总剂量不超过 0.4mg。

选择性冠状动脉内推注：将 0.2mg 麦角新碱溶于 20ml 的生理盐水中，即浓度为 10μg/ml，以 1ml/min（10μg/min）缓慢推注 5 分钟，总剂量为 50μg。本试验敏感性、特异性较高，但有一定的危险性，临床应用应谨慎，并做好药物抢救及心肺复苏准备。

过度换气 嘱患者用力呼吸 3 分钟，每分钟 30 次。由于此方法为非创伤性，较麦角新碱激发试验更安全、简单，但敏感性较低。

运动试验 于早晨做运动试验，诱发冠状动脉痉挛的阳性率为 40% ~ 50%，也可作为较实用的激发试验方法。

冷加压试验 将双手腕以下置于 0℃ ~ 4℃ 的冰水中持续 1 ~ 2 分钟。由于此试验诱发的敏感性和特异性均较差，现已不主张采用。

乙酰胆碱激发试验 近年来冠状动脉内注射乙酰胆碱诱发冠状动脉痉挛已引起重视。有研究报道，右冠状动脉的乙酰胆碱用量依次为 20μg 和 50μg，左冠状动脉为 20μg、50μg 和 100μg 时，其诱发冠状动脉痉挛的敏感性为 90%，特异性为 99%，因该药半衰期短，并发症少，有人建议将该法作为变异型心绞痛的主要激发试验。

3 种激发试验（麦角新碱、乙酰胆碱和过度换气）可以在导管室进行，这些试验仅在怀疑但不确定是血管痉挛性心绞痛时进行。目前，药物激发试验应用较少，应仅由经验丰富的团队应用。

【鉴别诊断】

变异型心绞痛主要应与急性心肌梗死鉴别。二者胸痛发作时均表现为 ST 段抬高，但变异型心绞痛持续时间较短，ST 段很快回落，不伴有心肌酶及肌钙蛋白升高，发作有周期性特点。

【治疗原则】

1. 预防措施

受凉、吸烟、饮酒最易诱发血管痉挛，应注意避免。同时应规律服用下述药物，避免任意停药。干预冠心病易患因素：控制血压、血糖、血脂。

2. 药物治疗原则

对变异型心绞痛初发期，必须强化药物治疗，预防冠状动脉痉挛反复发作、减低心肌梗死及猝死的发生率。

（1）急性发作时应迅速舌下含化硝酸甘油或硝苯地平，首次以 1 片为宜，如 5 分钟仍不缓解，应立即追加 1 片。严密监测血压、心律变化。同时吸氧、静脉点滴硝酸酯类药物，胸痛严重者可给予吗啡静脉注射。

（2）预防发作可应用以下药物：

①硝酸酯类药物 硝酸异山梨酯（消心痛），每 6 小时用药 1 次，每次 10 ~ 30mg。

②钙离子通道阻滞剂 可口服硝苯地平或地尔硫䓬，如仍有发作可二者联合应用。

变异型心绞痛最初发作 6 个月内最易发生心脏事件，因此应强化上述药物治疗。待病情稳定后再逐步更换为长效钙离子通道阻滞剂和 5 - 单硝酸异山梨酯缓释剂睡前服用。

③β 受体阻断剂 冠状动脉造影正常者应避免使用。如冠状动脉存在严重固定性狭窄可酌情适量给予 β 受体阻断剂。

④抗血小板聚集类药物 肠溶阿司匹林应常规服用，频繁发作者可联合应用氯吡格雷。

⑤低分子肝素 频繁发作者应给予低分子肝素皮下注射每12小时1次。

⑥他汀类药物 他汀类药物可以改善内皮功能、稳定斑块，因此变异型心绞痛患者应长期服用。

3. 变异型心绞痛 一般不需紧急介入或外科手术治疗，待病情稳定后，根据冠状动脉造影结果再决定是药物治疗还是介入或外科治疗。如冠状动脉无严重固定狭窄，药物治疗即可。

第五节 无症状性心肌缺血

无症状性心肌缺血（SMI）是无临床症状，但客观检查有心肌缺血表现的冠心病，亦称隐匿型冠心病。SMI是冠心病的一种常见的临床表现形式，据统计，冠心病患者70%的缺血发作是无症状的，30%急性心肌梗死（AMI）是无症状的。80% ~ 100%的心梗后患者存在SMI，猝死（SD）患者几乎都能发现SMI。慢性肾功能不全患者和糖尿病患者更易发生SMI。

SMI的发生机制尚不明确，可能与以下因素有关：①缺血程度轻或有较好的侧支循环：缺血时间短、缺血范围小可能会无症状。②β内啡肽产生增多，使疼痛阈值提高。③痛觉神经传导异常，糖尿病患者的自主神经病变。④心肌顿抑是心肌缺血后一种保护或代偿机制。

无症状性心肌缺血增加了冠心病的漏诊率，同时SMI是稳定型心绞痛患者死亡率的一个独立预测因子。心肌梗死后SMI明显增加梗后2年内心肌再梗死与心源性死亡的危险性。因此，能够正确识别SMI并做出相应处理，对改善患者预后至关重要，特别是对于那些以AMI甚至SD为首发症状的冠心病患者。

【诊断标准】

1. 临床表现

患者多属中年以上，无心肌缺血的症状，在体格检查时发现心电图（静息、动态或负荷试验）有ST段压低、T波倒置等，或放射性核素心肌显像（静息或负荷试验）示心肌缺血表现。此类患者与其他类型的冠心病患者的不同在于虽无临床症状，但已有心肌缺血的客观表现。可以认为是早期的冠心病（但不一定是早期的冠状动脉粥样硬化），它可能突然转为心绞痛或AMI，亦可能逐渐演变为缺血性心肌病，发生心力衰竭或心律失常，个别患者亦可能发生SD。

2. 辅助检查

（1）心电图及holter 检测缺血的特异性高达95%。诊断标准：①ST段下移至少0.5mm。②ST段下移超过60s。③可逆性ST段压低。

（2）心脏负荷检查 通过运动平板、负荷心肌核素、负荷超声心动图检查有助于发现心肌缺血：①心电图运动负荷试验常用的方法有次极量踏车运动试验和活动平板运动试验，阳性标准为在R波为主的导联中，ST段水平型或下垂型压低大于0.1mV并持续2分钟，或伴有胸痛发作，或收缩压下降 >20mmHg。②放射性核素检查心肌灌注显像对检出冠心病，估计心肌缺血部位，以及心室壁运动异常部位的心肌活力均优于单独做运动负荷心电图。对于不能运动的怀疑冠心病的患者，尤其是老年人，可采用药物负荷心肌灌注显像。③心脏超声心动图激发试验，即在运动后或药物（双嘧达莫，多巴酚丁胺）负荷时，立即进行超声显像，可通过明确新的室壁运动异常部位来检出心肌缺血部位。

【鉴别诊断】

（1）自主神经功能失调　本病是肾上腺素能受体兴奋性增高的类型，患者心肌耗氧量增加，心电图可出现 ST 段压低和 T 波倒置等改变，多表现为精神紧张和心率增快。服普萘洛尔 10～20mg 2 小时后，心率减慢后再作心电图检查，可见 ST 段和 T 波恢复正常，有助于鉴别。

（2）其他　心肌炎、心肌病、心包疾病、其他心脏病、电解质紊乱、内分泌和药物作用等情况都可引起 ST 段和 T 波改变，诊断时要注意排除，但根据其各自的临床表现，不难做出鉴别。

【治疗原则】

1. 西医治则

SMI 与心绞痛在病理生理机制上无本质区别，治疗策略基本相同。联合用药效果更好，治疗目标是消除缺血总负荷。

（1）β 受体阻断剂　阻断拟交感胺类对心率和心收缩力受体的刺激作用，减慢心率、降低血压，减低心肌收缩力和耗氧量，从而减少心肌缺血的发作。在减少 SMI 发作上 β 受体阻断剂可能要优于钙离子通道阻滞剂。

（2）钙离子通道阻滞剂　抑制钙离子进入细胞内，也抑制心肌细胞兴奋 - 收缩偶联中钙离子的利用。从而抑制心肌收缩，减少心肌氧耗；扩张冠状动脉，解除冠状动脉痉挛，改善心内膜下心肌的供血；扩张周围血管，降低动脉压，减轻心脏负荷；还降低血黏度，抗血小板聚集，改善心肌的微循环。

（3）硝酸酯制剂　扩张冠状动脉，降低阻力，增加冠状动脉循环的血流量，同时扩张周围血管，减少静脉回心血量，降低心室容量、心腔内压、心排血量和血压，减低心脏前后负荷和心肌的需氧，从而缓解心绞痛。

（4）PCI　对于冠脉造影证实冠脉有严重狭窄的患者进行 PCI 治疗可解除狭窄，从根本上消除心肌缺血，可改善预后。

2. 预防措施

采用防治动脉粥样硬化的各种措施，以防止粥样斑块病变及其不稳定性加重，争取粥样斑块消退和促进冠状动脉侧支循环的建立。

3. 其他治疗措施

SMI 是冠心病的常见形式，但因无临床症状，容易被忽视。TIBET、TIBBS 及 ACIP 等多项研究均证实能有效治疗 SMI，可改善冠心病患者的预后。2011 年更新的 NSTEACS 指南提出对 SMI 需加强识别和治疗。

4. 常用药物

见表 3 - 4。

表 3 - 4　无症状性心肌缺血的常用药物

药物种类	适应证	禁忌证	不良反应	药物名称	剂量
β 受体阻断剂	冠心病	支气管哮喘、心动过缓、高度房室传导阻滞、低血压	心动过缓、体位性低血压、支气管痉挛等	美托洛尔	25 ~ 100mg　2 次/日
				美托洛尔缓释片	95 ~ 190mg　1 次/日
				阿替洛尔	12.5 ~ 25mg　1 ~ 2 次/日
				比索洛尔	2.5 ~ 10mg　1 次/日
				卡维地洛	25mg　2 次/日
				阿尔马尔	10mg　2 次/日
钙离子通道阻滞剂	冠心病	低血压、严重心功能不全	头痛、头晕、乏力、血压下降、心率增快、水肿等	硝苯地平缓释片	20 ~ 40mg　2 次/日
				硝苯地平控释片	30mg　1 次/日
				氨氯地平	5 ~ 10mg　1 次/日
			头痛、头晕、失眠、心动过缓等	地尔硫䓬	30 ~ 60mg　3 次/日
				地尔硫䓬缓释片	45 ~ 90mg　1 ~ 2 次/日
硝酸酯制剂	冠心病	严重低血压	头晕、头胀痛、心悸偶有血压下降等	硝酸异山梨酯	5 ~ 20mg　3 次/日
				5 - 单硝酸异山梨酯	20 ~ 50mg　1 ~ 2 次/日

第六节　X 综合征（微血管性心绞痛）

X 综合征又称微血管性心绞痛，指大冠状动脉无异常，而微小冠状动脉舒缩功能障碍所致的心肌缺血。患者往往有心绞痛或类似心绞痛的胸痛伴冠状动脉造影正常被称为 X 综合征，与冠状动脉粥样硬化所致的心绞痛患者的转归相比，X 综合征预后很好，该病病因尚不明确，其中一部分患者有真正的心肌缺血，表现为运动或快速起搏时心肌乳酸产生过多。

研究显示 X 综合征患者发病原因主要是由于小冠状动脉扩张储备减低或收缩而导致的心肌缺血。患者冠状动脉扩张储备降低的原因可能是由于血管内皮依赖性舒张功能障碍、异常的神经刺激或者代谢障碍等多种作用的结果。X 综合征主要是由于小冠状动脉的舒张、收缩功能障碍所致，也有相当一部分患者存在原发或继发性小冠状动脉狭窄使血流受限，诱发心肌缺血。

【临床症状】

1. 发作性胸痛

其疼痛特点常为较典型的劳力型心绞痛，为劳力诱发的胸骨后或心前区疼痛或紧迫感，可向左肩、臂、颈或咽部放散，休息并含服硝酸甘油后数分钟可缓解。部分患者胸痛可持续达半小时以上，部分患者胸痛不典型，表现为长时间闷痛。也有相当一部分患者由于胸痛而过分关心自己的健康，出现焦虑、恐惧等精神症状。

2. 辅助检查

（1）心电图改变　休息时心电图大多在正常范围，胸痛发作时心电图可出现缺血性 ST - T 改变。运动试验阳性，有时 Holter 监测可发现无症状性心肌缺血。也有些患者胸痛发作时无心电图缺血改变，可能是由于缺血较轻或心肌受累较弥漫，致使心电图改变相互抵消的结果。

（2）超声心动图改变　静息状态下超声心动图检查一般正常，部分患者运动或心房调搏诱发心绞痛时可发现左心室节段性运动异常。

（3）运动核素心肌灌注扫描　当运动诱发心绞痛时，心肌灌注扫描可发现节段性心肌灌注减低和再分布征象；核素心室造影在部分患者可显示运动时左心室节段性运动功能异常，左心室射血分数（EF）与静息时比较，无明显增加或降低。

（4）冠状动脉血流量及心肌代谢指标的变化　当心房调搏诱发心绞痛时，心大静脉（约引流90%的前降支血流）血流量的增加较正常人少，静注麦角新碱后血流量的增加更为减少。当心房调搏诱发心绞痛时，冠状静脉窦内乳酸含量相对增高，乳酸摄取率降低，表明心肌摄取或消耗的乳酸减少甚至产生乳酸，这是心肌缺血可靠的代谢指标。

（5）冠状动脉和左心室造影　X综合征患者冠状动脉造影无有意义的狭窄，但常可见到血流缓慢的征象，麦角新碱激发试验阴性（排除冠状动脉及其大分支的痉挛）。左心室造影基本正常。

应该指出，不是所有的X综合征患者都有心肌缺血的表现，相当一部分患者有典型心绞痛却不能检出心肌缺血的客观证据，然而，这些患者心房调搏诱发心绞痛时，也可发现冠脉循环血流量的增加较正常人少，这是X综合征最基本的特征。

【诊断与鉴别诊断】

目前通常采用的诊断标准：有典型劳力型心绞痛、运动试验阳性（ST段缺血型压低 >0.1mV）、左心室功能及冠状动脉造影正常、麦角新碱激发试验阴性（排除大冠状动脉痉挛），当具备上述各项时，临床上X综合征诊断可成立。

X综合征需与心脏神经官能症的胸痛相鉴别，后者常表现为持续性心前区钝痛或不适，症状与体力活动无关，而与精神因素有明显关系，休息时常有窦性心动过速，心电图改变常与心率有关并可随体位而变化，运动时无心肌缺血的征象。此外，诊断X综合征时需除外骨骼肌、胸膜、心包、食管及二尖瓣脱垂等引起的不典型胸痛。

【治疗原则】

X综合征无特殊治疗，常用的抗心绞痛药物如β受体阻断剂、硝酸酯制剂以及钙离子通道阻滞剂等都可用于X综合征的治疗。但疗效不确定，对一些患者可使症状减轻或缓解，但对另一些患者则可能效果不明显。β受体阻断剂作为一线用药，在这几类药物中效果最好，但疗效不如用于冠心病劳力型心绞痛时明显。钙离子通道阻滞剂如地尔硫䓬、维拉帕米，对由于小血管收缩而引起的冠状动脉扩张储备功能受限者可能有效。血管紧张素转换酶抑制剂和他汀类药物能够显著改善血管内皮细胞的功能，多项试验证实这2类药物对冠心病X综合征有一定的治疗效果，而且临床上具有较高的安全性。绝经后的妇女使用雌激素治疗可减弱正常冠状动脉血管对乙酰胆碱的作用，能增加冠状动脉的血流量和内皮相关血管的扩张作用，但同时会诱发妇科肿瘤的发生，临床效果及安全性有待进一步证实。

调整生活方式，戒烟戒酒及有效的控制体重也有助于心脏X综合征的临床预后，由于对胸痛常产生的焦虑、恐惧，经耐心解释后有助于缓解症状。

预后：X综合征一般预后良好，尽管胸痛可能会持续很多年，但其致死、致残率以及冠状动脉事件的风险并不增加。

第七节　缺血性心肌病

缺血性心肌病是属于冠心病的一种特殊类型或晚期阶段，由于心肌长期血供不足，心肌组织发生营养障碍和萎缩或大面积心肌梗死（MI）后，心肌纤维组织增生所致。其病理上主要以心脏增大、心力衰竭尤为明显。心肌弥漫性纤维化，患者冠状动脉广泛而严重的粥样硬化，管腔明显狭窄，但可以无闭塞。纤维组织在心肌也呈灶性、散在性或不规则分布，此种情况常由于大片 MI，或多次小灶性 MI 后的瘢痕形成。大多数缺血性心肌病患者表现类似于扩张性心肌病，其临床特点是心脏逐渐扩大，发生心力衰竭和心律失常。也有少数患者的临床表现主要以左心室舒张功能异常为主，而心肌收缩功能正常或仅轻度异常，类似于限制性心肌病的症状和体征，患者常有劳力性呼吸困难和（或）心绞痛，因此活动受限。往往因反复发生肺水肿而就诊。

【诊断标准】

1. 临床表现

（1）心绞痛　是缺血性心肌病患者常见的临床症状之一。多有明确的冠心病病史，并且绝大多数有 1 次以上心肌梗死的病史。但心绞痛并不是心肌缺血患者必备的症状，有些患者也可以仅表现为无症状性心肌缺血，始终无心绞痛或心肌梗死的表现。可是在这类患者中，无症状性心肌缺血持续存在，对心肌的损害也持续存在，直至出现充血性心力衰竭。出现心绞痛的患者心绞痛症状可能随着病情的进展和充血性心力衰竭的逐渐恶化，心绞痛的发作逐渐减轻甚至消失，仅表现为胸闷、乏力、眩晕或呼吸困难等症状。

（2）心力衰竭　往往是缺血性心肌病发展到一定阶段必然出现的结果，早期进展缓慢，一旦发生心力衰竭则进展迅速。多数患者在胸痛发作或心肌梗死早期即有心力衰竭的表现，这是由于急性心肌缺血引起心肌舒张和收缩功能障碍所致。常表现为劳力性呼吸困难，严重时可发展为端坐呼吸和夜间阵发性呼吸困难等左心室功能不全的表现，伴有疲乏、虚弱症状。心脏听诊第一心音减弱，可闻及舒张中晚期奔马律。两肺底可闻及散在湿啰音。晚期如果合并有右心室功能衰竭，出现食欲缺乏、周围性水肿和右上腹闷胀感等症状。体检可见颈静脉充盈或怒张，心界扩大、肝脏肿大、压痛，肝颈静脉反流征阳性。

（3）心脏增大　患者有心绞痛或 MI 的病史，心脏逐渐增大，以左心室扩大为主，后期则两侧心脏均扩大。部分患者可以无明显的心绞痛或 MI 病史。

（4）心律失常　可出现各种心律失常，这些心律失常一旦出现可持续存在，其中以室性或房性期前收缩、心房颤动、病态窦房结综合征、房室传导阻滞和束支传导阻滞为多见，阵发性心动过速也时有发现，有些患者在心脏还未明显增大之前已发生心律失常，也有发生猝死者。

（5）血栓和栓塞　心脏腔室内形成血栓和栓塞的病例多见于：①心脏腔室明显扩大者。②心房颤动而未抗凝治疗者。③心排出量明显降低者。

长期卧床而未进行肢体活动的患者易并发下肢静脉血栓形成，脱落后发生肺栓塞。

2. 辅助检查

（1）心电图　可见心律失常、冠状动脉供血不足的表现，包括 ST 段压低，T 波低平、倒置，Q-T 间期延长，QRS 波群低电压，心律失常等。

（2）超声心动图　可显示室壁运动异常，EF≤40%。

（3）放射性核素检查　可以评估存活心肌的数量，心功能。可见心肌缺血、室壁运动异常。

（4）冠状动脉造影和（或）冠状动脉内超声显像　可见明确的冠状动脉狭窄、闭塞。

（5）CMR　核磁共振对心肌心功能的评估在近年得到了飞速的发展。CMR 检查能鉴别原发性心肌病、心肌炎和肥厚型心肌病等，为此提供有效的临床依据。

【鉴别诊断】

需要与原发性扩张型心肌病、心肌炎、高血压并心脏病、内分泌性心脏病等相鉴别。

【治疗原则】

治疗在于改善冠状动脉供血和心肌的营养，控制心力衰竭和心律失常。

1. 减轻或消除冠心病危险因素：包括控制血压，调整血脂，控制血糖，戒烟戒酒，清淡饮食，控制体重。

2. 改善心肌缺血的基础药物治疗。

3. 对心力衰竭患者，按慢性收缩性心力衰竭的治疗原则，主要改善左心室重构，可以应用 ACEI 和 β 受体阻断剂、利尿剂或加用地高辛。

4. 对于心律失常患者，如有病态窦房结综合征和房室传导阻滞而有 Adams-Stoke 综合征发作者应尽早安装永久起搏器。有严重室性心律失常者，除药物治疗外应考虑安装埋藏式自动复律除颤器治疗。

5. 终末期缺血性心肌病患者是心脏移植的主要适应证。

第八节　冠心病猝死

猝死指自然发生、出乎意料的突然死亡。世界卫生组织规定发病后 6 小时内死亡者为猝死，多数人主张定为 1 小时，但也有人将发病后 24 小时内死亡者归入猝死之列。各种心脏病都可导致猝死，但心脏病的猝死中一半以上为冠心病所引起。猝死作为冠心病的一种类型，极受医学界的重视。

【诊断标准】

冠心病猝死以隆冬为好发季节，患者年龄多不太大，在家、工作或公共场所中突然发病，心脏骤停而迅速死亡；半数患者生前无症状。死亡患者发病前短时间内有无先兆症状难以了解。存活患者有先兆症状常是非特异性而且是较轻的，如疲劳、胸痛或情绪改变等，因而未引起患者的警惕和医师的注意。实际上有些患者平素"健康"，夜间死于睡眠之中。部分患者则有心肌梗死的先兆症状。

【治疗原则】

1. 急救措施

由于猝死可以随时随地发生，因此普及心肺复苏抢救知识，使基层医务人员和群众都能掌握这一抢救措施，一旦发现立即就地抢救，对挽救本型患者的生命有重大意义。

2. 预防措施

冠心病猝死的预防，很关键的一步是识别出高危人群。注意减轻心肌缺血、预防心肌梗死或缩小梗死范围等措施应能减少心脏性猝死的发生率。β受体阻断剂能明显减少急性心肌梗死、心梗后及充血性心力衰竭患者心脏性猝死的发生。血管紧张素转换酶抑制剂对减少心力衰竭猝死的发生也有作用。

3. 埋藏式心脏复律除颤器

近年的研究已证明，埋藏式心脏复律除颤器（ICD）能改善一些有高度猝死危险因素患者的预后。伴无症状性非持续性室速的陈旧性心肌梗死患者，及非一过性或可逆性原因引起的室颤或室速所致心脏骤停的存活者，ICD较其他方法能更好地预防冠心病猝死的发生。

ICD 的明确适应证包括：

（1）非一过性或可逆性原因引起的室性心动过速（简称室速）或心室颤动（简称室颤）所致的心脏骤停，自发的持续性室速。

（2）原因不明的晕厥，在电生理检查时能诱发有血流动力学显著临床表现的持续性室速或室颤，药物治疗无效、不能耐受或不可取。

（3）伴发于冠心病、陈旧性心肌梗死和左心室功能不良的非持续性室速，在电生理检查时可诱发持续性室速或室颤，不能被 I 类抗心律失常药物所抑制。

ICD 的随访：植入 ICD 后必须经常随诊，术后第 1 年每 2～3 个月随诊 1 次，此后可半年随诊 1 次。

4. 常用药物

（1）**肾上腺素**　是抢救冠心病猝死的首选药物。可用于电击无效的室颤及无脉室速、心脏停搏或无脉性电生理活动。常规给药方法是静脉推注 1mg，每 3～5 分钟重复 1 次，可逐渐增加剂量至 5mg。血管升压素与肾上腺素作用相同，也可以作为一线药物，只推荐使用 1 次 40U 静脉注射。严重低血压可以给予去甲肾上腺素、多巴胺、多巴酚丁胺。

复苏过程中产生的代谢性酸中毒通过改善通气常可得到改善，不应过分积极补充碳酸氢盐纠正。心脏骤停或复苏时间过长者，或早已存在代谢性酸中毒、高钾血症患者可适当补充碳酸氢钠，初始剂量为 1mmol/kg，在持续心肺复苏过程中每 15 分钟重复 1/2 量，最好根据动脉血气分析结果调整补给量，防止产生碱中毒。

（2）**胺碘酮**　给予 2～3 次除颤加 CPR 及肾上腺素之后仍然是室颤/无脉室速，考虑给予抗心律失常药。常用药物胺碘酮，胺碘酮首次 150mg 缓慢静脉注射（大于 10 分钟），如无效，可重复给药总量达 500mg，随后 10mg/(kg·d) 维持静脉滴注；或者先按 1mg/min 持续静滴 6 小时，然后可 0.5mg/min 持续静滴，每日总量可达 2.2g，根据需要可维持数天。也可考虑用利多卡因，给予 1～1.5mg/kg 静脉注射，如无效可每 3～5 分钟重复 1 次，总剂量可达 3mg/kg。

（3）**β受体阻断剂**　对于一些难治性多形性室速、尖端扭转型室速、快速单形性室速或室扑（频率 >260 次/分）及难治性心室颤动，可试用静脉 β 受体阻断剂。美托洛尔每隔 5 分钟静脉注射，每次 5mg，直至总剂量达 15mg；艾司洛尔 0.5mg/kg 静脉注射（1 分钟），继以 50 ~ 300μg/min 静脉维持。

（4）其他　由急性高钾血症触发的难治性室颤的患者可给予 10% 的葡萄糖酸钙 5 ~ 20ml，注射速率为 2 ~ 4ml/min。异丙肾上腺素或心室起搏可能有效终止心动过缓和药物诱导的 TDP。当 VF/无脉 VT 心脏骤停与长 Q - T 间期的尖端扭转型室速（TDP）相关时，可以 1 ~ 2g 硫酸镁，稀释推注 5 ~ 20 分钟，或 1 ~ 2g 硫酸镁加入 50 ~ 100ml 液体中滴注。对缓慢型心律失常、心室停顿在给予基础生命支持后，应稳定自主心律，或设法起搏心脏。

（张　峻　李　佳）

第四章　心脏骤停与心脏性猝死

心脏骤停是指心脏射血功能的突然终止，以突发意识丧失为特征，若能及时救治可逆转免于死亡。心脏性猝死（SCD）：是指由心脏原因引起的突发的不可预测的自然死亡，患者可伴或无心脏病史，常在急性症状发作后 1 小时内发生生物学死亡。心脏骤停是 SCD 的最主要原因，研究显示，SCD 占总体心血管原因所致死亡的 50%，而约 50% 的 SCD 为心血管疾病的首发表现。导致心脏骤停的病理生理机制最常见的为快速型室性心律失常（心室颤动和室性心动过速），在心脏骤停原因中约占 50% ~ 80%，其次为缓慢型心律失常或心脏停搏，较少见的为无脉性电活动，通常也被称作电机械分离。

心脏骤停与 SCD 的区别在于前者通过及时救治有逆转的可能性，后者是生物学功能的不可逆转的终止。

流行病学资料显示，我国 SCD 的发生率为 41.84/10 万，男性多于女性，发生率分别为 44.6/10 万和 39.0/10 万。25 岁以上成年人的发生率更高，男性和女性分别为 61.7/10 万和 53.3/10 万。在 18 ~ 65 岁男性 SCD 发生率可为女性的 4 ~ 7 倍。

绝大多数心脏骤停和 SCD 发生在有器质性心脏病的患者。冠心病是最常见的发生 SCD 原因（约占 80%），其中约 75% 的患者有心肌梗死病史。心肌梗死后 SCD 的发生与一过性缺血、心室重构、心肌瘢痕、缺血性心肌病、心力衰竭有关，其预测因素主要为左心室射血分数 <40%，其次为频发性与复杂性室性心律失常。其他心肌病引起的 SCD 约占 5% ~ 15%，是 <35 岁人群发生 SCD 的主要原因，如扩张型心肌病、肥厚性梗阻型心肌病及致心律失常型右心室心肌病。此外还有离子通道病，如长 Q - T 间期综合征及 Brugada 综合征等。急性重症心肌炎也是 SCD 的原因之一。

急性冠脉综合征、急性心肌炎症性损伤、心肌代谢异常、电解质紊乱和自主神经异常等可诱发心室颤动等致命性快速型心律失常，或严重缓慢型心律失常甚或心室停顿，心脏射血骤降或停止，导致大脑供血供氧急剧减少或中断，发生突然意识丧失或生物学死亡。心脏破裂、流入或流出道梗阻（如急性大面积肺栓塞和肥厚性梗阻型心肌病等）和急性心脏压塞由于心脏充盈受限和有效射血不足，导致循环衰竭或心律失常，也可导致 SCD。无脉性电活动，即电 - 机械性分离常见于急性心脏破裂，由于心电活动不能激发心脏射血，继而导致 SCD。SCD 的发病原因见表 4 - 1。

表 4 - 1　SCD 的发病原因

冠状动脉疾病	心腔内肿瘤或血栓
冠状动脉粥样硬化性心脏病	心脏瓣膜病
先天性冠状动脉异常	主动脉瓣狭窄或关闭不全
冠状动脉栓塞	二尖瓣脱垂
冠状动脉炎	二尖瓣腱索断裂
各种原因所致冠状动脉机械性阻塞	心内膜炎

各种原因所致冠状动脉功能性阻塞	人工瓣膜功能不全
心室心肌肥厚	先天性心脏病
冠心病相关性左心室肥厚	先天性主动脉瓣或肺动脉瓣狭窄
高血压性心脏病	先天性间隔缺损伴艾森曼格改变
继发于瓣膜病的心肌肥厚	先天性心脏病外科修补术后晚期
肥厚型心肌病（梗阻、非梗阻性）	电生理异常
原发或继发性肺动脉高压	传导系统异常
心肌疾病或功能异常（伴或不伴心衰）	先天性或获得性 Q - T 间期延长
慢性充血性心力衰竭	早期复极综合征
急性或亚急性心脏衰竭	Brugada 综合征
炎症、浸润、肿瘤或退行性变	不明原因心室颤动
病毒性心肌炎	中枢神经系统疾病或神经内分泌异常
血管炎相关性心肌炎	儿茶酚胺性多形性室速
结节病	其他儿茶酚胺相关性心律失常
进展期系统性硬化症	中枢神经系统疾病
淀粉样变性	青少年心脏性猝死
血色病	新生儿心脏性猝死
特发性巨细胞心肌炎	婴儿猝死综合征
Chagas 病	儿童心脏性猝死
心脏神经节炎	其他
致心律失常性右心室发育不良/心肌病	主动脉夹层
神经肌肉病	毒物或代谢紊乱

【诊断标准】

SCD 的临床过程可分为 4 期：前驱期、终末事件期、心脏骤停和生物学死亡。

1. 前驱期

前驱期指患者在猝死前数天至数月，可出现胸痛、气促、疲乏及心悸等非特异性症状。但亦可无前驱表现。

2. 终末事件期

终末事件期指心血管状态出现急剧变化到心脏骤停发生前的一段时间，多不超过 1 小时。典型表现包括：严重胸痛、急性呼吸困难、突发心悸或眩晕等。心脏骤停瞬间发生者可无预兆，绝大多数为心源性。猝死前数小时或数分钟内常有心电活动的改变，以心率加快及室性心律失常最为常见。因心室颤动猝死者，常先有室性心动过速。少部分患者以循环衰竭发病。

3. 心脏骤停

心脏骤停的特征是突然意识丧失。表现为：①意识突然丧失或伴短阵抽搐。②呼吸断续，呈叹气样或短促痉挛性，以至停止。③皮肤苍白或发绀。④瞳孔散大。⑤大小便失禁。

4. 生物学死亡

若心脏骤停未能逆转将过渡到生物学死亡，心脏骤停至生物学死亡的时间间隔取决于原发病的性质和救治的启动时间和效果。心脏骤停救治的最佳时间窗应在骤停发生后的 4~6 分钟内，否则生物学死亡将不可避免。

【治疗原则】

心脏骤停的救治应立即启动心血管急救生存链，包括 5 个环节：①立即识别心脏骤停并启动急救系统（EMS）。②及时实施高质量心肺复苏（CPR），着重于胸外按压。③快速电除颤（复律）。④有效的高级生命支持。⑤综合的心脏骤停后治疗。

1. 基础生命支持

基础生命支持（BLS）包括 3 方面：早期识别心脏骤停并启动 EMS、及时实施高质量心肺复苏和尽早电除颤。

（1）早期识别心脏骤停

①通过拍打、摇动或大声呼叫评价患者反应，同时观察呼吸有无或正常与否（如叹气样呼吸）。一旦确定心脏骤停应立即启动 CPR。

②鼓励迅速识别无反应情况，启动紧急反应系统，同时鼓励非专业施救者在发现患者没有反应且没有呼吸或呼吸不正常（如喘息）时开始心肺复苏。

（2）呼救　实施心肺复苏的同时，设法通知 EMS。

（3）基础心肺复苏　包括胸外按压、开通气道和人工呼吸，简称为 C-A-B（circulation-airway-breathing）。单一施救者应先开始胸外按压再进行人工呼吸，顺序由原来的 A-B-C 更新为 C-A-B。

①胸外按压　为复苏的第一步骤，是建立人工循环的主要方法。原理主要基于胸泵机制和心泵机制，胸外按压使胸内压力升高和直接按压心脏而维持一定的血液流动。患者应仰卧于硬质平面。按压部位为胸骨下半部，双乳头之间。一只手掌根部放在胸部正中双乳头之间的胸骨上，另一手平行重叠压在手背上，保证手掌根部横轴与胸骨长轴方向一致。按压时肘关节伸直，依靠肩部和背部的力量垂直向下按压。按压幅度至少5cm，但不宜超过6cm。胸外按压速率100~120 次/分。注意事项包括：a. 按压部位要准确，不应过高或过低，或左右偏倚，切勿按压胸骨下剑突处。b. 按压和放松时间大致相等，放松时双手不要离开胸壁，以免移位。c. 保证每次按压后胸廓回弹。d. 按压需均匀，有节奏进行，切忌突然急促猛击。e. 尽可能减少有效按压中断（控制在 10s 内），直至恢复自主循环（ROSC）脉搏和血压恢复；呼出二氧化碳分压（PET-CO_2）突然持续增加，常 ≥40mmHg 或终止心肺复苏。f. 每 2 分钟更换按压员 1 次，若疲劳则提高频率。未经训练的非专业施救者应在调度员指导下或者自行对心脏骤停的成人患者进行单纯胸外按压式心肺复苏。施救者应持续实施单纯胸外按压式心肺复苏，直到自动体外除颤器或有参加过训练的施救者赶到。所有非专业施救者应至少为心脏骤停患者进行胸外按压。另外，如果经过培训的非专业施救者有能力进行人工呼吸，则应按照 30 次按压给予 2 次人工呼吸的比率给予人工呼吸。施救者应持续实施心肺复苏，直到自动体外除颤器或有参加训练的施救者赶到。胸外按压的并发症：肋骨骨折、心包积血或心脏压塞、气胸、血胸、肺挫伤、肝脾撕裂伤和脂肪栓塞等。

②开通气道　可采用仰头抬颏法或推举下颌法开通气道。清除患者口中的异物和

呕吐物，取下松动义齿。

③人工呼吸　开放气道后，不需要以"看、听和感觉"判断是否存在呼吸。应立即以按压人工呼吸30∶2的比率进行复苏，人工呼吸每6～8秒进行1次（8～10次/分），每次呼吸约1s时间，避免过度通气。按压与通气不必同步。直至自动体外除颤器（AED）到达，或急救人员接管患者。

（4）除颤　对无目击者的院外心脏骤停不推荐捶击复律，对有目击者、监护下的无脉性室性心动过速，若不能立即电除颤，可给予胸前捶击（从20～25cm高度向胸骨中下1/3段交接处捶击）1次，但不应因此延误电除颤。如果具备AED，尽快联合使用CPR和AED，进行5个周期（约2分钟）的CPR后，除颤1次，尽量缩短从最后一次按压至电除颤之间的时间及给予电除颤至除颤后立即恢复按压之间的时间。

2. 高级生命支持

高级生命支持（ALS）是在基础生命支持的基础上，应用辅助设备、特殊技术等建立更为有效的通气和血运循环。具体措施包括：建立静脉通路。高级气道。电除颤、复律与起搏。药物。

（1）尽早建立静脉通路　亦可建立骨内通路，废弃气管内给药；给予心电、血压及氧饱和度监测。

（2）高级气道　自主呼吸未恢复患者尽早使用高级气道（包括①声门高级气道或气管插管。②二氧化碳波形图，用于确认和监测气管插管的位置；③呼吸速率8～10次/分，伴以持续的胸外按压），充分通气以纠正低氧血症。院外常用面罩或简易球囊，院内常用呼吸机，潮气量为6～7ml/kg或500～600ml。

（3）电除颤、复律与起搏　终止心室颤动最有效的方法是电除颤，电除颤应用越早越好，不要受复苏阶段的限制。心室停搏与无脉电活动电除颤无益。除颤电极常用位置：右侧电极板放在患者右锁骨下方，左电极板放在与左乳头平齐的左胸下外侧部。电击能量选择：①心室颤动：双相波120～200J，单相波360J。一次电击无效应继续胸外按压和人工通气，2分钟CPR后，再次分析心律，必要时再次除颤。②室性心动过速：双相波和单相波均为100J。

起搏治疗主要用于症状性心动过缓患者，对心室停搏和无脉电活动不推荐使用。经皮起搏及给予变时性药物无效，应进行经静脉右心室起搏。

（4）抢救流程　心脏骤停后，在基础心肺复苏的基础上，按心电活动形式，抢救流程分述如下。

①心室颤动与无脉性室性心动过速：心电显示室颤或无脉室速，应紧急给予电除颤和2分钟CPR交替，并开通静脉通路；恢复ROSC，开始心脏骤停后立即处理（流程见后述）；若为无脉电活动，开始心室停顿/无脉电活动流程；如持续或复发室颤/室速时，2分钟CPR；给予高级气道，监测二氧化碳波形图；肾上腺素1mg静脉推注，每3～5分钟重复1次，并未证实增加肾上腺素剂量可改善结局；或血管升压素40U1次性静脉推注，替代首剂或第2次肾上腺素；再次电除颤；仍无效，2分钟CPR，给予胺碘酮，首剂300mg缓慢注射（>10分钟），第2次剂量150mg，随后1mg/kg持续输注6小时，0.5mg/kg维持，每日总量可达2g；或给予利多卡因作为替代治疗。同时积极治疗原发病和纠正代谢紊乱。对一些难治性多形性室速、尖端扭转性室速、快速单形

性室速或室扑及难治性室颤，可使用 β 受体阻断剂。对电风暴患者首选 β 受体阻断剂。美托洛尔每隔 5 分钟静脉注射，每次 5mg，至总量 15mg。艾司洛尔 0.5mg/kg 快速静脉注射 1 分钟，继以 50～300 μg/min 静脉输注。目前的证据不足以支持或反对自主循环恢复后 β 受体阻断剂的尽早（最初 1 小时内）常规使用。

②快速性心律失常（有脉搏）流程：通常心率≥150 次/分。

第一，认识治疗潜在病因，维持气道，必要时人工呼吸，吸氧（低氧），心电、血压、氧饱和度监测。

第二，判断是否存在低血压，急性神志改变，休克体征，缺血性胸部不适，急性心力衰竭。

第三，若存在上述情况，应紧急电复律，镇静，对规律的窄 QRS 波者可快速静注腺苷，首剂 6mg，无效者，第 2 次剂量 12mg。

第四，若无上述情况，对宽 QRS 波（≥0.09 秒）者，应开放静脉通路，描记 12 导联心电图；如为规则的单形性宽 QRS 波心动过速，给予腺苷快速静脉推注，有助于鉴别室性或室上性心律失常，对不规则的宽 QRS 波心动过速，腺苷可引起室颤，故应禁用；可给予抗心律失常药物，普鲁卡因胺 20～50mg/min 静脉输注，直到心律失常纠正，或出现低血压、QRS 时限增加 >50%、总量达 17mg/kg 时。维持量 1～4mg/min 静脉输注。Q-T 间期延长或心力衰竭患者禁用普鲁卡因胺；胺碘酮首剂 150mg 缓慢注射（>10 分钟），必要时可重复，维持量同前；及早请电生理医师会诊；对于 QRS 波不宽者，采用刺激迷走神经方法，或给予抗心律失常药物，如腺苷（规则）、β 受体阻断剂、钙离子通道阻滞剂。

③缓慢性心律失常（有脉搏）流程：心率 <50 次/分。第一和第二步骤和处理原则同前；第三，若存在血流动力学或心电不稳定，阿托品 0.5mg 静注，3～5 分钟重复 1 次，总量不超过 3mg；无效者，给予经皮起搏，或给予变时性药物多巴胺 2～10 μg/（min·kg）或肾上腺素 2～10 μg/min 静脉输注替代经皮起搏治疗；仍无效者，请电生理医师会诊，经静脉临时起搏。第四，若不存在血流动力学或心电不稳定，只需监护、观察。

④心室停顿/无脉电活动流程：心电显示心室自主节律、室性逸搏心律、缓慢心律伴停顿，或判断为无脉电活动。a. 则行 2 分钟 CPR；肾上腺素 1mg 静脉推注，每 3～5 分钟重复 1 次；阿托品常规使用无益；钙剂仅适用于明确的低钙血症、钙离子通道阻滞剂过量、高镁血症或高钾血症；监测二氧化碳波形图；判断心脏节律；若为室颤或无脉性室速，则进入相关流程。b. 仍为心室停顿/无脉电活动，2 分钟 CPR；治疗可逆病因（见前述）；再次判断心脏节律；若为室颤或无脉性室速，则进入相关流程。c. 仍为心室停顿/无脉电活动，未恢复 ROSC，重复 a 和 b；恢复 ROSC，开始心脏骤停后立即处理该流程。

复苏过程中产生的代谢性酸中毒通过改善通气常可得到改善，不应过分积极补充碳酸氢盐纠正。心脏骤停或复苏时间过长者，或早已存在代谢性酸中毒、高钾血症患者可适当补充碳酸氢钠。最好根据血气分析结果调整用量，pH 在 7.25 较为理想。

对于可逆病因导致的心脏骤停患者，经传统心肺复苏治疗不能恢复自主循环或反复心脏骤停不能维持自主心律的患者，如果患者和医院的条件允许，可考虑及时使用体外心肺复苏（ECPR）辅助循环及氧合。

3. 复苏后的处理

强调有组织的多学科合作治疗。主要目的是使血流动力学、神经系统和代谢功能（包括治疗性低体温）达到最优化。原则：①维持有效的循环和呼吸功能，尤其是脑灌注。②预防再次心脏骤停。③维持水、电解质和酸碱平衡。④预防脑水肿、急性肾功能衰竭和继发感染等，降低多器官衰竭风险。

（1）维持有效循环和呼吸　①维持氧饱和度≥94%，避免组织内氧过多并确保输送足够的氧，在氧饱和度为100%时，逐渐调吸氧浓度（FiO_2）至最低，但应确保氧饱和度≥94%；考虑高级气道和二氧化碳波形图；避免过度通气。②维持有效循环：心脏骤停后的救治中，应该避免并立即纠正低血压（收缩压低于90mmHg，平均动脉压低于65mmHg），酌情静脉补液；使用血管活性药物肾上腺素 $0.1 \sim 0.5\ \mu g/(\text{min}\cdot\text{kg})$，或多巴胺 $5 \sim 10\ \mu g/(\text{min}\cdot\text{kg})$，或去甲肾上腺素 $0.1 \sim 0.5\ \mu g/(\text{min}\cdot\text{kg})$ 静脉输注，或多巴酚丁胺、米力农；考虑病因治疗（见前述）；描记12导联心电图。③明确ST段抬高心肌梗死或疑诊ACS：经皮冠脉介入治疗（PCI）。④存在脑损伤患者：降温。⑤高级重症监护（CCU或ICU）。

（2）防治脑缺氧和脑水肿　脑复苏是心肺复苏最后成功的关键。①诱导性低体温：可预防脑水肿，宜尽早实施，体温以32℃~34℃为宜，持续12~24小时；主要用于脑损伤患者（昏迷、癫痫发作、肌阵挛、不同程度的神经认知功能不全和脑死亡）。②脱水：应用渗透性利尿剂，减轻脑组织水肿和降低颅内压，有助于大脑功能恢复。通常选用甘露醇、山梨醇或尿素，亦可联用呋塞米、25%白蛋白或地塞米松，有助于避免或减轻渗透性利尿剂导致的"反跳现象"。应防止过度脱水，以免血容量不足导致血压不稳定。③防治抽搐：通过应用冬眠药物控制缺氧性脑损害引起的四肢抽搐以及降温导致的寒战。亦可应用地西泮静脉注射。④高压氧治疗：通过增加血氧含量及弥散，提高脑组织氧分压，改善脑缺氧，降低颅内压。⑤促进早期脑血流灌注：抗凝以疏通微循环，用钙离子通道阻滞剂以解除脑血管痉挛。

（3）防治急性肾功能衰竭　避免使用对肾脏有损害的药物，监测记录尿量和及时检测肾功能。若注射呋塞米后仍然无尿或少尿，则提示急性肾功能衰竭。及早血液超滤或透析治疗可能有益。

（4）其他　纠正代谢紊乱，维持酸碱平衡；预防和治疗感染，防止胃肠损伤和增加营养等。

4. 心脏骤停的预后评估

心脏骤停的预后取决于原发病、抢救是否及时、心功能状态和心电活动异常类型。急性心肌梗死早期的原发性室颤，并非血流动力学异常引起，经及时除颤易获复律成功。急性下壁心肌梗死并发的缓慢型心律失常或心室停顿所致的心脏骤停，预后良好。相反急性广泛前壁心肌梗死并房室或室内阻滞引起的心脏骤停，预后不良。

继发于大面积心肌梗死及血流动力学异常的心脏骤停，复苏成功率低，即使复苏成功，亦难以维持稳定的血流动力学状态。

严重的非心脏病变引起的心脏骤停，如恶性肿瘤、败血症、器官衰竭、终末期肺部疾病和严重中枢神经系统的疾病等致命性或晚期疾病，复苏成功率极低，预后差。而急性中毒、电解质紊乱、酸中毒或低氧血症等，由暂时性的代谢紊乱所引起的心脏骤停，如能消除促发因素，则预后较佳。

5. 心脏性猝死的预防

关键是识别出高危人群。对所有心脏骤停复苏成功的患者，应明确病因、功能受损情况及电生理的稳定性情况。大多数 SCD 发生在冠心病患者，减轻心肌缺血、预防心肌梗死或缩小梗死范围等措施能够减少 SCD 的发生率。

（1）药物

①β 受体阻断剂：明显减少急性心肌梗死、心梗后及心力衰竭患者的 SCD 发生，对扩张型心肌病、长 Q－T 综合征、儿茶酚胺依赖性多形性室速及心肌桥患者亦有预防 SCD 的作用；

②血管紧张素转换酶抑制剂亦可减少心力衰竭患者 SCD 的发生。对于心律失常，胺碘酮在 SCD 的二级预防优于传统的 I 类抗心律失常药物。

（2）抗心律失常外科手术　预防 SCD 作用有限，包括电生理标测下室壁瘤切除术、心室心内膜切除术及冷冻消融术。

（3）导管射频消融术　对有器质性心脏病的 SCD 高危患者或心脏骤停存活者，其预防 SCD 的作用有待进一步研究。

（4）埋藏式心脏复律除颤器（ICD）　能改善一些高危患者的预后。

（张　峻　李　佳）

第五章 常见的先天性心脏病

先天性心脏病是由于胎儿的心脏在母体内发育有缺陷或部分发育停顿所造成的畸形。婴儿出生后可发现有心血管病变，为儿科常见病。先天性心脏病种类很多，所造成的血流动力学影响差别悬殊。有些出生后即不能存活，或短时间内不经过手术治疗也不能存活，这类患儿均在儿科就诊，另有一些先天性心脏病其血流动力学障碍可自我调节和代偿而可自然存活至成年。这一部分患者在成人心血管疾病中也占一定的比例，本章介绍常见的几种成人先天性心脏病。

第一节 房间隔缺损

房间隔缺损（ASD）是最常见的成人先天性心脏病，女性多于男性，男女之比为1:2，且有家族遗传倾向。

房间隔缺损一般分为原发孔缺损和继发孔缺损，前者实际上属于部分心内膜垫缺损，常同时合并二尖瓣和三尖瓣发育不良。后者为单纯房间隔缺损（按部位可分为中央型、上腔静脉型、下腔静脉型、混合型）。房间隔缺损的大小有很大的差别，很小的缺损可以无症状，不影响患者的寿命，但缺损很大者如单心房患者，往往很早出现症状，如不及时手术难以活到成年。房间隔缺损对血流动力学的影响主要取决于分流量的多少，由于左心房压力高于右心房，所以形成左向右的分流，分流量的多少除缺损口大小之外，还取决于左、右心室的顺应性。如果左心室顺应性降低，其充盈阻力增大而使左心房压力增高，而导致左向右分流量增加。持续的肺血流量增加导致肺充血，使右心容量负荷增加，肺血管顺应性下降，从功能性肺动脉高压发展为器质性肺动脉高压，右心系统压力随之持续增高直至超过左心系统的压力，使原来的左向右分流逆转为右向左分流而出现青紫。

【诊断标准】

1. 临床表现

单纯房间隔缺损的临床表现与缺损大小有关。较小的缺损在儿童期大多无症状，随年龄增长症状逐渐显现，劳力性呼吸困难为主要表现，继之可发生室上性心律失常，特别是房扑、房颤而使症状加重。有些患者可因右心室慢性容量负荷过重而发生右心衰竭。大的缺损出现症状更早，晚期约有15%患者因重度肺动脉高压出现右向左分流而有青紫，形成艾森曼格综合征。

2. 体格检查

最典型的体征为胸骨左缘第二肋间可闻及Ⅱ~Ⅲ级收缩期喷射性杂音，肺动脉瓣区第二心音增强、亢进或伴固定性分裂。

3. 辅助检查

（1）心电图　典型病例所见为右心前区导联 QRS 波呈 rSr′或 rSR′或 R 波，伴 T 波倒置，电轴右偏，有时可有 P－R 延长、右心室肥厚。

（2）X 线检查　可见右心房、右心室增大、肺动脉段突出及肺淤血增多的表现。

（3）超声心动图　除可见肺动脉增宽，右心房、右心室增大外，主动脉短轴、心尖、剑突下心脏四腔位以及剑突下双心房切面可显示房间隔缺损的部位及大小。彩色多普勒可显示分流方向，并可测定左、右心室排血量。

（4）心导管检查　当有其他合并畸形或重度肺动脉高压时，应进行右心导管检查，根据房、室水平压力及血氧含量的测定计算分流量，测定肺血管阻力以判断手术治疗的可能性，评估预后。

【鉴别诊断】

应与肺静脉畸形引流、肺动脉瓣狭窄及小型室间隔缺损等鉴别。

【治疗原则】

1. 介入治疗

可以用于大部分（约 85%）缺损边缘良好的 ASD 患者，结合超声心动图检查结果，在超声心动图和 X 线血管造影的引导下进行封堵治疗。

2. 外科治疗

在开展非手术介入治疗以前，对所有单纯房间隔缺损已引起血流动力学改变，即已有肺淤血增多征象、房室增大及心电图相应表现者均应手术治疗。患者年龄太大已有严重肺动脉高压者手术治疗应慎重。

【预后】

一般随年龄增长而病情逐渐恶化，死亡原因常为心力衰竭，其次为肺部感染，肺动脉血栓形成或栓塞。

第二节　室间隔缺损

室间隔缺损（VSD），是在左、右心室之间存在一直接通道。按国内统计，在成人先天性心脏病中，本病仅次于房间隔缺损占第二位。室间隔由流入道、肌小梁部、流出道三部分构成，三者均与位于主动脉瓣下的一小片膜状间隔相连接。室间隔缺损必然导致心室水平的左向右分流，其血流动力学效应为：①肺循环血量增多。②右心室容量负荷增大。③体循环血量下降。由于肺循环血量增加，肺动脉压力增高，早期肺血管阻力呈功能性增高，随着时间推移，肺血管发生组织学改变，形成肺血管梗阻性病变，可使右心压力逐步升高超过左心压力，而转变为右向左分流，形成艾森曼格综合征。成人室间隔缺损自然闭合者为数极少，存活至成人的室间隔缺损一般为 2 种情况，一种是缺损面积较小，对血流动力学影响不大，属于较小室间隔缺损，预后较好；另一种为较大的缺损，儿童期末做手术至成人已发展为严重肺动脉高压导致右向左分流，预后极差。

根据室间隔缺损的边界构成分为 3 型：

Ⅰ型肌部缺损，指缺损周边均为肌肉结构，可位于以上 3 个部分中的任何一部分（约占 10%）。

Ⅱ型膜周部缺损，指缺损周边除肌肉结构外，有一部分由房室瓣或动脉瓣间延伸的纤维组织构成，亦可见于以上 3 部分中的任何一部分，此类型最多见（约占 80%）。

Ⅲ 型为主动脉瓣及肺动脉瓣双瓣下缺损，亦称为干下型，缺损周边主要由主、肺动脉瓣延伸的结缔组织构成，仅见于流出道，此型在亚洲人群中多见（约占 10%）。

【诊断标准】

1. 临床表现

一般根据血流动力学受影响的程度和症状轻重等，临床上分为大、中、小型室间隔缺损。

（1）小型室间隔缺损　在收缩期左、右心室之间存在明显压力阶差，但左向右分流量不大，$Qp/Qs < 1.5$，右心室压及肺动脉压力正常。缺损面积一般 $< 0.5 cm^2/m^2$，有称之为 Roger 病。此类患者通常无症状，沿胸骨左缘第 3 ~ 4 肋间可闻及 Ⅳ ~ Ⅵ 级全收缩期杂音伴震颤，P_2 可有轻度分裂，无明显亢进。

（2）中型室间隔缺损　左、右心室之间分流量较大，Qp/Qs 为 1.5 ~ 2.0，但右心室收缩期压力仍低于左心室。缺损面积一般为 $0.5 ~ 1.0 cm^2/m^2$。听诊除在胸骨左缘可闻及全收缩期杂音伴震颤外，并可在心尖区闻及舒张中期反流性杂音，P_2 可轻度亢进。部分患者有劳力性呼吸困难。

（3）大型室间隔缺损　左、右心室之间收缩期已不存在压力差，左向右分流量大，$Qp/Qs > 2.0$。由于血流动力学影响严重，存活至成人期者较少见，且常已有继发性肺血管阻塞性病变，导致右向左分流而呈现青紫，并有呼吸困难及活动能力下降。胸骨左缘收缩期杂音常减弱至 Ⅲ 级左右，P_2 亢进；有时可闻及因继发性肺动脉瓣关闭不全而致的舒张期杂音。

2. 辅助检查

（1）心电图　成人小型室间隔缺损心电图可以正常或在 V_1 导联出现 rSr 图形；中等大室间隔缺损可有左心室肥厚，V_5 导联 R 波增高、Q 波深而窄、T 波高尖等左心室容量负荷过重的表现，也可同时在 V_1 导联呈现右心室肥厚图形；大型室间隔缺损时，常以右心室肥厚图形为主。

（2）X 线检查　成人小型室间隔缺损 X 线片上可无异常征象；中等大室间隔缺损可见肺淤血增加，心影略向左增大；大型室间隔缺损主要表现为肺动脉及其主要分支明显扩张，但在肺野外 1/3 血管影突然减少，心影大小不一，表现为左心房、左心室大，或左心房、左心室、右心室增大或以右心室增大为主，心尖向上抬举提示右室肥厚。

（3）超声心动图　用以确定诊断，同时可以测定缺损大小及部位，判断心室肥厚及心腔大小。运用 Doppler 技术还可测算跨隔及跨（肺动脉）瓣压差，并可推算肺动脉压及 Qp/Qs 值，是最重要的检查手段。

（4）心导管检查　如疑有多孔缺损（室间隔上不止 1 个缺损口）或合并有其他先天畸形时应进行导管介入检查；对大的缺损伴有重度肺动脉病变，决定是否可行手术治疗时应行心导管检查，并进行吸氧试验。

【鉴别诊断】

轻度肺动脉瓣狭窄、肥厚型心肌病等心前区亦可闻及收缩期杂音应注意鉴别；大型室间隔缺损合并肺动脉高压应与原发性肺动脉高压及法洛四联症鉴别。

【治疗原则】

1. 介入治疗

部分肌部室间隔缺损和大部分膜周部室间隔缺损可以行介入封堵治疗。干下型室间隔缺损不适合介入治疗。

2. 外科手术治疗

在开展非手术介入治疗以前，成人小室间隔缺损 Qp/Qs < 1.3 者一般不考虑手术，但应随访观察；中度室间隔缺损者应考虑手术，此类患者在成人中少见；介于以上 2 者之间 Qp/Qs 为 1.3 ~ 1.5 者可根据患者的总体情况决定是否手术，除非年龄过大有其他疾患不能耐受手术者仍应考虑手术治疗；大室间隔缺损伴重度肺动脉压增高，肺血管阻力 > 7wood 单位者不宜手术治疗，考虑靶向药物治疗。

第三节　动脉导管未闭

动脉导管未闭（PDA）在国外的病例统计中成年人此种畸形已罕见，因大多数儿童期已经手术治疗，目前国内文献统计成人先天性心脏病中此症仍占第 3 位，多见于女性，男女比例为 1 : 3。

动脉导管连接左肺动脉近端与降主动脉，是胎儿期血液循环的主要渠道。出生后一般在数天至 1 个月内因废用而闭合，如 1 个月后仍未闭合，即为动脉导管未闭。未闭动脉导管的长度、直径、形态不同，对血流动力学影响不同，预后亦各异。由于在整个心动周期主动脉压总是明显高于肺动脉压，所以通过未闭动脉导管持续有血流从主动脉进入肺动脉，即左向右分流，使肺循环血流量增多，肺动脉及其分支扩张回流至左心系统的血流量也相应增加，致使左心负荷加重，左心随之增大。由于舒张期主动脉血分流至肺动脉，故使周围动脉舒张压下降、脉压增大。除少数病例已发展至晚期失去手术介入治疗机会外，总体预后良好。本病容易合并感染性心内膜炎。

【诊断标准】

1. 临床表现

成人动脉导管未闭者可因分流量大小，有以下几种临床表现形式：

（1）分流量甚小即未闭动脉导管内径较小，临床上可无主观症状，突出的体征为胸骨左缘第二肋间及左锁骨下方可闻及连续性机械样杂音，可伴有震颤，脉压可轻度增大。

（2）中等分流量的未闭动脉导管，常有乏力、劳累后心悸、气喘胸闷等症状，心脏听诊杂音性质同上，更为响亮伴有震颤，传导范围广泛，有时可在心尖部闻及由于左心室扩大二尖瓣相对关闭不全及（或）狭窄所致的轻度收缩期及（或）舒张期杂音，周围血管征阳性。

（3）分流量大的未闭动脉导管，常伴有继发性重度肺动脉高压时，可导致右向左分流，上述典型杂音的舒张期成分减轻或消失，继之收缩期杂音亦可消失而仅可闻及因肺动脉瓣关闭不全的舒张期杂音，此时患者多伴有青紫，且临床症状严重。

2. 辅助检查

（1）心电图　常见的有左心室大、左心房大的改变，有肺动脉高压时，可出现右心房大，右心室肥大。

（2）X线检查　透视下所见肺门舞蹈征是本病的特征性变化。胸片上可见肺动脉凸出，肺血增多，左心房及左心室增大。严重病例晚期出现右向左分流时，左向右分流量减少，心影反可较前减小，并出现右心室肥大的表现，肺野外带肺血减少。

（3）超声心动图　二维超声心动图可显示未闭动脉导管，并可见左心室内径增大。彩色多普勒可测得存在于主动脉与肺动脉之间收缩期与舒张期的左向右分流。

（4）心导管检查　为了了解肺血管阻力、分流情况及除外其他复杂畸形，有时需要做右心导管检查及主动脉造影。

【鉴别诊断】

临床上成人期诊断本病需与主动脉瓣关闭不全合并室间隔缺损、主动脉窦瘤（Val-salva氏窦瘤）破裂等可引起双期或连续性杂音的病变鉴别。

【治疗原则】

因本病易并发感染性心内膜炎，故即使分流量不大亦应及早争取介入或外科治疗，介入治疗由于技术比较成熟安全，可为首选，任何年龄均可进行介入或手术治疗，但对已有明显重度肺动脉高压，出现右向左分流者则禁忌手术或介入。

第四节　二叶主动脉瓣畸形

先天性二叶主动脉瓣畸形是成人先天性心脏病中最常见的类型之一，由于超声心动图的发展，其检出率增加。单纯的二叶主动脉瓣出生时瓣膜功能正常，患者无任何症状体征。主动脉缩窄是本病常见的并发畸形。

主动脉瓣及其上、下邻近结构的先天性发育异常有较多类型，但在成年人中以二叶主动脉瓣畸形最为常见。由于二叶主动脉瓣畸形在出生时瓣膜功能一般均与正常三叶瓣无差别，因而可无任何症状体征，可健康存活至成年。随着年龄增长二叶瓣常有渐进性钙化增厚而导致主动脉瓣狭窄，另一方面二叶瓣也可由于瓣叶和瓣环发育不匹配而出现主动脉瓣关闭不全。二叶主动脉瓣畸形与主动脉根部病变——中层囊性坏死有着内在的联系，可合并存在。后者可表现为主动脉根部动脉瘤，或突发主动脉夹层。前者多见于老年人，后者常发生于较年轻的患者。

当二叶瓣功能正常时，无血流动力学异常，一旦出现瓣膜狭窄或关闭不全则可出现相应的血流动力学变化。前者以左心室压力负荷增加及心排血量减少为特征；后者以主动脉瓣反流及左心室容量负荷增加为主要病理生理改变。

单纯二叶主动脉瓣畸形的预后取决于并发的功能障碍的程度。此外，本病易患感染性心内膜炎，病情可因此急剧恶化。

【诊断标准】

1. 临床表现

瓣膜功能正常时可无任何症状体征。瓣膜功能出现狭窄或关闭不全时表现相应的症状体征。

2. 辅助检查

（1）超声心动图　是诊断二叶主动脉瓣最直接、最可靠的检查方法，对伴有的瓣膜狭窄或关闭不全的状况，亦可做出明确判断。

（2）心电图及 X 线检查　对二叶主动脉瓣本身并无诊断价值。伴发主动脉瓣狭窄后继发左心室肥厚，或伴发主动脉瓣关闭不全继发左心室扩大，可在心电图及 X 线上表现出相应的变化。

（3）心导管检查　仅用于拟行介入或手术治疗的患者，测定跨瓣压差、计算瓣口面积、判断反流程度等。

【鉴别诊断】

主要应与风湿性瓣膜病及肥厚型梗阻性心肌病相鉴别。对于已确定为主动脉二叶瓣畸形的患者无论有无瓣膜功能不全，突发剧烈胸痛症状时，应考虑主动脉夹层的可能。

【治疗原则】

1. 非手术介入治疗

部分患者可以考虑行经皮主动脉瓣置换术（TAVR），目前这一技术正在完善和推广中。

2. 外科手术治疗

对于有瓣膜狭窄且有相应症状，跨瓣压力阶差≥50mmHg 时，宜行瓣膜成形或换瓣手术；对于瓣膜关闭不全，心脏进行性增大者，应考虑换瓣手术治疗。

第五节　主动脉缩窄

先天性主动脉缩窄为局限性主动脉管腔狭窄，因常伴有明显症状及体征，多于婴幼儿期即被发现，但大多可存活至成年。该病在成人先天性心脏病中所占比例较小，为 1% 左右。

根据缩窄部位与动脉导管部位的关系，可分为导管前型及导管后型。导管前型缩窄常位于左锁骨下动脉与动脉导管之间，此型多合并其他先天性复杂畸形，而难以长期存活。导管后型缩窄位于左锁骨下动脉开口及动脉导管远端，常不合并复杂的严重畸形，但有 50% 以上合并无明显血流动力学障碍的二叶主动脉瓣畸形，活至成人者较多。为此成人主动脉缩窄常为导管后型。本病主要病理生理为体循环缩窄以上供血范围高血压，包括上肢血压升高而以下肢为代表的缩窄以下的血压降低，腹腔器官及下肢供血减少，肾脏供血减少而刺激肾素活性增高也是使血压升高的原因之一。缩窄上下血管分支之间的大量侧支循环形成可部分缓解缩窄以下器官的血液供应。如不手术大多死于 50 岁以内，其中半数以上死于 30 岁以内，成年后手术死亡率高于儿童期手术。

【诊断标准】

1. 临床表现

主动脉缩窄以上供血增多，血压增高，可导致头痛、头晕、面部潮红、鼻出血等；缩窄以下供血不足而有下肢无力、麻木、发凉甚至有间歇性跛行。上肢血压有不同程度的增高，下肢血压下降。肱动脉血压高于腘动脉血压 20mmHg 以上，致颈动脉、锁骨上动脉等搏动增强，而股动脉搏动微弱，足背动脉甚至无搏动。心室搏动增强，心界常向左下扩大，沿胸骨左缘到中上腹可闻及收缩中后期喷射性杂音，有时可在左侧背部闻及。根据侧支循环形成的部位不同可在胸骨上、锁骨上、腋下及（或）上腹部闻及连续性血管杂音。

2. 辅助检查

（1）心电图　常有左心室肥厚劳损表现。

（2）X线检查　可见左心室增大、升主动脉增宽，缩窄上下血管扩张而使主动脉弓呈3字征。后肋下缘近心端可见肋间动脉压迫侵蚀所形成的"切迹"改变，是侧支循环形成的间接征象。

（3）超声心动图　示左心内径增大；左心室壁肥厚；胸骨上窝主动脉长轴可见缩窄环所在部位及其上下扩张。超声多普勒可测定缩窄上下血流压力阶差。

（4）磁共振检查　可更满意地显示整个主动脉的解剖构形及侧支循环情况。

（5）逆行主动脉造影　在介入治疗或手术治疗前进行，可确切显示缩窄部位、程度，测定压力阶差及显示侧支循环状况。

【鉴别诊断】

应考虑主动脉瓣狭窄，动脉导管未闭及多发性大动脉炎等。

【治疗原则】

1. 介入治疗

部分解剖合适的患者可以进行球囊扩张和（或）支架置入。

2. 外科手术治疗

效果较好。一般采用缩窄部位切除端吻合或补片吻合，或者升主动脉 - 降主动脉远端人工血管搭桥术，术后有时可有动脉瘤形成。

第六节　肺动脉瓣狭窄

先天性肺动脉瓣狭窄指肺动脉瓣、瓣上或瓣下有狭窄。此种先天性畸形常单独出现，发病率较高，在成人先天性心脏病中排第4位。

本病主要病理变化在肺动脉瓣及其上下，可分为3型。瓣膜型表现为瓣膜肥厚，瓣口狭窄，重者瓣叶可融合成圆锥状；瓣下型为右心室流出道漏斗部肌肉肥厚造成梗阻；瓣上型指瓣上存在隔膜型或管状狭窄。主要的病理生理为右心室的排血受阻，右心室压力增高，右心室代偿性肥厚，最终右心室扩大以致衰竭。一般根据右心室压力高低来判断病情轻重，如右心室收缩压 <50mmHg 为轻型；>50mmHg 但未超过左心室收缩压者为中型；超过左心室收缩压者为重型。右心室压力越高表明肺动脉瓣狭窄越重，而狭窄上下压力阶差也必然越大。

轻度狭窄一般可不予治疗，随访观察即可。如患者有症状，跨瓣压力阶差 >35mmHg 者，介入或手术治疗效果均良好。重症狭窄如不予处理，可致右心衰而死亡。

【诊断标准】

1. 临床表现

轻度肺动脉瓣狭窄可无症状，重者在活动时有呼吸困难及疲倦，严重狭窄者可因剧烈活动而导致晕厥甚至猝死。典型的体征为胸骨左缘第二肋间有响亮的收缩期喷射性杂音，传导广泛，可传及颈部、整个心前区甚至背部，常伴有震颤；肺动脉瓣区第二心音减弱。

2. 辅助检查

（1）心电图　轻度狭窄时可正常；中度以上狭窄可出现电轴右偏，右心室肥大、右心房增大。也可见不完全右束支传导阻滞。

（2）X线检查　可见肺动脉段突出，此为狭窄后扩张所致，肺血管影细小，肺野异常清晰，心尖左移上翘为右心室肥大表现。如已有右心衰竭则心影可明显增大。

（3）超声心动图　可见肺动脉瓣增厚，可定量测定瓣口面积；瓣下型漏斗状狭窄也可清楚判定其范围；应用多普勒技术可计算出跨瓣或狭窄上下的压力阶差。

（4）介入或手术治疗前应行右心导管检查及右心室造影以确定狭窄部位及程度。

【鉴别诊断】

与原发性肺动脉扩张，房、室间隔缺损，法洛四联症及 Ebstein 畸形等鉴别。

【治疗原则】

1. 介入治疗

绝大多数这类患者可以进行介入治疗——经皮肺动脉瓣球囊扩张。

2. 外科手术治疗

球囊扩张不成功或不适合行球囊扩张者，如狭窄上下压力阶差 >40mmHg，应采取外科手术治疗。

第七节　三尖瓣下移畸形

先天性三尖瓣下移畸形多称之为埃勃斯坦畸形（Ebstein anomaly），虽在先天性心脏病中属少见，但因大多可活至成年故在成人先心病中并不太少见。

本病的主要病变为三尖瓣瓣叶及其附着部位的异常，前瓣叶大多附着于瓣环的正常部位，但增大延长，而隔瓣叶和后瓣叶发育不良且附着部位不在瓣环位置而下移至右心室心尖部，伴有三尖瓣关闭不全，且右心室被下移的三尖瓣分隔为较小的功能性右心室（肌部及流出道）及房化的右心室，与原有的右心房共同构成一大心腔。这类畸形几乎均合并卵圆孔未闭或房间隔缺损。部分患者存在右侧房室旁路。病理生理主要为三尖瓣关闭不全的病理生理变化，右心房压增高。如同时有房间隔缺损，可能导致右向左分流而有紫绀。

【诊断标准】

1. 临床表现

患者自觉症状轻重不一，根据三尖瓣反流程度不一，右心室负荷能力的差别及有无右至左分流等，可有心悸、气喘、乏力、头晕和右心衰竭等。约80%患者有紫绀，20%患者有阵发性房室折返性心动过速病史。最突出的体征是心界明显增大，心前区搏动微弱。心脏听诊可闻及四音心律，系由各瓣膜关闭不同步，形成心音分裂及心房附加音构成。胸骨左缘下端可闻及三尖瓣关闭不全的全收缩期杂音，颈动脉扩张性搏动及肝脏肿大伴扩张性搏动均可出现。

2. 辅助检查

（1）心电图　常有一度房室传导阻滞、P 波高尖、右束支传导阻滞。约 25% 患者有预激综合征（右侧房室旁路）图形。

（2）X 线检查　球形巨大心影为其特征，以右心房增大为主，有紫绀的患者肺血管影减少。

（3）超声心动图　具有重大诊断价值，可见到下移的瓣膜、巨大右心房、房化右心室及相对甚小的功能性右心室、缺损的房间隔亦可显现。

（4）拟行手术治疗者宜行右心导管检查以查明分流情况及有无其他合并畸形，检查过程中易发生心律失常应特别慎重。

【鉴别诊断】

有紫绀者应与其他紫绀型先天性心脏病及三尖瓣闭锁鉴别；无紫绀者应与扩张型心肌病和心包积液鉴别。

【治疗原则】

症状轻微者可暂不手术随访观察，心脏明显增大，症状较重者应行手术治疗，包括三尖瓣成形或置换、房化的心室折叠、关闭房间隔缺损及切断房室旁路。

第八节　主动脉窦动脉瘤

先天性主动脉窦动脉瘤是一种少见的先天性心脏病变。在瘤体未破裂时可无任何症状，而瘤体大多在 20 岁以后破裂而出现严重症状，故此类病变大多在成年时被发现，男性多于女性。

本病主要在主动脉窦部，包括左、右冠状动脉开口的窦及无名窦形成动脉瘤，其大小部位因人而异。随着年龄增长瘤体常逐渐增大并突入心腔中，当瘤体增大至一定程度，瘤壁变薄而导致破裂。可破入右心房、右心室、肺动脉、左心室或心包腔。部分患者合并有室间隔缺损。根据窦瘤的部位及破入不同的腔室而有不同的病理生理变化，如破入心包则可因急骤发生的心脏压塞而迅速死亡。临床上以右冠状窦瘤破入右心室更为常见，并具有典型的类似心室水平急性左向右分流的病理生理特征。窦瘤一旦破裂预后不佳，如不能手术治疗，多在数周或数月内死于心力衰竭。

【诊断标准】

1. 临床表现

（1）在瘤体束破裂前一般无临床症状或体征。

（2）破裂多发生在 20 岁以后，多在运动或负荷大时发生。当窦瘤破入右心室时，患者突感心悸、胸痛、呼吸困难、咳嗽等急性心功能不全症状，随后逐渐出现右心衰竭的表现。

（3）体征以胸骨左缘第 3、4 肋间闻及连续性响亮的机器样杂音，伴有震颤为特征。肺动脉瓣第二心音亢进，心界增大。周围动脉收缩压增高、舒张压降低，脉压增大，有水冲脉及毛细血管搏动征等周围血管征。继之可出现肝脏肿大、下肢水肿等右心衰竭表现。

2. 辅助检查

（1）心电图　可正常，窦瘤破裂后可出现左心室增大或左右心室增大表现。

（2）X线检查 窦瘤破裂后，可见肺血多和（或）肺淤血表现，左、右心室可以增大。

（3）超声心动图 窦瘤未破裂前即可见到相应的窦体增大有囊状物膨出。瘤体破裂后可见裂口；超声多普勒可显示经裂口的分流。

（4）磁共振显像 可更清晰显示窦瘤部位大小及与周围心血管腔室的关系。

（5）心导管检查 未破裂的窦瘤在升主动脉造影时可清楚显示与窦瘤相关的解剖学变化；破裂后，根据造影剂的流向，结合心导管检查，可准确判断破入的部位及分流量。

【鉴别诊断】

事先未发现主动脉窦瘤者，出现急性症状体征时应与急性心肌梗死、动脉导管未闭、室间隔缺损伴有主动脉瓣关闭不全等相鉴别。

【治疗原则】

（1）窦瘤未破裂者一般不处理，临床随访观察。

（2）一旦破裂可在体外循环条件下，施行手术修补较好，少数解剖条件合适的患者可以行介入封堵治疗。

第九节 法洛四联症

法洛四联症（congenital tetralogy of Fallot）是一种复合的先天性心血管畸形，包括肺动脉狭窄、心室间隔缺损、主动脉骑跨于室间隔缺损上、右心室肥大4种解剖异常，是最常见的紫绀型先天性心脏病，在成人先天性心脏中所占比例接近10%。

本症主要畸形为肺动脉狭窄，肺动脉狭窄的水平和程度决定了疾病的严重程度。肺动脉狭窄可为瓣膜型或瓣上、瓣下型，以右心室流出道漏斗部狭窄为最多；右心室肥厚为血流动力学影响的继发改变，由于室间隔大缺损，左、右心室压力相等，相当于1个心室向体循环及肺循环排血，右心室压力增高，但由于肺动脉狭窄，肺动脉压力不高甚至降低，右心室大量血流经骑跨的主动脉进入体循环，使动脉血氧饱和度明显降低，出现紫绀并继发红细胞增多症。儿童期未经手术治疗者预后不佳，多于20岁以前死于心功能不全或脑血管意外，感染性心内膜炎等并发症。

【诊断标准】

1. 临床表现

主要是自幼出现的进行性紫绀和呼吸困难，易疲乏，劳累后常取蹲踞位休息。严重缺氧时可引起晕厥外，常伴有杵状指（趾），心脏听诊肺动脉瓣第二心音减弱以致消失，胸骨左缘常可闻及收缩期喷射性杂音。脑血管意外（如脑梗死）、感染性心内膜炎、肺部感染为本病常见并发症。

2. 辅助检查

（1）血常规检查 可显示红细胞、血红蛋白及血细胞比容均显著增高。

（2）心电图 可见电轴右偏、右心室肥厚。

（3）X线检查 主要为右心室肥厚表现，肺动脉段凹陷，形成木靴状外形，肺血管纹理减少。

（4）超声心动图 可显示右心室肥厚、室间隔缺损及主动脉骑跨。右心室流出道狭窄及肺动脉瓣的情况也可以显示。

（5）磁共振检查 对于各种解剖结构异常可进一步清晰显示。

（6）心导管检查 对拟行手术治疗的患者应行心导管和心血管造影检查，根据血流动力学改变，血氧饱和度变化及分流情况进一步确定畸形的性质和程度，以及有无合并其他畸形，为制定手术方案提供依据。

【鉴别诊断】

应考虑与大动脉错位合并肺动脉瓣狭窄、右心室双出口及艾森曼格氏综合征相鉴别。

【治疗原则】

未经姑息手术而存活至成年的本症患者，唯一可选择的治疗方法为手术纠正畸形，手术危险性较儿童期手术为大，但仍应争取手术治疗。

第十节 艾森曼格综合征

艾森曼格综合征（Eisenmenger Syndrome）严格的意义上并不能称为先天性心脏病，而是一组先天性心脏病发展到晚期的共同后果。如先天性室间隔缺损持续存在，可由原来的左向右分流，由进行性肺动脉高压发展至器质性肺动脉阻塞性病变，出现右向左分流，从无紫绀发展至有紫绀时，即称之为艾森曼格综合征。其他如房间隔缺损、动脉导管未闭等也可有类似的情况。因此本病也可称之为肺动脉高压性右向左分流综合征。在先天性心脏病手术尚未普及时临床上本病较多见，近年来已逐渐减少。

除原发的室间隔缺损、房间隔缺损或动脉导管未闭等原有畸形外，可见右心房，右心室均明显增大；肺动脉主干和主要分支扩大，而肺小动脉壁增厚，内腔狭小甚至闭塞。本病原有的左向右分流流量一般均较大，导致肺动脉压增高，开始为功能性肺血管收缩，持续存在的血流动力学变化使右心室和右心房压力增高；肺动脉也逐渐发生器质性狭窄或闭塞病变，使原来的左向右分流逆转为右向左分流而出现紫绀，均有继发性相对性肺动脉瓣及三尖瓣关闭不全，此种情况多见于室间隔缺损者，发生时间多在 20 岁以后。为先天性心脏病后期，已失去手术治疗机会，预后不良。

【诊断标准】

1. 临床表现

轻至中度紫绀，于劳累后加重，逐渐出现杵状指（趾），常伴有气急，乏力，头晕等症状，以后可出现右心衰竭的相关症状。体征示心浊音界明显增大，心前区胸骨左缘 3~4 肋间有明显搏动，原有的左向右分流的杂音减弱或消失（动脉导管未闭的连续性杂音中，舒张期部分可消失），肺动脉瓣第二心音亢进、分裂，以后可出现舒张期杂音，胸骨下段偏左部位可闻及收缩期反流性杂音。

2. 辅助检查

（1）心电图 右心室肥大劳损、右心房肥大。

（2）X 线检查 右心室、右心房增大，肺动脉干及左、右肺动脉均扩大，血管纹理变细，左心情况因原发性畸形而定。

（3）超声心动图　除原有畸形表现外，肺动脉扩张及相对性肺动脉瓣及三尖瓣关闭不全支持本病诊断。

（4）心导管检查　除可见原有畸形外，可确定双向分流或右向左分流。心导管检查用于评估有无手术指征或靶向药物治疗后的疗效。

【鉴别诊断】

主要与先天性紫绀型心脏畸形鉴别。

【治疗原则】

本病已无手术矫治可能，有条件者可行心肺联合移植。

（胡海波）

第六章 高 血 压

高血压目前仍是我国乃至全世界心、脑、肾疾病最主要的危险因素。根据《中国高血压防治指南》（2018 年修订版），2012～2015 年我国 18 岁及以上居民高血压患病粗率为 27.9%（标化率为 23.2%），而且随着年龄的增长，高血压患病率进一步增高。按照目前的疾病分类，高血压分为原发性高血压和继发性高血压

第一节 原发性高血压

原发性高血压是遗传基因与许多致病性因素相互作用而引起的心血管综合征。在高血压的形成过程中，交感神经兴奋导致心率增快，心肌收缩力增强和心输出量增加，周围小动脉收缩，外周血管阻力增大可使血压升高；肾素－血管紧张素－醛固酮系统（RAAS）通过调节水、电解质平衡以及血容量、血管张力而影响血压；另外，肾脏疾病、内分泌功能失调、妊娠状态、神经系统疾病、某些药物等也会导致继发性高血压。

【诊断标准】

根据《中国高血压防治指南》（2018 年修订版）对高血压的诊断标准，高血压定义为：在未使用降压药物的情况下，非同日 3 次测量诊室血压，SBP≥140mmHg 和（或）DBP≥90mmHg。SBP≥140mmHg 和 DBP<90mmHg 为单纯收缩期高血压。患者既往有高血压史，目前正在使用降压药物，血压虽然低于 140/90mmHg，仍应诊断为高血压。并根据血压水平将血压分为以下几种类型（表 6-1）。

表 6-1　血压水平的分类

分类	收缩压（mmHg）	舒张压（mmHg）
正常	<120 和	<80
正常高值	120～139 和（或）	80～89
1 级高血压	140～159 和（或）	90～99
2 级高血压	160～179 和（或）	100～109
3 级高血压	≥180 和（或）	≥110
单纯收缩期高血压	≥140 和	<90

注：当收缩压和舒张压分属于不同级别时，采用较高的级别。单纯收缩期高血压则根据收缩压进行分级。

动态血压监测的高血压诊断标准为：24 小时平均 SBP/DBP≥130/80mmHg；白天≥135/85mmHg；夜间≥120/70mmHg。家庭血压监测的高血压诊断标准为 SBP/DBP≥135/85mmHg，与诊室血压的 140/90mmHg 相对应。

1. 临床表现

（1）原发性高血压起病隐匿，进展缓慢，病程长。症状不典型，患者可有头晕、头胀、失眠、健忘、耳鸣、乏力、多梦、易激动等表现。部分患者出现了高血压所致

的严重并发症和靶器官功能性或器质性损害的相应症状和临床表现时才就医。

（2）并发症　血压水平与心血管风险呈连续、独立、直接的正相关关系，脑卒中是目前我国高血压人群最主要的并发症，冠心病事件也有明显上升，其他并发症包括心力衰竭、左心室肥厚、心房颤动、终末期肾病。其中心力衰竭和脑卒中是与血压水平关联最密切的2种并发症。长期高血压－左心室肥厚－心力衰竭构成1条重要的事件链。高血压主要导致射血分数保留的心力衰竭；如果合并冠心病心肌梗死，也可发生射血分数减低的心力衰竭。高血压是心房颤动发生的重要原因。高血压－心房颤动－动脉栓塞构成一条重要的易被忽视的事件链。

（3）高血压预后危险分层　高血压患者的治疗方案，不但要依据其血压水平，还应根据其他心血管危险因素（表6－2）或同时存在的其他疾病等因素综合考虑（表6－3）。

表6－2　用于高血压预后危险分层评估的危险因素

常见危险因素

　收缩压和舒张压水平：男性 >55 岁，女性 >65 岁

　吸烟或被动吸烟

　脂质异常：总胆固醇 >5.2mmol/L，或 LDL 胆固醇 >3.4mmol/L，或 HDL 胆固醇 <1.0mmol/L

　早发心血管疾病家族史（一级亲属发病年龄 <50 岁）

　腹型肥胖：腹围 男性 ≥90cm，女性 ≥85cm 或肥胖（BMI≥28kg/m^2）

　C－反应蛋白 ≥1mg/dl

　糖耐量受损［空腹血糖异常（6.1~6.9mmol/L）和（或）餐后2小时血糖异常（7.8~11.0mmol/L）］

　高同型半胱氨酸血症（≥15μmol/L）

靶器官损害

　左心室肥厚：超声心动图：LVMI 男性 ≥115，女性 ≥95g/m^2；心电图：Sokolow-Lyon 电压 >3.8mV 或 Cornell 乘积 >244mV·ms

　动脉壁增厚及周围血管病：超声颈动脉 IMT≥0.9mm 或有动脉粥样硬化斑块

　肾脏损害：血清肌酐轻度升高（男性 115~133μmol/L，女性 107~124μmol/L），微量白蛋白尿（30~300mg/24h 或白蛋白/肌酐比值 ≥30mg/g）

　颈－股动脉脉搏波速度 ≥12m/s（＊选择使用）

　踝/臂血压指数 <0.9（＊选择使用）

伴发临床疾病

　脑血管疾病：缺血性卒中、脑出血及短暂性缺血发作

　心脏疾病：心肌梗死史、心绞痛、冠状动脉重建、慢性心力衰竭、心房颤动

　肾脏疾病：糖尿病肾病，肾功能受损包括 eGFR <30ml/（min·1.73m^2）

　　　　　　血肌酐升高：男性 ≥133μmol/L（1.5mg/dl），女性 ≥124μmol/L（1.4mg/dl）

　　　　　　蛋白尿（≥300mg/24h）

　外周血管疾病

　视网膜病变：出血或渗出，视乳头水肿

　糖尿病：新诊断：空腹血糖：≥7.0mmol/L（126mg/dl）；

　　　　　　　　　　餐后血糖：≥11.1mmol/L（200mg/dl）

　　　　　　已治疗但未控制：糖化血红蛋白（HbA1c）≥6.5%

表 6-3　高血压预后危险分层

危险因素	血压（mmHg）			
	正常高值 （收缩压 130~139 或舒张压 80~89）	高血压 1 级 （收缩压 140~159 或 舒张压 90~99）	高血压 2 级 （收缩压 160~179 或 舒张压 100~109）	高血压 3 级 （收缩压 ≥180 或 舒张压 ≥110）
无危险因素	—	低危	中危	高危
1~2 个危险因素	低危	中危	中-高危	很高危
≥3 个危险因素或靶器官损害或 CKD 3 期或有并发症的糖尿病	中-高危	高危	高危	很高危
临床并发症或 CKD ≥4 期，有并发症的糖尿病	高-很高危	很高危	很高危	很高危

2. 实验室检查

（1）血压测量　诊室血压是我国目前诊断高血压、进行血压水平分级及观察降压疗效的常用方法。要求受试者安静休息至少 5 分钟后开始测量坐位上臂血压，上臂应置于心脏水平，推荐使用经过验证的上臂式医用电子血压计，使用标准规格的袖带（气囊长 22~26cm、宽 12cm），肥胖者或臂围大者（>32cm）应使用大规格气囊袖带。首诊时应测量两上臂血压，以血压读数较高的一侧作为测量的上臂。测量血压时，应相隔 1~2 分钟重复测量，取 2 次读数的平均值记录。如果 SBP 或 DBP 的 2 次读数相差 5mmHg 以上，应再次测量，取 3 次读数的平均值记录。老年人、糖尿病患者及出现体位性低血压情况者，应该加测站立位血压。站立位血压在卧位改为站立位后 1 分钟和 3 分钟时测量。在测量血压的同时，应测定脉率。

（2）动态血压监测　动态血压监测测量次数多，无测量误差，避免白大衣效应，可以测量夜间睡眠期间血压，鉴别白大衣高血压和监测隐蔽性高血压，诊断单纯性夜间高血压，目前临床动态血压监测主要用于：诊断白大衣高血压、隐蔽性高血压和单纯夜间高血压；观察异常的血压节律与变异；评估降压疗效、全时间段（包括清晨、睡眠期间）的血压控制。

测量方法：通常白天每 15~20 分钟测量 1 次，晚上睡眠期间每 30 分钟测量 1 次。应确保整个 24 小时期间血压有效监测，每个小时至少有 1 个血压读数；有效血压读数应达到总监测次数的 70% 以上，计算白天血压的读数 ≥20 个，计算夜间血压的读数 ≥7 个。

（3）家庭血压监测　家庭血压监测可用于评估数日、数周、数月甚至数年的降压治疗效果和长时血压变异，家庭血压监测时，应每日早、晚测量血压，每次测量应在坐位休息 5 分钟后，测量 2~3 次，间隔 1 分钟。初诊患者，治疗早期或虽经治疗但血压尚未达标患者，应于就诊前连续测量 5~7 天；血压控制良好时，每周测量至少 1 天。通常，早上血压测量应于起床后 1 小时内进行，服用降压药物之前、早餐前或剧烈活动前。考虑我国居民晚饭时间较早，因此建议，晚间血压测量于晚饭后或上床睡觉前进行。不论早上，还是晚上，测量血压前均应注意排空膀胱。

（4）心电图　高血压患者的心电图可表现为左心室肥厚（LVH）征象：面向左心室的导联（I、AVLVMI、V_5 和 V_6）其 R 波振幅增加，面向右心室的导联（V_1 和 V_2）

出现较深的 S 波，常用评估 LVH 的指标有：Sokolow-Lyon 电压（$SV_1 + RV_5$）和 Cornell 电压 – 时间乘积。合并心律失常、传导阻滞时会表现出相应的波形。

（5）超声心动图　主要表现为左心室向心性肥厚，早期常有舒张功能异常，后期心脏呈离心性肥大，心室收缩与舒张功能均有异常。

（6）X 线检查　左心室扩大，主动脉增宽、延长、扭曲，心影呈主动脉型心改变，左心功能不全时可出现肺淤血征象。

【治疗原则】

高血压治疗的根本目标是降低高血压的心脑肾与血管并发症发生和死亡的总危险。鉴于高血压往往合并有其他心血管危险因素、靶器官损害和临床疾病，应干预检出的其他危险因素、靶器官损害和并存的临床疾病。鉴于我国高血压患者以脑卒中并发症为主仍然没有根本改变的局面，因此在条件允许的情况下，应采取强化降压的治疗策略。

1. 改善生活方式治疗

超重是高血压的独立危险因素。减重和控制体重不仅有助于降低血压和减少降压药用量，也能降低冠心病和其他心脑血管疾病及糖尿病的发病率；低盐饮食，高血压患者应将每日钠摄入量减少至 2400mg/d（即食盐 6g），同时增加膳食中钾的摄入量可降低血压；建议高血压患者和有进展为高血压风险的正常血压者，可参照 DASH（Dietary Approaches to Stop Hypertension）饮食：富含新鲜蔬菜、水果、低脂（或脱脂）乳制品、禽肉、鱼、大豆和坚果，摄入优质蛋白质和纤维素，减少和控制糖、含糖饮料和红肉摄入。体育运动，适当体育锻炼和体力劳动，能缓解精神紧张，也有利于减轻体重和控制肥胖，建议除日常生活的活动外，每周 4~7 天，每天累计 30~60 分钟的中等强度运动（如步行、慢跑、骑自行车、游泳等），以有氧运动为主，无氧运动作为补充；戒烟有利于预防心血管疾病；适当限酒有利于控制血压。精神紧张可激活交感神经从而使血压升高，应对高血压患者进行压力管理，指导患者进行个体化认知行为干预。

2. 药物治疗

常用降压药物包括钙通道阻滞剂（CCB）、血管紧张素转化酶抑制剂（ACEI）、血管紧张素受体阻断剂（ARB）、利尿剂和 β 受体阻断剂 5 类，以及由上述药物组成的固定配比复方制剂。建议 5 大类降压药物均可作为初始和维持用药的选择，应根据患者的危险因素、亚临床靶器官损害以及合并临床疾病情况，合理使用药物（表 6-4）。此外 α 肾上腺素受体阻止剂或其他种类降压药有时亦可应用于某些高血压人群。

表 6-4　用药指导原则

药物类别	强适应证	一般适应证	绝对禁忌证	相对禁忌证
噻嗪类利尿剂	左心室肥厚（可能） 心肌梗死后 心力衰竭 脑血管病	心力衰竭 老年高血压 高龄老年高血压 单纯收缩期高血压	痛风	妊娠
袢利尿剂	肾功能不全 （eGFR <30ml/min 时应选用袢利尿剂）	肾功能不全 心力衰竭		

药物类别	强适应证	一般适应证	绝对禁忌证	相对禁忌证
醛固酮受体阻断剂	糖尿病（可能）	心力衰竭 心肌梗死后	高钾血症 肾功能衰竭	
β受体阻断剂	左心室肥厚（可能） 稳定型冠心病 心肌梗死后 心力衰竭 脑血管病（可能） 老年（可能）	心绞痛 心肌梗死后 快速性心律失常 慢性心力衰竭	哮喘 二度至三度心脏传导阻滞	慢性阻塞性肺疾病 周围血管病 糖耐量低减 运动员
血管紧张素转换酶抑制剂（ACEI）	左心室肥厚 稳定性冠心病 心肌梗死后 心力衰竭 心房颤动（预防） 脑血管病 颈动脉内中膜增厚（可能） 蛋白尿/微量白蛋白尿 肾功能不全 老年 糖尿病 血脂异常	心力衰竭 冠心病 左心室肥厚 左心室功能不全 心房颤动预防 颈动脉粥样硬化 非糖尿病肾病 糖尿病肾病 蛋白尿/微量白蛋白尿 代谢综合征	孕妇 高钾血症 双侧肾动脉狭窄	
血管紧张素Ⅱ受体阻断剂（ARB）	ACEI引起咳嗽 余同ACEI	糖尿病肾病 蛋白尿/微量白蛋白尿 冠心病 心力衰竭 左心室肥厚 心房颤动（预防） ACEI引起的咳嗽 代谢综合征	妊娠 高钾血症 双侧肾动脉狭窄	
二氢吡啶类钙离子通道阻滞剂（CCB）	左心室肥厚 稳定性冠心病 脑血管病 颈动脉内中层增厚 肾功能不全（可能） 老年 糖尿病（可能） 血脂异常（可能）	老年高血压 周围血管病 单纯收缩期高血压 稳定性心绞痛 颈动脉粥样硬化 冠状动脉粥样硬化	无	快速性心律失常 心力衰竭
非二氢吡啶类钙离子通道阻滞剂（CCB）		心绞痛 颈动脉粥样硬化 室上性快速心律失常	二度至三度房室传导阻滞 心力衰竭	

（1）利尿剂　利尿剂使细胞外液容量降低、心排血量降低，并通过利钠排尿、降低容量负荷作用，使血压下降，噻嗪类利尿剂还可通过改善小动脉舒张作用而降低血压。此类药物尤其适用于老年高血压、单纯收缩期高血压或伴心力衰竭的患者，也是难治性高血压的基础药物之一，也可与其他降压药合用（小剂量噻嗪类利尿剂对代谢影响很小，与其他降压药尤其是 ACEI/ARB 合用可显著增加后者的降压作用）治疗高血压。利尿剂包括噻嗪类、袢利尿剂和保钾利尿剂 3 类。

①噻嗪类：氯噻酮 用量 12.5~25mg，1 日 1 次；氢氯噻嗪 6.25~25mg，1 日 1 次；吲达帕胺 0.625~2.5mg，1 日 1 次。噻嗪类利尿剂长期应用可引起低血钾、高血糖、高尿酸血症和高胆固醇血症，因此糖尿病、高尿酸血症及高脂血症患者应慎用，痛风患者禁用。

②袢利尿剂：呋塞米 用量 20~80mg，1 日 2 次；托拉噻米 用量 5~10mg，1 日 1 次。袢利尿剂作用迅速，但过渡作用可致低血钾、低血压。

③保钾利尿剂：醛固酮阻断剂，如螺内酯或依普利酮，最佳适应证是用于醛固酮增多所致的高血压患者，螺内酯 25~60mg，1 日 1~3 次；依普利酮 50~100mg，1 日 1~2 次；氨苯蝶啶 25~100mg，1 日 1~2 次。保钾利尿剂多与噻嗪类利尿剂合用以减少低钾血症的发生。

（2）β 受体阻断剂 主要通过抑制过度激活的交感神经活性、抑制心肌收缩力、减慢心率而发挥降压作用。高选择性 β_1 受体阻断剂对 β_1 受体有较高选择性，因阻断 β_2 受体而产生的不良反应较少，既可降低血压，也可保护靶器官、降低心血管事件风险。β 受体阻断剂尤其适用于伴快速性心律失常、冠心病、慢性心力衰竭、交感神经活性增高以及高动力状态的高血压患者。常见的不良反应有疲乏、肢体冷感、激动不安、胃肠不适等，还可能影响糖脂代谢。糖脂代谢异常时可选用高选择性 β 受体阻断剂。支气管哮喘、糖尿病、病态窦房结综合征、房室传导阻滞患者不宜用。长期应用者突然停药可发生反跳现象，即原有的症状加重或出现新的表现，较常见的有血压反跳性升高，伴头痛、焦虑等，称之为撤药综合征。

①选择性 β 受体阻断剂：美托洛尔 50~100mg，1 日 2 次；美托洛尔缓释剂 47.5~190mg，1 日 1 次；阿替洛尔 12.5~50mg，1 日 1~2 次；比索洛尔 2.5~10mg，1 日 1 次。

②非选择性 β 受体阻断剂：普萘洛尔 20~90mg，1 日 2~3 次；长效普萘洛尔 60~180mg，1 日 1 次。

③α、β 受体双重阻断剂：卡维地洛 12.5~50mg，1 日 2 次；拉贝洛尔 200~600mg，1 日 2 次，阿罗洛尔 10~20mg，1 日 2 次。

（3）钙离子通道阻滞剂 抑制细胞外 Ca^{2+} 的跨膜内流，降低血管平滑肌细胞内游离 Ca^{2+}，而使血管平滑肌松弛。钙通离子道阻滞剂还能减弱血管收缩物质如去甲肾上腺素及血管紧张素 II 的升压反应。钙离子通道阻滞剂降压迅速，作用稳定，可用于各种程度的高血压，二氢吡啶类 CCB 可与其他 4 类药联合应用，尤其适用于老年高血压、单纯收缩期高血压、伴稳定性心绞痛、冠状动脉或颈动脉粥样硬化及周围血管病患者。钙离子通道阻滞剂包括维拉帕米、地尔硫䓬及二氢吡啶类 3 种类型，我国以往完成的较大样本的降压治疗临床试验多以二氢吡啶类 CCB 为研究用药，并证实以二氢吡啶类 CCB 为基础的降压治疗方案可显著降低高血压患者脑卒中风险。

①二氢吡啶类：硝苯地平控释片 30~60mg，1 日 1 次；硝苯地平缓释片 10~80mg，1 日 2 次；尼卡地平 40~80mg，1 日 2 次；尼群地平 20~60mg，1 日 2~3 次；尼莫地平缓释片 30~60mg，1 日 2 次；依拉地平 2.5~10mg，1 日 2 次；非洛地平片 2.5~10mg，1 日 2 次；非洛地平缓释片 2.5~10mg，1 日 1 次；氨氯地平 2.5~10mg，1 日 1 次；左旋氨氯地平 2.5~5mg，1 日 1 次。

②非二氢吡啶类：地尔硫䓬胶囊 90~360mg，1 日 1~2 次；长效维拉帕米 120~480mg，1 日 1~2 次。

常见不良反应包括反射性交感神经激活导致心跳加快、面部潮红、脚踝部水肿、牙龈增生等。二氢吡啶类 CCB 没有绝对禁忌证，但心动过速与心力衰竭患者应慎用。急性冠状动脉综合征患者不推荐使用短效硝苯地平。临床上常用的非二氢吡啶类 CCB，也可用于降压治疗，常见不良反应包括抑制心脏收缩功能和传导功能，二度至三度房室传导阻滞；心力衰竭患者禁忌使用，有时也会出现牙龈增生。因此，在使用非二氢吡啶类 CCB 前应详细询问病史，进行心电图检查，并在用药 2~6 周内复查。

（4）血管紧张素转换酶抑制剂（ACEI） 通过抑制血管紧张素转换酶使血管紧张素Ⅱ生成减少，同时抑制激肽酶使缓激肽降解减少，两者均有利于血管扩张，使血压降低。ACEI 降压作用明确，对糖脂代谢无不良影响。限盐或加用利尿剂可增加 ACEI 的降压效应。尤其适用于伴慢性心力衰竭、心肌梗死后心功能不全、心房颤动（预防）、糖尿病肾病、非糖尿病肾病、代谢综合征、蛋白尿或微量白蛋白尿的患者。

临床常用ACEI：卡托普利 25~300mg，1 日 2~3 次；依那普利 2.5~40mg，1 日 2 次；福辛普利 10~40mg，1 日 1 次；赖诺普利 2.5~40mg，1 日 1 次；培哚普利 4~8mg，1 日 1 次；雷米普利 1.25~20mg，1 日 1 次。

ACEI 最常见不良反应为干咳，多见于用药初期，症状较轻者可坚持服药，不能耐受者可改用 ARB。其他不良反应有低血压、皮疹，偶见血管神经性水肿及味觉障碍。长期应用有可能导致血钾升高，应定期监测血钾和血肌酐水平。禁忌证为双侧肾动脉狭窄、高钾血症及妊娠妇女。

（5）血管紧张素Ⅱ受体阻断剂 通过对血管紧张素Ⅱ受体的阻断，有效地阻断血管紧张素对血管收缩、水钠潴留及细胞增生等不利作用。ARB 尤其适用于伴左心室肥厚、心力衰竭、糖尿病肾病、冠心病、代谢综合征、微量白蛋白尿或蛋白尿患者以及不能耐受 ACEI 的患者，并可预防心房颤动。血管紧张素Ⅱ受体阻断剂减压作用平稳，可与大多数降压药物合用。不良反应少见，偶有腹泻，长期应用可升高血钾，应注意监测血钾及肌酐水平变化。双侧肾动脉狭窄、妊娠妇女、高钾血症者禁用。

临床常用制剂：厄贝沙坦 150~300mg，1 日 1 次；氯沙坦 25~100mg，1 日 1 次；替米沙坦 20~80mg，1 日 1 次；缬沙坦 80~160mg，1 日 1 次；坎地沙坦 4~32mg，1 日 1 次；奥美沙坦 20~40mg，1 日 1 次；阿利沙坦酯 240mg，1 日 1 次。

血管紧张素Ⅱ受体阻断剂加利尿剂复合制剂：氯沙坦钾 50mg/氢氯噻嗪 12.5mg 1 片，1 日 1 次；氯沙坦钾 100mg/氢氯噻嗪 12.5mg，1 片，1 日 1 次；氯沙坦钾 100mg/氢氯噻嗪 25mg，1 片，1 日 1 次；缬沙坦 80mg/氢氯噻嗪 12.5mg 1~2 片，1 日 1 次；厄贝沙坦 150mg/氢氯噻嗪 12.5mg 1 片，1 日 1 次；替米沙坦 40mg/氢氯噻嗪 12.5mg 1 片，1 日 1 次；替米沙坦 80mg/氢氯噻嗪 12.5mg 1 片，1 日 1 次；奥美沙坦 20mg/氢氯噻嗪 12.5mg 1 片，1 日 1 次；卡托普利 10mg/氢氯噻嗪 6mg 1~2 片，1 日 1~2 次；赖诺普利 10mg/氢氯噻嗪 12.5mg 1 片，1 日 1 次；依那普利 5mg/氢氯噻嗪 12.5mg 1 片，1 日 1 次；贝那普利 10mg/氢氯噻嗪 12.5mg 1 片，1 日 1 次。

（6）α 受体阻断剂 选择性 α_1 受体阻断剂通过对突触后 α 受体阻断，对抗去甲肾上腺素的动静脉收缩作用，使血管扩张、血压下降。非选择性类如酚妥拉明，主要用于嗜铬细胞瘤。不作为高血压治疗的首选药，适用于高血压伴前列腺增生患者，也用于难治性高血压患者的治疗。开始给药应在入睡前，以预防体位性低血压发生，使用中注意测量坐、立位血压，最好使用控释制剂。体位性低血压者禁用。心力衰竭者慎用。

α₁ 受体阻断剂：多沙唑嗪 1～16mg，1 日 1 次；哌唑嗪 1～10mg，1 日 2～3 次；特拉唑嗪 1～20mg，1 日 1～2 次。

中枢性 α₂ 受体阻断剂：可乐定 0.1～0.8mg，1 日 2～3 次；可乐定贴片 0.25mg，1 周 1 次；甲基多巴 250～1000mg，1 日 2～3 次。

（7）周围交感神经抑制剂和直接血管扩张剂　此类药物虽有一定的降压作用，但常出现体位性低血压等副作用，且尚无心脏、代谢方面保护作用的循证医学证据，因此不宜长期服用。

（8）药物的联合应用　联合应用降压药物已成为降压治疗的基本方法。大部分高血压患者需要使用 2 种或 2 种以上降压药物。目前，越来越多的单片复方制剂（由不同作用机制的 2 种或 2 种以上的降压药物组成）进入市场，随机组方的降压联合治疗相比，其优点是使用方便，可改善治疗的依从性及疗效，是联合治疗的新趋势。

联合用药的原则：2 药联合时，降压作用机制应具有互补性，同时具有相加的降压作用，并可互相抵消或减轻不良反应。例如，在应用 ACEI 或 ARB 基础上加用二氢吡啶类 CCB，因为其具有直接扩张动脉的作用，ACEI 或 ARB 既扩张动脉、又扩张静脉，故 2 药合用有协同降压作用；而二氢吡啶类 CCB 常见的不良反应为踝部水肿，可被 ACEI 或 ARB 减轻或抵消。

联合用药的适应证：血压 ≥160/100mmHg 或高于目标血压 20/10mmHg 的高危人群，往往初始治疗即需要应用 2 种降压药物。如血压超过 140/90mmHg，也可考虑初始小剂量联合降压药物治疗。

联合用药的选择：主要推荐：二氢吡啶类 CCB + ARB；二氢吡啶类 CCB + ACEI；ARB + 噻嗪类利尿剂；ACEI + 噻嗪类利尿剂；二氢吡啶类 CCB + 噻嗪类利尿剂；二氢吡啶类 CCB + β 受体阻断剂。考虑使用：利尿剂 + β 受体阻断剂；α 受体阻滞剂 + β 受体阻断剂；二氢吡啶类 CCB + 保钾利尿剂；噻嗪类利尿剂 + 保钾利尿剂。不常规推荐但必要时可慎用的联合治疗方案是：ACEI + β 受体阻断剂；ARB + β 受体阻断剂；不推荐 ACEI + ARB 联合使用。

3. 高血压合并几种特殊情况的治疗

（1）高血压脑病　患者多为长期高血压，因过度劳累、紧张和情绪激动等因素导致血压突然急剧升高，造成颅内高压或脑水肿，临床上出现头痛、呕吐、烦躁不安、视力模糊、黑矇、抽搐、意识障碍甚至昏迷等症状。

治疗原则：应尽快降压，降压速度视原有基础血压情况而定。通常将升高部分血压下降 25%～30%，然后维持数小时甚至数日再逐渐降至正常，切勿过快过度降压，避免出现脑血流低灌注。降压药物首选硝普钠，开始剂量为 20μg/min，视血压和病情可逐渐增至 200～300μg/min。近年来应用压宁定或硝酸甘油代替硝普钠，取得良好效果。由嗜铬细胞瘤所致高血压危象，可首选酚妥拉明 5～10mg 快速静脉注射，有效后静滴维持。制止抽搐可用地西泮、苯巴比妥钠等。此外，如颅内压升高或出现脑水肿，应给予脱水、利尿等处理以降低颅内压和减轻脑水肿。往往需待病情稳定后方可改为口服降压药，并积极控制诱发因素。

（2）高血压急症和亚急症　高血压急症是指原发性或继发性高血压患者在某些诱因作用下，血压突然和显著升高（一般超过180/120mmHg），同时伴有进行性心、脑、肾等重要靶器官功能不全的表现。包括高血压脑病、高血压伴颅内出血（脑出血和蛛网膜下腔出血）、脑梗死、心力衰竭、急性冠状动脉综合征（不稳定型心绞痛、急性心肌梗死）、主动脉夹层、嗜铬细胞瘤危象、使用毒品如安非他明、可卡因、迷幻药等、围术期高血压、子痫前期或子痫等。高血压亚急症是指血压显著升高但不伴急性靶器官损害。

治疗原则：高血压亚急症通常在24~48小时将血压缓慢降至160/100mmHg，避免降压过多过快，造成脑供血不足和肾血流量下降而加剧脑缺血和肾功能不全，可通过口服药物控制血压。若为高血压急症：初始阶段（1小时内）血压控制的目标为平均动脉压的降低幅度不超过治疗前水平的25%。在随后的2~6小时内将血压降至较安全水平，一般为160/100mmHg左右。如果可耐受这样的血压水平，在以后24~48小时逐步降压达到正常水平。经过初始静脉用药血压趋于平稳，可以开始口服药物，静脉用药逐渐减量至停用。

对于妊娠合并高血压急症的患者，应尽快、平稳地将血压控制到相对安全的范围（<150/100mmHg），并避免血压骤降而影响胎盘血液循环。

（3）高血压合并左心衰　高血压是心衰的主要病因之一，长期的高血压可导致左心室肥厚及心脏扩大，不但影响左心室舒张期顺应性，后期还可引起左心室收缩功能障碍，进而发生左心衰。

治疗原则：高血压合并左心衰的治疗关键是尽快降低心脏前、后负荷，降低血压。降压药物首选ACEI，如出现咳嗽等不良反应，可选用血管紧张素受体阻断剂替代。β受体阻断剂通过抗交感过度兴奋作用，不但具有降压作用也有利于轻中度心衰的治疗。利尿剂是高血压合并心衰常被选用的药物，首选袢利尿剂。钙离子通道阻滞剂一般不用于高血压合并明显心衰者，除非血压难以控制，但宜选用二氢吡啶类的氨氯地平或非洛地平。如患者血压显著升高的同时伴有明显心衰症状，可选用硝普钠或硝酸甘油静脉用药，以快速纠正心衰。不推荐应用α受体阻断剂、中枢降压药（如莫索尼定）。

（4）高血压合并肾功能不全　高血压患者均有不同程度肾功能损害，尤其长期高血压且血压未控者更易发生肾功能不全。

治疗原则：①ACEI/ARB、CCB、α受体阻断剂、β受体阻断剂、利尿剂都可以作为初始选择药物。初始降压的治疗应该包括一种ACEI或ARB，单独或联合其他降压药，但不建议2药联合应用。用药后血肌酐较基础值升高<30%时仍可谨慎使用，超过30%时可考虑减量或停药。②二氢吡啶类和非二氢吡啶类CCB都可以应用，其肾脏保护能力主要依赖其降压作用。③一般宜从小剂量开始，逐渐加量，达到目标血压后改用小剂量维持。④避免使用有肾毒性作用的药物。⑤经肾脏代谢或排泄的降压药，剂量应控制在常规剂量的1/2~2/3。⑥伴肾功能不全的高血压患者，降压目标：无白蛋白尿者为<140/90mmHg，有白蛋白尿者为<130/80mmHg。⑦双侧肾动脉狭窄和高钾血症者应避免使用血管紧张素转换酶抑制剂或血管紧张素Ⅱ受体阻断剂。高血压合

并肾功能损害者一般选用钙离子通道阻滞剂，常与β受体阻断剂合用。

（5）高血压合并哮喘或慢性阻塞性肺疾病　高血压并非哮喘或慢性阻塞性疾肺病的致病原因，但临床上这2种情况经常同时存在。在治疗上，要避免使用易诱发哮喘的降压药物。

治疗原则：首选钙离通道阻滞剂，其次可选用α受体阻断剂、肼屈嗪类等。避免使用β受体阻断剂，尤其是非选择性β受体阻断剂，以免加重支气管痉挛。利尿剂、血管紧张素转换酶抑制剂也应慎用，必要时可用血管紧张素Ⅱ受体阻滞剂。

（6）高血压合并脑卒中　高血压患者因情绪激动、过度紧张或疲劳引起血压突然升高，导致已病变的脑血管破裂出血，临床表现为突然剧烈头痛、呕吐，局灶性者可能出现轻度偏瘫或癫痫样发作，重者迅速意识障碍或昏迷。

治疗原则：出血量较小者可采取内科治疗，出血量较大者及时行开颅手术或脑立体定向手术清除血肿。急性期降压应小心谨慎，不宜降压过快过低。脑出血者血压160/90mmHg可作为参考的降压目标值。急性缺血性卒中并准备溶栓者的血压应控制在＜180/110mmHg。颅内压升高者应及时降低颅内压，首选甘露醇脱水和利尿剂降低血容量。颅内大动脉粥样硬化性狭窄（狭窄率70%~99%）导致的缺血性卒中或短暂性脑缺血发作（TIA）患者，推荐血压达到＜140/90mmHg。低血流动力学因素导致的脑卒中或TIA，应权衡降压速度与幅度对患者耐受性及血流动力学影响。对于急、慢性脑血管痉挛，一般可用钙离子通道阻滞剂，也可用血管紧张素转换酶抑制剂及血管紧张素Ⅱ受体阻断剂等。

（7）妊娠高血压　妊娠高血压分为妊娠期高血压、妊娠合并慢性高血压、子痫前期、子痫、慢性高血压并发子痫前期。多发于≤20岁或≥35岁的孕妇，原有高血压、肾炎、糖尿病者，精神过分紧张、羊水过多、双胞胎或巨大儿葡萄胎等亦是常见诱发因素。妊娠期高血压为妊娠20周后发生的高血压，不伴明显蛋白尿，分娩后12周内血压恢复正常。妊娠合并慢性高血压是指妊娠前即存在或妊娠前20周出现的高血压或妊娠20周后出现高血压而分娩12周后仍持续血压升高。子痫前期定义为妊娠20周后的血压升高伴临床蛋白尿（尿蛋白≥300mg/d）或无蛋白尿伴有器官和系统受累，如：心、肺、肝、肾，血液系统、消化系统及神经系统等。重度子痫前期定义为血压≥160/110mmHg，伴临床蛋白尿和（或）出现脑功能异常、视物模糊、肺水肿、肾功能不全、血小板计数＜10万/mm³、肝酶升高等，常合并胎盘功能异常。

治疗原则：首先应注意休息，精神放松，必要时可给予镇静剂。一般不急于降压，如血压明显升高者，降压首选钙离子通道阻滞剂，α、β受体阻断剂拉贝洛尔，直接血管扩张剂肼屈嗪等，必要时静脉滴注硝普钠快速降压。严重者如伴有抽搐应立即给予解痉止抽药物，如硫酸镁。孕期高血压在使用降压药时必须严密观察，推荐在血压≥150/100mmHg时启动药物治疗，治疗目标为≤150/100mmHg以下。如无蛋白尿及其他靶器官损伤存在，也可考虑≥160/110mmHg启动药物治疗。应避免将血压降至≤130/80mmHg，以避免影响胎盘血流灌注。妊娠期重度高血压ACEI制剂和血管紧张素Ⅱ受体阻断剂应属禁忌，若药物治疗无效，应终止妊娠。

（8）围手术期高血压　围术期高血压是指从确定手术治疗到与本手术有关的治疗基本结束期间内，患者的血压（SBP、DBP或平均压）升高幅度大于基础血压的30%，或 SBP≥140mmHg 和（或）DBP≥90mmHg。围手术高血压危象指的是围术期的过程中出现短时间血压增高，并超过 180/110mmHg。

治疗原则：对原无高血压患者或血压轻度 - 中度升高患者可不急于降压，部分患者在情绪稳定或麻醉后血压多降至正常。如血压过度升高，可经静脉应用硝酸甘油、亚宁定或硝普钠等快速把血压降到合适水平。原有高血压患者术前服用 β 受体阻断剂和 CCB 可以继续维持，不建议继续使用 ACEI 及 ARB 类降压药。

血压控制的目标：年龄 <60 岁患者血压应控制 <140/90mmHg；年龄≥60 岁，如不伴糖尿病、CKD，SBP 应 <150mmHg；高龄患者（>80 岁），SBP 应维持在 140 ~ 150mmHg，如伴糖尿病、CKD，血压控制目标 <140/90mmHg。进入手术室后血压仍高于 180/110mmHg 的择期手术患者，建议推迟手术。

第二节　继发性高血压

新诊断的高血压患者应该进行常见的继发性高血压筛查，预防难治性高血压到继发性高血压的可能性。继发性高血压也称为症状性高血压，是由某些疾病在发生发展过程中产生的症状之一，当原发病治愈后血压也会随之下降或恢复正常。继发性高血压除了高血压本身造成的危害以外，与之伴随的电解质紊乱、内分泌失衡、低氧血症等还可导致独立于血压之外的心血管损害，其危害程度较原发性高血压更大，早期识别、早期治疗尤为重要。

临床遇到以下情况时，推荐进行详尽的筛选检查：①中重度血压升高的年轻患者。②药物联合治疗效果差，或者治疗过程中血压曾经控制稳定但近期又明显升高难以控制的患者。③恶性高血压患者。④病史、体检或实验室检查提示继发性高血压，如肢体脉搏搏动不对称、减弱或缺失，腹部听到粗糙的血管杂音等患者。

【病因】

1. 肾性疾病

（1）肾实质性　各种原发性肾小球肾炎（IgA 肾病、局灶节段性肾小球硬化、膜增生性肾小球肾炎等），多囊肾性疾病，肾小管 - 间质疾病（慢性肾盂肾炎、梗阻性肾病、反流性肾病等），代谢性疾病肾损害（糖尿病肾病等），系统性或结缔组织疾病肾损害（狼疮性肾炎、硬皮病等），单克隆免疫球蛋白相关性肾脏疾病（轻链沉积病），遗传性肾脏疾病（Liddle 综合征等），肾盂肾炎，放射性肾病，肾结核，肾素瘤，肾结石，肾盂积水，肾肿瘤等。

（2）肾血管性　肾动脉畸形，肾动脉粥样硬化，纤维肌性发育不良，肾梗死，大动脉炎，肾动脉血栓形成。

（3）外伤性　肾周血肿，肾动脉夹层血肿，肾挫伤等

2. 内分泌性疾病

（1）甲状腺疾病　甲状腺功能亢进或甲状腺功能减退。

（2）肾上腺疾病　嗜铬细胞瘤/副神经节瘤，原发性醛固酮增多症，库欣综合征或肾上腺皮质功能异常。

（3）垂体疾病　肢端肥大症，垂体加压素分泌过多。

（4）甲状旁腺疾病　甲状旁腺功能亢进。

（5）性腺及其他疾病　多囊卵巢综合征，妊娠中毒症，更年期综合征。

3. 代谢性疾病

糖尿病、高胰岛素血症及高血钙症。

4. 大血管疾病

主动脉缩窄，动静脉瘘，多发性大动脉炎等。

5. 神经源性疾病

脑肿瘤，颅内高压，间脑刺激，脑干损伤，脑炎，肾上腺外嗜铬组织增生或肿瘤，焦虑状态。

6. 中毒

如铝、铊中毒。涉及的药物主要包括：①激素类药物。②中枢神经类药物。③非类固醇类抗炎药物。④中草药类。⑤其他。原则上，一旦确诊高血压与用药有关，应该尽量停用这类药物，换用其他药物或者采取降压药物治疗。

7. 其他

如睡眠呼吸暂停综合征（OSAS），红细胞增多症等。

【治疗原则】

1. 肾实质性病变导致的高血压

应积极治疗肾实质性疾病，减缓肾脏疾病的进展，但慢性肾病患者的血压常难以得到有效控制。对于肾病或糖尿病合并大量蛋白尿者，可首选血管紧张素转换酶抑制剂或受体阻断剂，但应注意终末期肾病患者血清肌酐和尿素氮水平可能进一步升高，甚或高血钾，此时可选用钙离子通道阻滞剂、β 受体阻断剂或 α 受体阻断剂等。同时应予低盐饮食（NaCl < 6.0g/d，Na^+ < 2.3g/d）。肾功能不全者，宜选择高生物价优质蛋白 [0.3 ~ 0.6g/(kg·d)]，保证足够能量摄入，配合 α - 酮酸治疗；目标血压 130/80mmHg。

2. 肾血管性高血压

继发于肾动脉粥样硬化或多发性大动脉炎所致肾动脉狭窄的高血压，通常药物治疗疗效甚微。为控制血压可选用钙离子通道阻滞剂、α 及 β 受体阻断剂、直接血管扩张剂等。单侧肾动脉狭窄者可谨慎使用血管紧张素转换酶抑制剂或受体阻断剂。经皮肾动脉球囊扩张加血管支架置入能有效缓解肾缺血，降低血压。对于有病理生理意义的严重肾动脉狭窄（直径狭窄 > 70%），如出现血压控制不良、肾萎缩或肾功能减退，建议行血管重建。血管重建策略首选腔内治疗，失败病变建议行开放直视手术。

3. 主动脉狭窄导致的高血压

主动脉狭窄包括先天性及获得性主动脉狭窄。先天性主动脉缩窄表现为主动脉的局限性狭窄或闭锁，发病部位常在主动脉峡部原动脉导管开口处附近，个别可发生于主动脉的其他位置。获得性主动脉狭窄主要包括大动脉炎、动脉粥样硬化及主动脉夹层剥离等所致的主动脉狭窄。主动脉狭窄的基本病理生理改变为狭窄所致血流再分布和肾组织缺血引发的水钠潴留和 RAS 系统激活，结果引起左心室肥厚、心力衰竭、脑出血及其他重要脏器损害。主动脉狭窄主要表现为上肢高血压，而下肢脉弱或无脉，双下肢血压明显低于上肢（ABI < 0.9），听诊狭窄血管周围有明显的血管杂音。根据具

体病情选择腔内治疗或开放手术。活动期大动脉炎需给予糖皮质激素及免疫抑制剂治疗。

4. 内分泌疾病导致的高血压

垂体及异位促肾上腺皮质激素分泌瘤、肾上腺皮质腺瘤或腺癌及双侧增生的肾上腺大部切除术等是其根治措施。也可采用垂体放射治疗，常用钴60或直线加速器垂体外照射治疗，但多作为手术的辅助疗法。药物治疗常用于不宜手术或术后辅助治疗，药物包括密妥坦、氨格鲁米特、甲吡酮等皮质醇合成酶抑制剂以及 5－羟色胺拮抗剂赛庚啶等，但疗效不确定。部分肾上腺疾病如嗜铬细胞瘤可通过手术切除而根治，药物则以 α 受体阻断剂酚妥拉明为首选，不要在未用 α 受体阻断剂的情况下使用 β 受体阻断剂。术后应终生随访。原发性醛固酮增多症可服用螺内酯类药物。

甲状腺或甲状旁腺疾病应以治疗原发病为主，降压药物只作为治疗原发病过程中的辅助用药。

5. 睡眠呼吸暂停综合征导致的高血压

应针对病因治疗，生活模式改良是治疗的基础，包括减重、适当运动、戒烟限酒、侧卧睡眠等。对轻度 OSAS 的患者，建议行口腔矫正器治疗；轻度 OSAS 但症状明显（如白天嗜睡、认知障碍、抑郁等），或并发心脑血管疾病和糖尿病等的患者，以及中、重度 OSAS 患者（AHI > 15 次/小时），建议给予无创通气（CPAP）治疗。

（张宇清）

第七章　周围血管病

第一节　周围动脉疾病概论

广义的周围动脉定义为冠状动脉和颅内动脉以外的动脉，它组成了人体最大的"单器官系统"，狭义的周围动脉病往往指下肢动脉病，患病率为冠心病的 4 倍以上，但在心血管临床上是不够重视的领域。临床上心脏病患者合并周围血管病很常见，但我国的现实状况是，大多数心内科医师只关心心脏病，不了解、不重视周围血管病。实际上冠状动脉与非冠状动脉循环相互依赖，两者同受动脉粥样硬化性疾病进程的影响，普遍共存并且可相互引起致残或致命症状，往往需要类似的治疗方法。因此，心血管医师不能只局限关注冠脉，应该认识到心血管健康已不仅仅局限于冠状动脉的再血管化，周围动脉（如颈动脉、肾动脉、肠系膜动脉、四肢动脉）的再血管化有其重要的临床地位，没有通畅的周围动脉，心血管健康是不完美的。

周围动脉疾病（PAD）多见于老年人，男性更常见。动脉粥样硬化性病变的危险因子有：高血压、糖尿病、血脂异常（高低密度脂蛋白胆固醇血症，低高密度脂蛋白胆固醇血症）、吸烟及动脉粥样硬化的家族史。肥胖和高半胱氨酸也是危险因子。动脉粥样硬化是一个全身性的疾病；50%～75% 的 PAD 病人也有临床意义的冠状动脉疾病或脑动脉疾病。然而，冠状动脉疾病可能无心绞痛发作，因为严重的 PAD 不足使病人的劳累程度到足以触发心绞痛。PDA 很少单独发生，大多数是全身动脉硬化性疾病的局部表现形式，药物治疗原则和措施基本相同。临床和流行病学研究结果表明，出现周围动脉硬化疾病表现的患者，其心脑血管并发症的发生率是同龄无 PDA 人群的 2～4 倍。因此，治疗周围动脉硬化疾病的目的除了缓解病变肢体局部的症状和表现外，主要是防治动脉粥样硬化症的进展以及伴发的严重血管并发症。

PDA 的基础治疗措施是治疗心血管危险因素，血管重建是缓解周围动脉阻塞的有效措施。

1. 控制心血管病危险因素

（1）戒烟　吸烟是周围动脉粥样硬化性疾病的重要危险因素之一，因此，应严格戒烟。

（2）治疗高脂血症　控制高脂血症非常重要。治疗目标是通过饮食控制和调脂治疗使周围血低密度脂蛋白胆固醇下降至 1.8mmol/l（70mg/dl）以下。多个临床随机试验结果表明，长期服用他汀类药物控制血脂，尤其是低密度脂蛋白胆固醇，可以显著减少心脏病发作和卒中，同时明显减少接受介入治疗和外科手术的患者人数，而且这种效果不受治疗开始前年龄、性别、总胆固醇和低密度脂蛋白胆固醇水平的影响。

（3）治疗糖尿病　糖尿病可以加速周围动脉硬化疾病的进展，因此，对于合并糖尿病的周围动脉硬化疾病患者应通过饮食和药物治疗途径积极控制血糖。治疗目标是空腹血糖 80～120mg/dl，餐后血糖 <180mg/dl，HbA1c <6.5%。

（4）治疗高血压　积极治疗高血压能够延缓动脉硬化性疾病的进展，有证据显示，积极控制高血压有利于减少脑卒中、心肌梗死、肾功能不全和主动脉夹层等严重血管并发症。

（5）抗血小板治疗　除非存在禁忌证，所有老年动脉硬化性疾病患者都应接受抗血小板治疗。随机临床试验结果表明，长期接受阿司匹林治疗，可以使老年动脉硬化性疾病患者的心肌梗死、卒中和血管性死亡事件减少。

2. 周围动脉重建缓解阻塞症状

周围动脉重建包括经皮腔内治疗及外科手术，是立即缓解阻塞症状的最有效方法。

第二节　临床常见的周围动脉疾病

（一）下肢动脉狭窄性疾病

下肢动脉狭窄性疾病是全身动脉粥样硬化的一部分临床表现，与冠状动脉粥样硬化性心脏病密切相关，下肢动脉狭窄性疾病的患者截肢和心血管事件的风险明显增加，生活质量下降，成为老年人死亡和致残的最重要原因之一。

【病因及危险因素】

下肢动脉狭窄性疾病的主要病因是动脉粥样硬化，其他病因包括栓塞、血栓形成、大动脉炎、夹层及 Buerger 病等。动脉粥样硬化主要危险因素为吸烟、糖尿病、血脂异常、高血压、高龄，其中吸烟和糖尿病的影响最明显。已有流行病学研究报道，以客观的无创检测方法踝臂指数（ABI）为依据，下肢动脉疾病的患病率在 60 岁以下的人群为 <5%，60～69 岁的人群为 5%～10%，大于 70 岁的人群为 20% 左右。年龄≥70 岁或年龄在 50～69 岁有吸烟和/或糖尿病史的患者中，下肢动脉狭窄性疾病的患病率可高达 20% 以上。患下肢动脉狭窄性疾病有一些临床线索，高危人群包括：①年龄≥60 岁。②有长期吸烟或糖尿病史。③间歇性跛行。④下肢脉搏明显减弱或触不清。⑤确诊的粥样硬性冠状动脉、颈动脉或肾动脉疾病。对这些高危人群需要定期筛查。

【诊断标准】

1. 临床表现

典型的下肢动脉狭窄性疾病引起间歇性跛行，间歇性跛行是一种腿部痛苦的疼痛、抽筋、不舒服或疲乏感，在行走时发生，休息时缓解。跛行通常发生在小腿，但也可发生在足、大腿、髋部、臀部。跛行是运动诱发的可逆转的缺血表现，类似于心绞痛。当下肢动脉狭窄性疾病进展时，无症状的可以行走的距离可能缩短，严重下肢动脉狭窄性疾病病人可能感到在静息时疼痛，反映为不可逆转的缺血。静息痛通常远端更严重，腿抬高可恶化（常引起夜间痛），当腿低于心脏水平时减轻。疼痛可以是烧灼样、收紧感或酸痛，此现象是非特异性的。

下肢动脉狭窄性疾病通常有 4 种临床表现：

（1）无症状性下肢动脉狭窄性疾病　与冠心病类似，除非动脉粥样硬化导致管腔狭窄≥50%，否则下肢动脉狭窄性疾病相关症状罕见。不过 1 处或多处狭窄≥50% 并不意味患者一定有症状，实际上许多患者即使存在严重弥漫性病变仍无症状。如果有足够的侧支循环，即使肢体或器官的主干血流完全闭塞，患者仍可以没有明显症状。许多下肢动脉疾病患者一般日常活动没有缺血症状，即没有明显的间歇性跛行症状，但在快速行走、登高或长距离步行时仍可能诱发。

（2）间歇性跛行　由活动诱发、缺血所致的局限于特定肌群的疲乏、不适或单纯疼痛。狭窄部位通常与下肢症状有关。髂动脉的闭塞性病变可致髋部、臀部、大腿部及小腿部疼痛。股动脉与腘动脉的闭塞性病变通常导致小腿部疼痛。胫动脉的闭塞性病变可致小腿部疼痛，足部疼痛及麻木较为少见。

（3）严重下肢缺血　严重的下肢缺血患者通常表现为下肢静息痛，尤其是足趾，有或无营养性皮肤改变或组织坏死。患者不适通常在卧位时加剧，在下肢下垂时减轻。典型的患者通常需要麻醉药止痛；疼痛常常致患者睡眠紊乱，通常不能行走，严重影响患者的活动。这类患者的生活质量可能比末期癌症患者还差。也有一些合并糖尿病的患者虽然有组织坏死，但由于伴有神经病变而没有疼痛表现。

（4）急性肢体缺血　无脉、苍白、麻木、运动障碍和厥冷是急性下肢缺血的典型表现。缺血早期皮肤苍白，但随着时间推移变为紫绀。运动能力丧失提示下肢严重缺血。持续疼痛、感觉丧失和足趾肌力减弱是识别下肢处于缺血的最重要特征。肌强直、触痛和被动运动痛是严重缺血的晚期表现，预示着组织缺失。

因为许多下肢动脉狭窄性疾病的患者可能没有明显症状或不知道症状是动脉阻塞所致，这类患者的症状要么被忽视，要么被误诊为其他疾病（如退行性变、关节炎等）。如何在门诊通过简便的问诊鉴别这类患者是最基本的步骤。爱丁堡间歇性跛行问卷已被临床实践证明行之有效，内容如下：

①您最近在快速行走或长距离步行时有无腿痛或腿部不适的感觉？

A. 没有→结束　　　　　　　　B. 有→第二题

②当您站立不动或坐着的时候有没有腿痛或腿部不适的感觉？

A. 没有→是间歇性跛行

③您上坡或着急赶路时有无腿痛或腿部不适的感觉？

A. 有→是间歇性跛行

④当您在平地上以平常的速度行走时有无腿痛或腿部不适的感觉？

A. 没有→轻度间歇性跛行　　　B. 有→中重度间歇性跛行

⑤当您停下不动时这种感觉会怎么样？

A. 消失了→是间歇性跛行

⑥这种感觉能在 10 分钟之内消失吗？

A. 是→是间歇性跛行

⑦腿部疼痛和不舒服在哪个部位最明显？

A. 最典型的是小腿部　　　　　B. 大腿和臀部不很典型

2. 体格检查

有经验的大夫通过认真仔细的下肢检查就能对大多数下肢动脉狭窄性疾病得到初

步确诊，并不需要复杂的各种仪器检查。体格检查主要内容包括：

（1）触诊股动脉、足背动脉和胫后动脉搏动，评估脉搏搏动强度。

（2）比对下肢皮温差异。

（3）听诊双侧股动脉有无杂音。

（4）观察下肢皮肤颜色、是否存在溃疡和破损。

轻度下肢动脉狭窄性疾病通常无阳性体征。中至重度下肢动脉狭窄性疾病常引起周围脉搏（腘、胫后、足背动脉）减弱或缺如；当足部低于心脏水平时，患肢可呈现暗红色（称为下垂性发红）。在部分患者中，抬高足部可引起患肢颜色消失，缺血性疼痛恶化；当足部降低时，静脉充盈时间延长（＞15秒）。患者通常无下肢水肿，除非患者长时间保持腿部不动或下垂体位。慢性下肢动脉狭窄性疾病患者可出现皮肤苍白、变薄等表现，同时可伴有毛发稀疏或脱落；小腿远端或足部可能感到发凉。患肢可有过量出汗和发绀表现，可能系交感神经过度兴奋所致。当缺血恶化时，可能出现溃疡（典型的是在趾或足跟上，偶尔在腿或足上），特别是在局部创伤后。溃疡倾向于被黑色的坏死组织（干性坏疽）所包绕，常出现疼痛症状，但伴有糖尿病或酒精中毒所致的周围神经病变的患者，可能感觉不到明显疼痛。缺血性溃疡容易引发感染（湿性坏疽），并迅速引起进行性蜂窝组织炎。动脉阻塞的水平与症状出现的部位有关。主髂动脉下肢动脉狭窄性疾病可能引起臀部、大腿或小腿的跛行，髋部疼痛，男性勃起功能障碍（Leriche综合征）。股腘动脉下肢动脉狭窄性疾病患者通常出现典型的小腿跛行症状；股动脉以下脉搏减弱或缺如。下肢远端动脉狭窄性疾病的患者股腘动脉脉搏可能存在，但足部的脉搏通常缺如。

目前常用的下肢动脉病临床分期按 Fontain 法可分为 4 期。Ⅰ期为无症状期：患肢怕冷、皮温稍低、易疲乏或轻度麻木，ABI 为正常。Ⅱa期：轻度间歇跛行，较多发生小腿肌痛；Ⅱb期：中、重度间歇跛行，ABI 0.7 ~ 0.9。Ⅲ期：静息痛，ABI 0.4 ~ 0.7。Ⅳ期：溃疡坏死，皮温低，色泽暗紫，ABI ＜ 0.4。还有 Rutherford 分期方法，类似 Fontain 分期。

3. 实验室检查

但如要明确病变的位置和解剖细节，获得客观数据，仍需要合理选择无创血管诊断技术。ABI、6 分钟最大行走距离、运动 ABI 可对下肢动脉狭窄性疾病的狭窄程度和功能意义做评估，双功超声、计算机断层扫描血管造影（CTA）和核磁共振血管造影（MRA）可得到血管影像学细节。

4. 诊断依据

虽然通过病史和下肢体格检查，大多数下肢动脉狭窄性疾病能得到初步确诊。无创检查可作出进一步确诊。首先，测量 ABI，ABI ≤ 0.90 提示下肢动脉狭窄性疾病，下肢动脉狭窄性疾病可被分类为轻度（0.75 ~ 0.90）、中度（0.50 ~ 0.75）或重度（≤0.50）。如果指数正常（0.91 ~ 1.30）但仍然高度怀疑下肢动脉狭窄性疾病，可在运动负荷试验后再测定指数。6 分钟最大行走距离可对下肢动脉狭窄性疾病的狭窄程度和功能意义进行评估，双功超声、CTA、MRA 可得到血管狭窄的影像学细节。

【治疗原则】

下肢动脉狭窄性疾病的治疗目标是维持功能，减少或消除症状，防止疾病进展。由于下肢动脉狭窄性疾病是系统性动脉粥样硬化的表现，故次要目标是降低冠状动脉及脑血管事件的发病率。治疗措施包括药物保守治疗、经皮介入及外科手术治疗。无创治疗方面，危险因素改良应该是任何治疗计划的重要部分，可能减缓疾病的进展。因慢性肢体缺血可刺激机体出现侧支循环，轻中度症状的患者在医生指导下进行正规的运动训练后，可增加无间歇性跛行距离大约 2 倍。严重间歇性跛行、静息痛或组织坏死的患者不大可能从运动训练中获益。

为了显著减少与下肢动脉狭窄性疾病相关的心脑血管疾病的发病率和死亡率，患者应该用药物治疗并存的疾病（如高血压），改良危险因素（如高脂血症）及预防与动脉粥样硬化有关的血栓事件（如抗血小板药物）。至今尚无任何药物被证明足够有效改善下肢动脉狭窄性疾病症状，并获得广泛认可或使用。不过红细胞解聚剂己酮可可碱（Trental）和磷酸二酯酶Ⅲ抑制剂西洛他唑（Pletal）在几个随机临床试验中显示有些患者可获益。已用前列腺素对显著肢体缺血的患者进行了几项研究，其中有些获得疗效。许多血管扩张药（如钙离子通道阻滞剂）、抗血小板药（如阿司匹林，噻氯比啶和氯吡格雷）及代谢药（如左旋－卡尼汀和左旋－精氨酸）等均已进行过研究，但没有一种已被阐明肯定能改善下肢动脉狭窄性疾病相关的症状。近年来正在进行创新性的临床试验，即用生长因子治疗严重的肢体缺血，也叫治疗性血管再生，这一治疗假设如果通过更多的侧支血管发育来增加血流，闭塞的主干血管可以不必重建，目前尚无结论。

有创治疗包括经皮血运重建及外科手术，是立即缓解下肢动脉狭窄性疾病症状的最有效方法。近年来已在微创血运重建方面取得重要进展。下肢动脉血运重建适应证的首要考虑是避免由于血管堵塞引起的截肢。凭借目前介入器材及介入本身技术，从下肢介入的结果来看，现阶段在有经验的术者手里，90% 以上病变已能达到再通，但由于下肢动脉的病变往往很长，越往远端血管越细，再狭窄的问题也面临很大的挑战，主要是股浅动脉和膝下动脉的闭塞病变，再通之后再狭窄发生率比较高，这是事实。但是对于挽救肢端坏疽，缓解静息状态下的疼痛，即使几个月后再狭窄，如果随后配合药物和运动锻炼，达到更长时间的肢体保存，患者也会很满意。总体来讲，现在对于下肢血管病的诊治，无论从患者的预后、生活质量提高、预防残疾的角度上讲，都越来越提到心血管病防治的日程上来。

（二）上肢动脉狭窄性疾病

【病因】

上肢动脉狭窄性疾病的主要原因是动脉粥样硬化，其他少见的原因包括动脉夹层、纤维肌性发育不良和血管炎等。

【诊断标准】

1. 临床表现

上肢动脉狭窄的最常见部位是左锁骨下动脉，临床上患者常常因为无脉症和锁骨下动脉盗血症状就诊而发现此病。发生锁骨下动脉盗血的原因是当锁骨下动脉起始端阻塞后，对侧锁骨下动脉的血流逆行进入患侧椎动脉，然后进入患侧锁骨下动脉。

锁骨下动脉硬化性阻塞的患者虽然存在不同程度的锁骨下动脉盗血征象，但是，由于侧支循环代偿好，症状明显的患者并不多。锁骨下动脉盗血的临床表现主要有如下三大类：①上肢动脉缺血的表现，包括：无脉征、双上肢动脉血压相差 20mmHg 以上、患肢运动间歇性乏力、上肢末梢动脉栓塞性缺血表现（蓝指综合征）。②椎基底动脉供血不足的表现，包括运动失调、复视、晕厥、乏力、头晕、恶心、呕吐等症状。③其他少见症状，例如冠状动脉盗血综合征，其发生原因是位于内乳动脉－冠状动脉桥血管近心端的左锁骨下动脉严重狭窄后，严重影响内乳动脉向冠状动脉的血液供应，患肢运动时内乳动脉桥血液逆流供血患肢，从而引发心绞痛。由于近年来使用左内乳动脉进行冠状动脉搭桥患者逐年增加，因此，对以前无症状性左锁骨下动脉阻塞的病例也常常需要积极治疗。

2. 诊断依据

除了仔细询问病史以外，详细的体检是发现和诊断上肢动脉狭窄最为实用的临床手段。对于无明显临床症状的患者，体检发现患侧桡动脉脉搏减弱或无脉、血压明显降低或患侧上肢血压明显低于对侧。颈部和锁骨上窝听诊可以听到血管杂音等。

影像检查是确诊上肢动脉硬化性狭窄或闭塞非常重要的无创性手段。采用多普勒超声检查、MRA 和 CTA 检查可以直接显示狭窄或闭塞的血管段，可提供血管病变细节。直接动脉造影常在做介入治疗时用。

【治疗原则】

上肢动脉硬化性疾病的保守治疗原则和措施与全身周围动脉硬化性疾病的药物治疗原则和措施基本相同。非药物治疗：有血管重建指征的，可根据实际情况，采用介入治疗或外科手术治疗。

（三）颈动脉狭窄性疾病

颈动脉狭窄性疾病的主要原因是动脉粥样硬化，其他少见的原因包括动脉夹层、纤维肌性发育不良和血管炎等。

【诊断标准】

1. 临床表现

患者往往无明显症状，在查体听诊或颈部血管超声检查时发现。部分患者有症状，以缺血性神经功能障碍发病，在未发生出血的情况下，一般不会有头痛，而以短暂脑缺血发作（TIA）为主。颈动脉狭窄的症状主要包括：短暂性同侧视物模糊（一过性黑矇）、对侧肢体及面部无力麻木、视野缺损、构音困难，如卒中发生在优势半球，往往会有失语症。

2. 体格检查

颈动脉听诊应该是常规查体的一部分，高频听诊器轻轻置于耳后下方（分叉部）及颈总动脉搏动区，让患者屏气后听诊 20~30 秒，大多数狭窄大于 50% 的病变可闻及高频的血流喷射音，但血流几乎中断的狭窄或闭塞听不到杂音。颈部血管杂音要与主动脉狭窄和心脏瓣膜病传导的杂音区别。对于无症状的患者，颈动脉听诊可以作为一项筛查手段。对于有症状的患者，应进行影像学检查。

3. 影像学检查

（1）超声检查 超声因其简单易行而又无创，因此常常用于怀疑颈动脉狭窄患者的筛查。超声可以依据斑块表面的纤维帽完整性以及血流信号填充缺损、外溢信号来判断是否存在斑块溃疡。但其结果准确性高度依赖操作者的经验及技巧。

（2）CTA 或 MRA 能见到与数字减影血管造影（DSA）相似的影像效果。CTA 不适用于严重血管钙化、肾功能不全的患者。MRA 不适用于颈动脉支架再狭窄、永久心脏起搏器植入、肾功能不全的患者。

（3）DSA 数字减影全脑血管及颈段血管造影，清楚准确地提示不同部位的狭窄长度、程度、形态、数目，以及狭窄远端脑实质内染色程度；能估计脑缺血的程度和确诊有无夹层动脉瘤或并发其他血管性病变的情况。同时，是最可靠的临床及影像学确诊和治疗的金标准。但血管造影不能判断斑块成分，更不能直视观察斑块处纤维帽是否完整，只能根据狭窄处斑块是否完整，是否有"龛影"形成，是否出现双重密度及管腔不规则来判断是否合并溃疡。

指南推荐：①发生局灶性与颈动脉供血区相关的神经症状时，如果不能进行超声检测，或超声结果不确定时，可用 MRA 或 CTA 检测颈动脉狭窄。②短暂视网膜或脑缺血症状患者，无颅外血管病变时，可行 CTA、MRA 或选择性脑血管造影寻找颅内血管病变。③拟行颈动脉血管重建的患者，建议行 MRA、CTA 或血管造影来明确病变狭窄的严重程度，并充分评估胸内或颅内血管的病变情况。④严重血管钙化、肾功能不全的患者，建议应用无对比剂的 MRA 检查来明确病变范围。⑤如多普勒超声、MRA 或CTA 提示颈动脉次全闭塞，可行血管造影了解管腔的情况，以确定能否行血运重建治疗。⑥对于因肾功能不全而需要限制造影剂使用的患者，可考虑应用血管造影评价单一血管的病变情况。

4. 诊断依据

大部分病变听诊有血管喷射性杂音，同时影像学上表现为相应节段的动脉狭窄。根据临床表现有无发作性或持续性脑缺血症状和体征，分为症状性或无症状性颈动脉狭窄。

【治疗原则】

颈动脉疾病的治疗包括药物治疗和血运重建治疗。颈动脉狭窄常合并有多种动脉粥样硬化的危险因素如高血压、糖尿病、高脂血症等，通过药物治疗控制这些危险因素，可阻止或延缓颈动脉疾病的进展。目前指南均推荐通过心血管危险因素干预和内科药物治疗来限制动脉粥样硬化的进展，减少临床事件的发生。抗血小板治疗是药物治疗的另一重点。①对于颅外颈动脉狭窄的患者，推荐应用阿司匹林。②对于有症状患者，推荐单纯应用阿司匹林或者氯吡格雷，也可联合应用阿司匹林和双嘧达莫。③与抗凝治疗相比，有症状患者或无症状患者均首推抗血小板治疗。

颈动脉狭窄的血运重建治疗方式包括颈动脉内膜剥脱术（CEA）和颈动脉支架术（CAS）。是否选择血运重建、何时行血运重建和选择哪种血运重建方式对减少围手术期卒中或死亡的发生至关重要。对于有症状的颈动脉狭窄患者，如无创性影像学检查证实同侧颈动脉狭窄 >70% 或有创性血管造影提示狭窄 >50%，预期围手术卒中或死亡率低于 6%，可以行 CEA 或 CAS 治疗。但管腔狭窄 <50%、慢性闭塞性病变或因脑

梗死所致严重残疾的患者不推荐行血运重建治疗。对于近期（2 周内）发生卒中或短暂性脑缺血发作的患者，如无禁忌证，建议早期行血运重建，而不应延迟手术。老年患者，尤其是动脉病理解剖不适合介入治疗时，应首选 CEA。对于颈部有受伤史或放射性损伤等不适合行手术的患者，首选 CAS。通常认为，患者具有以下危险因素时，更适合行 CAS，包括 ①伴发疾病：严重的心脏病变，如充血性心力衰竭 NYHA Ⅲ ~ Ⅳ 级、EF < 30% 、心绞痛 Ⅲ ~ Ⅳ级、冠状动脉左主干或多支病变、30 天内需行心脏直视手术等；严重的肺部疾病（慢性阻塞性肺疾病或 1 秒钟用力呼气量 FEV_1 < 20%）；年龄 > 80 岁。②解剖因素：外科手术难以显露的病变，如第 2 颈椎以上的高位颈动脉狭窄或锁骨平面以下的低位病变；CEA 术后再狭窄；对侧喉返神经麻痹；对侧颈动脉闭塞；双侧颈动脉狭窄。栓塞防护装置可能有助于减少 CAS 后不良事件的发生，但应由具有丰富经验的医师操作。

CEA 曾是颈动脉血运重建的标准术式。近年来，随着 CAS 操作技术的日益娴熟、相关介入器械的不断改进以及随机临床试验的深入，无论颈动脉狭窄有无症状，行 CAS 的证据均有所提高，CAS 已成为颈动脉狭窄患者血运重建的有效替代方法。

（四）椎动脉狭窄性疾病

椎动脉狭窄（VAS）性疾病的最常见病因是动脉粥样硬化，其他一些少见病因包括动脉夹层、外伤性压迫、骨质增生、血管炎（大动脉炎、巨细胞动脉炎）和纤维肌性结构发育不良等。

【解剖学特点】

椎动脉（VA）起源于锁骨下动脉第 1 部分的后上壁，约 6% 人群 VA 直接起源于主动脉弓或者颈总动脉。椎动脉可分为硬膜外部分（V1，V2 和 V3 段）和硬膜内部分（V4 段），前 3 部分统称为颅外椎动脉。V1 段也称作椎动脉口部，起于椎动脉开口，延续至第 6 颈椎横突入口，因此处无骨性结构保护而易受外伤或外科手术损伤，同时也是动脉粥样硬化最常累及的部位；V2 段是从第 6 至第 2 颈椎横突的椎动脉延续；V3 段起自第 2 颈椎横突，经颅椎交界区至枕骨大孔，最终到达硬脑膜此处，VA 较为扭曲，较难进行支架置入操作；V4 段起自硬膜孔，延伸至与对侧椎动脉形成基底动脉的汇合处。V2 和 V3 段发出一些细小的肌支供应脊柱周围的深部组织，这些分支常与甲状颈干和颈外动脉相连，为后循环提供侧支供血，常于椎动脉慢性狭窄或闭塞时开放，这也是少部分椎动脉严重狭窄甚至闭塞患者未表现出后循环缺血症状的可能因素。

VA 变异的情况并不少见，健康人群中一侧椎动脉闭锁的比例高达 15%。约 50% 的人群左侧椎动脉直径大于右侧；而右侧直径大于左侧的仅占 25%；仅 25% 左右的人群双侧椎动脉直径相当。这种变异通常无重要临床意义。V1 段扭曲的比例也可高达 47.2%。

【诊断标准】

1. 临床表现

VAS 主要表现为椎 - 基底动脉缺血症状，包括头晕、眩晕、复视、口周麻木、视力模糊、耳鸣、共济失调、双侧感觉丧失以及晕厥等。其产生主要涉及 2 种机制：动脉血栓形成/栓塞和血流动力灌注不足，严重时可引起脑干或者小脑梗死。上述后循环缺血症状亦可由其他疾病引起，如心律失常、直立性低血压、颈椎病和前庭病变，因此须仔细鉴别。部分患者可无明显症状。

2. 体格检查

因椎动脉特殊的解剖结构，椎动脉听诊通常较难有阳性发现。对于有典型症状的患者，应进行影像学检查。

3. 影像学检查

一篇囊括 11 项对比无创影像学检查和经导管造影诊断 VAS 研究的荟萃分析显示：CTA 和 MRA 依旧是诊断 VAS 最为可靠的非侵入性检查手段，三者的敏感性分别为 100%（CTA），93.9%（MRA）和 70.2%（超声），特异度分别为 95.2%，94.8% 和 97.7%。多普勒超声在诊断颅外颈动脉狭窄时有很高的准确性，但因椎动脉走行位置较深，故其通常较难准确评价颅外椎动脉的狭窄情况。然而即便是 CTA 和 MRA 在评价椎动脉开口病变时也都存在一定的局限性，因此推荐对于症状性后循环缺血患者在血管重建前进行血管造影检查。

指南推荐：①存在与后循环系统相关的神经症状或者明确锁骨下动脉盗血时，可首先采用 MRA 或 CTA 评估椎动脉。②对于无症状双侧颈动脉闭塞，或者单侧颈动脉闭塞合并 Willis 环不全的患者，应采用无创影像学方法来发现椎动脉狭窄或闭塞性疾病。③症状性患者怀疑大脑后动脉或小脑缺血时，建议首先行 MRA、CTA 来明确椎动脉病变情况，而超声不作为优选检查方法。④大脑后和小脑缺血的患者，定期复查无创性影像学检查以了解颅外椎动脉粥样硬化的进程，同时明确有无新发病变是十分有必要的。⑤大脑后和小脑缺血拟行血运重建的患者，当无创检查无法准确评估狭窄位置和严重程度时，可采用经导管血管造影以明确椎动脉的病理解剖特点。⑥对于已行椎动脉血运重建的患者，定期进行无创检查以了解颅外椎动脉病变情况是十分合理的。

【治疗原则】

椎动脉狭窄疾病的治疗包括药物治疗和血运重建治疗。与颈动脉狭窄类似，椎动脉狭窄的患者通常也合并有多种动脉粥样硬化的危险因素，在改善生活方式与控制危险因素方面与颈动脉狭窄相同。另外还应注意以下 2 点：①对于动脉粥样硬化性椎动脉狭窄的患者，如果无禁忌证，推荐应用阿司匹林（75~100mg/d）防止心肌梗死及其他缺血事件的发生。②与粥样硬化性颅外椎动脉疾病相关的后循环卒中和 TIA 发作患者，建议将抗血小板治疗作为其起始治疗的一部分，推荐单纯应用阿司匹林（75~100mg/d）或者氯吡格雷（75mg/d），也可联合应用阿司匹林和缓释双嘧达莫。③粥样硬化性颅外椎动脉狭窄患者如果存在使用阿司匹林的禁忌证时（除外活动性出血），可采用氯吡格雷（75mg/d）或替格瑞诺（90mg，bid）代替。

血运重建治疗包括外科手术和腔内治疗。对于无症状的椎动脉狭窄患者，进行血运重建治疗存在较大争议，目前大多数学者主张药物保守治疗，但若椎动脉需要提供侧支循环（如同侧颈动脉闭塞），则需要进行干预。对于存在后循环缺血症状的患者，即术前有椎基底动脉系统 TIA 或非致残性缺血性卒中，血管造影证实粥样硬化性近端椎动脉狭窄（以下任意 1 项）：①双侧椎动脉狭窄≥70%，或者一侧椎动脉狭窄≥70%

合并对侧椎动脉闭塞。②优势侧椎动脉狭窄≥70%。③非优势侧椎动脉狭窄≥50%，但该侧椎动脉直接与小脑后下动脉延续，患者症状与同侧小脑后下动脉区供血不足有关，都存在血运重建的指征。

1. 外科血运重建

与CEA相比，外科医师通常不对闭塞性椎动脉狭窄予以重建治疗，尽管目前没有后循环缺血外科治疗的随机对照研究，多数研究表明内膜剥脱术和搭桥术治疗颅外椎动脉狭窄结果良好。椎动脉近段的外科血运重建治疗，早期并发症发生率较高，围术期死亡率为0%~4%；椎动脉远段外科血运重建，死亡率通常波动于2%左右；颅内段椎动脉搭桥术的死亡率可能更高，神经系统和全身并发症的发生率在20%左右。

椎动脉开口或近段外科血运重建的方法包括椎动脉内膜剥脱术、椎动脉移位术（移植到颈总动脉、颈内动脉，少部分至甲状颈干和锁骨下动脉）、椎动脉搭桥（旁路）术、邻近小血管重建椎动脉术及静脉移植重建术等。椎动脉中段发生闭塞时，通常需进行远段椎动脉重建术，这时可以在第2颈椎水平与颈外动脉主要分支进行吻合。这种手术虽然极为少见，但是却能很好的缓解症状，且如果把握好指征，死亡率和其他并发症发生率都很低。但随着腔内技术的不断发展，目前极少中心将椎动脉外科手术作为首选治疗方案。

2. 腔内血运重建

腔内治疗方法具有创伤小，围术期风险低等特点，但一篇治疗300多例症状性颅外VAS患者的介入治疗文献综述显示：介入相关的死亡率为0.3%，围术期神经系统并发症为5.5%，后循环卒中发生率为0.7%。平均随访12个月左右，裸支架内再狭窄（ISR）的发生率为25.7%（0%~43%）。

针对这种情况，新型聚合物药物涂层支架（DES）应运而生，以对抗支架术后新生内皮的增生，减少ISR的发生。最近Langwieser等人为比较BMS和DES治疗颅外VAS的疗效和安全性进行了荟萃分析，它们最终仅入选同时使用BMS和DES的8篇文献，以排除支架选择及研究者介入技术等因素的影响，其结果显示：8篇文献共置入支架484枚（309枚BMS和175枚DES），椎动脉开口或近段支架占94.8%，技术成功率基本相当（BMS为100%，DES为99.4%；$P=0.55$），两种支架围术期TIA/卒中发生率都很低［BMS为0.1%（$n=1$），DES为0%（$n=0$）；$P=0.50$］。BMS总体ISR为23.7%（11%~54%），DES的总体ISR为8.2%（0%~33%），较BMS明显减低（$P<0.0001$）；BMS的总体症状性ISR为11.6%（0%~29%），DES为4.7%（0%~7%），药物涂层支架的优势自然毋庸置疑，但其潜在的风险依然不容忽视，如晚期血栓形成等。

由于目前尚缺乏足够的随机对照试验比较最佳药物治疗、球囊/支架成形术及外科手术治疗VAS的证据，因而目前在临床中选择何种治疗方式应在指南推荐的基础上，充分结合患者的个体及病变情况进行合理选择。

（五）肾动脉狭窄性疾病

【病因】

肾动脉狭窄（RAS）在欧美国家最常见的原因是动脉粥样硬化（约90%）及纤维

肌性结构不良（约10%），罕见原因包括血管炎、神经纤维瘤样增生、先天性缩窄环、外源性压迫、血栓栓塞、主动脉夹层及放射损伤等。

【流行病学】

根据阜外医院发表的2047例（1999年至2014年）肾动脉狭窄患者资料，国内RAS以动脉粥样硬化性肾血管病（ARVD）最为常见，约占81.5%，大动脉炎（TA）和纤维肌性结构发育不良（FMD）的比例分别为12.7%和4.2%。40岁以下（319例）肾动脉狭窄患者中，TA的发病率为60.5%，其次为FMD，约占24.8%。

【诊断依据】

1. 临床表现

（1）肾血管性高血压　肾血管性高血压是继发性高血压的第2大病因。

（2）肾脏萎缩　肾脏萎缩是RAS的一种直接后果，与病变的严重程度和进展相关。出现肾脏萎缩的患者临床上表现为进展性肾功能不全。进展的RAS患者的临床预后较差（如肾功能衰竭、肾体积缩小以及生存率降低）

（3）肾功能不全和终末期肾病（ESRD）　动脉粥样硬化性肾血管病（ARVD）往往呈进行性恶化，发展为缺血性肾病，部分患者因此进入终末期肾病。根据美国1991～1997年肾脏疾病数据库资料，ARVD所致的ESRD的发病率从每年新患ESRD病例的1.4%增至2.1%，平均每年递增12.4%，该增长率大于总的ESRD年增长率（5.4%），并且随访研究发现，同样在血液透析的情况下，各种病因所致的ESRD，除糖尿病ESRD外，ARVD所致的ESRD患者预后最差。

（4）反复发作的肺水肿　RAS患者可能突发或出现"反复发作"的肺水肿。有血流动力学意义的重度双侧或单侧RAS患者可能表现为容量负荷过重。单侧RAS患者也可能因为血管紧张素介导的血管收缩可引起左心室后负荷的增加，发生肺水肿。

（5）心血管事件的风险增加　RAS患者心血管事件风险较高的原因可能是全身动脉粥样硬化负荷较重。严重RAS患者由于较高水平的血管紧张素Ⅱ，使心脑血管病变加速，病情恶化，如：心绞痛或心衰加重。

（6）无症状性肾动脉狭窄　在接受冠状动脉造影和周围血管造影的患者中存在有一些所谓"无症状"性肾动脉狭窄，这部分患者实际上多有明显高血压，只是被心脏症状掩盖，未受到重视。

2. 提示RAS的临床线索

出现以下几种情况可能提示有性肾动脉狭窄。

（1）以下几种高血压表现：

①动脉粥样硬化性疾病伴严重高血压。

②既往可控制的高血压突然出现持续性的恶化。

③顽固性高血压（当联合应用足量的包括利尿剂在内的3种降压药物时，仍旧难以达到目标血压者）伴一侧肾萎缩或功能明显减退。

④高血压并有腹部杂音。

⑤高血压伴继发性醛固酮增多症。

（2）当应用血管紧张素转换酶抑制剂（ACEI）或血管紧张素受体阻断剂（ARB）

类药物时，血压下降明显，但可出现新发的氮质血症或肾功能恶化（血肌酐升高大于50%）。

（3）存在难以解释的肾萎缩或双侧肾脏大小差距超过1.5cm。

（4）突然出现的难以解释的肺水肿（如与左心功能不匹配的发作性肺水肿）。

3. 诊断依据

推荐使用双功超声、CTA、MRA 3种无创手段进行RAS的影像学诊断，当临床上高度怀疑而无创检查不能得出可靠结论时，可应用血管造影来确诊RAS。目前经导管血管造影术的适应证是有RAS的临床表现而又无法进行无创检查，或有临床症状且取得患者同意并准备接受周围动脉或冠状动脉造影检查。肾动脉双功超声检查的准确性依赖于操作者的水平，并受患者的体型和是否有肠胀气的影响，但简便易行。CTA目前较MRA具有更高的空间分辨率而且更易操作，但是由于需要应用碘化造影剂，限制了其在肾功能受损患者中的应用。以钆为显影剂的MRA能够在更少损伤肾脏的情况下对肾动脉、周围血管、肾实质甚至是肾功能提供较好的结果，但费用较高，无法对植入了金属支架的患者进行显像。将MRA和CTA与经导管的DSA相比较，其敏感性（90%以上）和诊断价值在大多数血管段均无明显差异，观察者之间和不同形态的病变间的一致性良好。

不推荐使用卡托普利肾脏核素扫描、选择性肾静脉肾素水平测定、血浆肾素活性和卡托普利试验肾素活性测定来确诊RAS，但对于判断RAS的功能意义有帮助。

【治疗原则】

1. 药物治疗

ACEI和CCB可以有效控制RAS患者的高血压，并延缓了肾脏疾病的进展。也有证据表明，利尿剂和β受体阻断剂也可以使RAS患者的血压降至目标水平。但药物治疗对于进展期粥样硬化性肾动脉疾病的益处在于包括戒烟、治疗其血脂异常和服用阿司匹林的综合治疗。ARB也可以降低RAS患者的血压，但其效果还需要大规模随机试验的证实。合并RAS的高血压患者应根据我国的高血压指南进行治疗。

β受体阻断剂是治疗RAS所致高血压的有效药物。ACEI、ARB可以有效治疗单侧RAS引起的高血压。在患有双侧RAS、孤立肾的RAS或失代偿性的充血性心力衰竭的患者中应用ACEI或ARB有可能导致急性肾功能衰竭。短暂的肾功能改变，原因可能是多方面的。

有些患者在应用ACEI或ARB的前2个月血肌酐可轻度上升（升幅<30%），为正常反应，不需停药；但如果用药过程中血肌酐升幅>50%，则为异常反应，提示肾缺血。此时应停用ACEI或ARB。若肾缺血予以解除后，则可再次应用ACEI或ARB，否则不宜再用。

2. 血运重建治疗

肾动脉狭窄到何种程度必须进行血运重建，目前尚无统一意见，推荐肾动脉狭窄最小域值的直径狭窄为50%。但对于肾动脉直径狭窄50%～70%的患者，要有明确的血流动力学显著狭窄的依据，一般以跨病变收缩压差>20mmHg或平均压差>10mmHg为准。直径狭窄>70%是比较有力的解剖学指征，如能获得进一步证据支持狭窄与高血压和肾功能损害有因果关系，则适应证更明确。

（1）经皮介入治疗　目前已基本认可的临床适应证包括以下几种情况。

①高血压：急进性高血压、顽固性高血压、恶性高血压、高血压伴一侧肾萎缩、不能耐受抗高血压药物。

②挽救肾功能：无法用其他原因解释的肾功能不全或恶化；使用降压药，尤其是ACEI或ARB后的肾功能恶化。

③伴随的心脏问题：不稳定型心绞痛；反复发作的急性肺水肿与左心室收缩功能不匹配。

（2）以下情况不宜进行介入治疗。

①由于伴随的严重疾病预期寿命有限的患者。

②严重造影剂过敏或无法耐受抗血小板药物。

③严重的慢性缺血性肾病，接近需要长期透析的患者，需要肾内科专家会诊，（如必要时有即刻透析条件者）方可考虑行介入手术。

④病变肾动脉的解剖不适合介入治疗，如源自腹主动脉瘤，弥漫钙化性病变等。

⑤临床病情不稳定，不能耐受介入手术。

⑥如病因系大动脉炎所致，炎症活动期一般不宜手术，要用免疫抑制剂治疗使血沉或 C - 反应蛋白降至正常范围 2 个月以上后方可考虑。

⑦患肾严重萎缩，长度 <7cm，GFR <10ml/min。

（3）开放外科手术适应证　开放的外科手术仍然是治疗肾动脉狭窄的重要补充手段。手术的方法很多，各有其特点，在治疗时应结合具体病情选用最适宜的手术方法。包括：①动脉血栓内膜剥除术。②旁路手术。③脾、肾动脉吻合术。④肾动脉狭窄段切除术。⑤病变切除及移植物置换术。⑥自体肾移植术。

但现今条件下选择外科手术多应用于下列情况：①肾动脉狭窄病变严重但肾动脉解剖学特征不适合行经皮腔内肾血管成形术（PTRA）治疗。②肾动脉已完全闭塞，无论是否伴有肾脏萎缩。③经 PTRA 介入治疗失败或产生严重并发症。④需要同时进行肾旁主动脉重建（在治疗主动脉瘤或严重主髂动脉闭塞性疾病时）。⑤合并延伸到节段动脉的复杂病变。

（六）腹腔干动脉狭窄性疾病

【病因及发病率】

腹腔干动脉狭窄的发病率在东西方存在一定差距，早年西方文献报道其发生率波动于 12.5% ~24% 左右，而韩国曾报道其发病率仅为 7.3%，随着生活方式的改变和人口老龄化加剧，这个比例逐渐上升。多种病因均可导致腹腔干动脉狭窄，其中最常见即为动脉粥样硬化引起，中弓韧带压迫、血栓形成及先天发育异常也是腹腔干动脉狭窄的原因。

【诊断标准】

1. 临床表现

腹腔干动脉狭窄主要表现为慢性胃肠道缺血。通常 40 ~60 岁患者易出现症状，其中以女性多见，男女比例为 1：3。表现为上腹和中腹的绞痛或钝痛，位置一般较深，有时可放射至背部。80% 的患者症状出现于餐后 15 ~30 分钟，持续 1 ~3 小时，与用餐量有一定关系。餐后腹痛的发生与餐后胃肠道需要更多的氧耗以供应食物的消化和吸收有关，由于腹腔干狭窄提供不了足够的血流与氧，由此产生疼痛感。

患者由于餐后腹痛症状，一些患者可能出现用餐恐惧，约50%的患者体重较前下降10~15kg以上，这种体重下降由进食减少引起，因而与肿瘤性或其他消耗性疾病有所不同。偶有少部分患者表现为持续腹部轻度不适。

通过查体较少能发现阳性体征，偶然在上腹部可闻及血管杂音。

2. 诊断依据

由于腹腔干动脉狭窄出现症状的患者十分罕见，因此在诊断中应十分谨慎。腹腔干动脉狭窄诊断主要依据患者的临床表现，特别是餐后腹痛和营养性体重下降，但应进行相关的检查以排除其他疾病的可能，如胆囊、胰腺等疾病。影像学检查包括 CTA，MRA 等，但经导管造影依旧是诊断腹腔干动脉狭窄的金标准。除外形态学狭窄以外，目前认为应同时满足腹腔干动脉狭窄以远动脉的收缩压较腹主动脉压下降至少 10mmHg 方可明确诊断。

【治疗原则】

因腹腔干多可形成一定的侧支循环，因而对于大多数无症状患者可采取药物保守治疗。外科手术过程中因特殊情况结扎腹腔干动脉的病例中，也很少发生严重的并发症。目前对于症状性腹腔干动脉狭窄多采用经皮腔内支架置入的方法，对于少数介入失败的患者在充分评估病情的情况亦可采用外科手术治疗，包括动脉旁路移植术、动脉移位术等。症状性腹腔干动脉狭窄患者血运重建后总体有效率在50%~83%左右，合并以下情况的患者治疗效果可能更佳：体重下降超过10kg、年龄60岁以下以及典型的餐后腹痛症状。

（七）肠系膜动脉狭窄性疾病

消化道的血液供应绝大部分来源于腹腔动脉，肠系膜上动脉和肠系膜下动脉及其侧支和吻合支。肠系膜动脉硬化性狭窄（MAS）是指由于肠系膜动脉硬化狭窄或闭塞使肠道供血不足引起的肠缺血，可以分为急性肠缺血和慢性肠缺血。急性肠缺血较慢性肠缺血更常见。动脉性肠缺血病因包括肠系膜动脉栓塞、血栓形成、夹层、粥样硬化性狭窄以及血管炎。重点介绍肠系膜动脉硬化性狭窄所致的急性缺血和慢性缺血。

急性肠系膜缺血

【临床表现】

肠系膜缺血虽然原因各异，其结果均为不同程度的部分小肠或全小肠缺血，有时伴右半结肠缺血。主要见于老年人动脉硬化及严重的心血管病变者。

急性肠缺血可以是首次发作，也可是在慢性基础上的急性发作。腹痛、便血是肠系膜动脉硬化闭塞性疾病的常见症状。患者如突然发生腹部疼痛，且腹痛症状持续不缓解，当基本排除了胆囊炎、胰腺炎或胃肠穿孔等急腹症时，应警惕急性肠缺血的可能性。如有数周至数月的餐后腹痛病史者常与肠系膜上动脉血栓形成有关。

大约75%~90%的急性肠缺血患者有急性腹痛症状。早期疼痛常常表现为症状与体征不一致。患者腹部疼痛常常很重，但查体腹部柔软、平坦，多数无反跳痛。突然严重的腹痛伴有迅速 - 急切的排便，尤其是无腹部体征或腹部体征不明显者，强烈提示存在着动脉闭塞。大约25%非闭塞性肠系膜缺血患者可无腹部疼痛。在腹部疼痛缺乏的情况下，尤其对于非闭塞性肠系膜缺血患者而言，出现不能解释的腹胀或消化道出血可能是急性肠系膜缺血的唯一指征。肠系膜缺血出现腹胀常常是肠梗死的首发症状。75%急性肠缺血患者便潜血为阳性，甚至消化道出血的表现可能先于腹部其他症状和体征。右侧腹痛伴有酱紫色大便或暗红色血便也应注意有无急性肠缺血的可能。急性肠缺血如果出现腹部触痛或反跳痛、肌紧张增加，强烈提示存在肠梗死。

【实验室检查】

多数急性肠缺血患者白细胞计数升高。约一半左右的患者有代谢性酸中毒。血磷、淀粉酶、乳糖酶或其他酶可能升高。如无肠梗死，腹部平片多无异常发现。随病情的变化可见形状不定的小肠或回肠肠袢，小肠或右半结肠"指压痕征"。超声多普勒血流检测简便易行，对于识别肠系膜上动脉阻塞有价值。CTA 或 MRA 肠道血管成像可显示肠系膜动脉主干及主要分支的解剖，对判断狭窄和阻塞有很高的准确性，基本可以替代有创血管造影。经皮选择性肠系膜血管造影仍是目前诊断的金标准。

【诊断与鉴别诊断】

老年人，有动脉粥样硬化病史或严重的心血管病病史，突然出现腹痛、便血症状而腹部体征不明显是肠系膜动脉硬化闭塞性疾病所致急性肠系膜缺血的常见表现形式。先于严重的腹痛发作前，如有数周至数月的餐后腹痛病史者则肠系膜动脉严重狭窄已经存在。临床观察过程中如腹部压痛逐渐加重，有反跳痛及肌紧张等，则为肠缺血进行性加重的表现，强烈提示已发生肠梗死。腹部平片检查在病变逐渐进展时，可见相应影像，CTA 或 MRA 基本可明确动脉阻塞的解剖细节。经皮动脉造影是诊断急性肠系膜缺血的金标准。

鉴别诊断方面应注意与胆囊炎、胰腺炎、胃肠穿孔或肠梗阻等急腹症相鉴别。

【治疗】

一般治疗：补足血容量、纠正酸中毒、酌情给予抗生素以及胃肠减压。

急性肠系膜缺血一经确诊，要尽快恢复血流，治疗包括栓子切除术（导管或手术）、溶栓或支架置入术。选择外科血栓清除术还是溶栓介入治疗取决于缺血的严重程度、阻塞物的性质和部位及患者的一般情况。

慢性肠系膜缺血

【病因】

慢性肠系膜缺血常见于老年人，病因同样与动脉粥样硬化密切相关。少数病因包括血管炎、肌纤维发育不良、动脉瘤、动静脉瘘、动脉夹层等。

【临床表现】

慢性肠系膜缺血又称肠绞痛，通常表现为进食后反复发作性腹部疼痛，表现为脐周或上腹部钝痛或绞痛，常在餐后10~30分钟后出现，逐渐加重，1~3小时后消散。某些患者下蹲或取卧时位疼痛能缓解。随着疼痛频率和严重程度的增加，患者会逐渐减少进餐量甚至畏惧进食，避免疼痛反复发作或疼痛加剧，这种情况长期存在可致患者体重逐渐下降。少数患者因缺血继发吸收不良可有脂肪泻。

【体格检查】

部分患者消瘦，腹部柔软无触痛。即使在疼痛发作时，腹部压痛往往也不明显。上腹部可能听到收缩期血管杂音。

【实验室检查】

超声多普勒检查可能发现肠系膜上动脉或腹腔动脉阻塞部位及高速峰值收缩流速，但与操作者经验明显相关。CTA 或 MRA 可明确大多数病变的解剖细节。经皮选择性血管造影是诊断慢性肠系膜缺血的金标准。

【诊断与鉴别诊断】

本病的诊断主要根据临床症状和影像学检查。影像学检查发现血管狭窄或闭塞有重要的诊断价值，但仅凭血管影像仍不能确定慢性肠系膜缺血的诊断，因为肠系膜血管可形成广泛侧支，即使 1、2 支血管闭塞，患者也可能无慢性肠系膜缺血症状。

鉴别诊断方面应注意与胆石症、慢性胰腺炎、消化性溃疡、胰腺癌等引起的上腹痛鉴别。

【治疗】

对于轻症患者，应调整饮食。少食多餐，避免进食过多或进食不易消化的食物。餐后腹痛症状明显者，亦可禁食，肠外营养治疗。应用血管扩张药物可减轻症状。对于上述治疗效果不显著或者重症患者，可选择手术重建血运。

（八）急性周围动脉阻塞

急性外围动脉阻塞可能由于动脉粥样硬化斑块破裂和血栓形成，来自心脏或胸或腹主动脉的栓子，主动脉夹层或急性肌筋膜综合征引起。

【诊断标准】

1. 症状和体征

症状和体征是四肢突然发作"5P"：疼痛（pain）、冷（polar）、麻木（paresthesia）、肢体苍白（pallor）和无脉（pulselessness）。阻塞一般在最后可扪及的脉搏远端分叉部。严重病例可能引起运动功能的丧失。6~8 小时后，当触摸时肌肉可能有压痛。

2. 诊断依据

主要根据临床表现。需要立即作 ABI，进一步做双功超声或 CTA 或 MRA 可确诊阻塞的部位，确定侧支血流和指导治疗。

【治疗原则】

包括栓子切除术（导管或手术），溶栓或旁路移植手术。选择外科血栓清除术还是溶栓治疗取决于缺血的严重程度、血栓的程度或部位及患者的一般情况。溶栓（纤溶）药物，特别是当经动脉局部导管滴注给药时，对 <2 周并且肢体运动和感觉功能完整的急性动脉阻塞最有效。约 20%～30% 急性动脉阻塞的病人需要在 30 天内截肢。

（蒋雄京）

第三节　静脉血栓栓塞症

【概述】

从解剖角度，肢体静脉可分为浅静脉与深静脉。下肢浅静脉包括大隐静脉、小隐静脉及其分支；下肢深静脉与大动脉伴行。临床上将腘静脉以上部位的深静脉称为下肢近端深静脉。深、浅静脉间由多处穿支静脉相连。两叶状静脉瓣分布在整个静脉系统内，以控制血流单向流回心脏。

静脉血栓栓塞症（VTE）是常见疾病，包括深静脉血栓和浅静脉血栓，几乎在临床所有科室均可发现。由于深静脉血栓病变症状更显著，危害更大，VTE 在临床中一般指代深静脉血栓相关病变。现有数据表明，VTE 已成为全球第 3 大急性心血管疾病，仅次于急性心肌梗死和卒中，欧美国家年发病率可达 39 ~ 115 人/100000 人。VTE 有 2 种疾病表现形式：深静脉血栓形成（DVT）和肺血栓栓塞（PE）。DVT 主要发生在下肢深静脉，但也可偶发于上肢深静脉、颈静脉分支、颅内静脉窦和内脏静脉，而且发生在这些非常见部位的 VTE 也常继发于特殊的血栓因素，如静脉插管、肿瘤和易栓症等。

在临床上应对所有确诊的 VTE 患者进行危险因素评估，尤其需在那些无明显诱因、反复发生血栓事件以及青年患者中进行。临床常见 VTE 相关危险因素详见第 14 章第 3 节肺血栓栓塞症。

【诊断标准】

1. 临床表现

（1）DVT 患者症状主要为静脉回流受阻所致的局部症状，严重程度主要取决于血栓部位、堵塞程度以及侧支开放情况。部分患者可完全无临床症状，常在偶尔筛查时发现。

（2）近端的髂、股静脉 DVT 多为单侧发病，典型表现为患肢红肿、皮温增高，并伴有压痛，浅静脉可见扩张。部分患者可呈紫蓝色，是静脉内淤积的还原血红蛋白所致，称为蓝色炎性疼痛症。患者有时腿部明显水肿使组织内压超过微血管灌注压而导致局部皮肤发白，称之为白色炎性疼痛症。近端 DVT 并发 PE，尤其是中高危 PE 风险较大，合并全身症状时需格外注意筛查诊断 PE。

（3）腘静脉以下的小腿 DVT 因常有较丰富的侧支循环常无临床症状，偶有腓肠肌局部发热、肿胀和压痛等。

2. 常用诊断技术

（1）D - 二聚体（D - dimer）监测　D - 二聚体是临床中最常使用的 VTE 筛查生物标记物。由于具有很高的敏感性，D - 二聚体阴性结合低度或中度 VTE 临床可能性评分（Well 评分或改良 Geneva 评分）有助于直接排除 DVT 和 PE。D - 二聚体参考值上限随年龄增加而升高，对于 50 岁以上患者，D - 二聚体正常上限设定为年龄 × 10μg/L；而对于 50 岁以下患者则仍采用 500 μg/L 这个参考值上限。但需要强调，临床上有多种疾病或病理生理状态可导致 D - 二聚体增高，需根据临床病情仔细甄别。

（2）加压静脉超声（CUS） CUS 是目前临床最常用的下肢 DVT 影像诊断技术，尤其适用于对造影剂过敏患者。二维超声显像可直接见到大静脉内的血栓，根据静脉是否能被超声探头完全压闭，配合 Doppler 超声测定静脉内血流速度，可对 DVT 进行诊断。其中静脉是否能被完全压闭是唯一确诊 DVT 的征象，血流测定则可靠性较低。对于近端 DVT，CUS 的敏感性和特异性可分别达 90% 和 95%；而对远端者诊断敏感性仅为 50%~70%，但特异性可达 95%。

（3）CT 静脉造影 对于疑诊 VTE 患者，可使用 CT 进行一站式造影检查，同时对肺动脉和下肢深静脉进行扫描。这种模式目前在我国应用较少，主要问题是会显著增加射线量，青年女性患者尤需谨慎。

（4）放射性核素检查 ^{125}I 纤维蛋白原扫描偶用于本病的诊断。与超声检查相反，本检查对腓肠肌内的深静脉血栓形成的检出率可高达 90%，而对近端深静脉血栓形成的诊断的特异性较差。

（5）深静脉造影 从足部浅静脉内注入造影剂，在近心端使用压脉带，很容易使造影剂直接进入深静脉系统，如果出现静脉充盈缺损，即可做出定性及定位诊断。深静脉造影是有创检查手段，一般仅在拟行经导管介入或溶栓治疗的患者中应用。

【鉴别诊断】

下肢深静脉血栓形成需与以下疾病进行鉴别：下肢蜂窝织炎，静脉梗阻（外压性，如肿瘤）或淋巴回流障碍，血栓后综合征，外伤后下肢局部血肿，浅表血栓性静脉炎，其他原因所致的外周水肿如心衰、慢性肾功能不全、贫血、低蛋白血症、肝硬化、肾病综合征等，下肢动静脉瘘或先天性血管畸形，急性下肢动脉栓塞，血管炎。

【治疗原则】

对于 VTE 的治疗重点需要考虑两方面的情况：一方面是在 VTE 急性期，治疗原则是根据病情和血栓累及部位综合判断，以稳定生命体征，迅速改善症状为主。当 DVT 合并有 PE 时，应主要根据 PE 危险度分层和出血风险酌情进行溶栓、抗凝或机械方法治疗恢复血流灌注。另一方面是在 VTE 症状缓解进入稳定期后，需综合考虑 VTE 患者复发风险及抗凝出血风险，个体化判断后续抗凝强度和时程，以预防复发、减少严重出血事件和减少远期并发症为目标。

1. VTE 急性期治疗

（1）抗凝治疗 需要强调的是，对于疑诊 VTE 的患者，只要不存在明确的抗凝禁忌，在疑诊筛查期间即应尽快启动抗凝治疗。住院期间抗凝治疗应选择起效较快的药物，可应用低分子肝素、磺达肝癸钠、直接口服的抗凝药（DOACs）和普通肝素，出院后一般可酌情切换为 DOACs 或华法林抗凝治疗。

对于存在基础血小板减低或抗凝后发生血小板减低考虑肝素诱导血小板减低（HIT）的患者，可将低分子肝素切换为磺达肝癸钠或 DOACs。而对于普通肝素，由于需要频繁抽血监测 APTT，而且发生出血和发生 HIT 的风险较高，临床已极少将其作为一线抗凝药物。但对于那些血流动力学或病情极其不稳定患者，以及合并极重度肾功能不全的患者，可考虑选择普通肝素抗凝治疗。常用抗凝药物作用机制和使用方法详见第 14 章 第 3 节肺血栓栓塞症。

（2）溶栓治疗　溶栓治疗可以迅速溶解血栓，恢复血管灌注，是 VTE 的重要治疗手段，尤其适用于危重 PE 患者和部分严重近端 DVT 患者。溶栓治疗会导致出血风险显著增高，尤其是大出血风险，所以临床中要仔细权衡溶栓获益和出血风险。

①体循环溶栓：对于高危 PE 患者，如无明确溶栓绝对禁忌，均首选经体循环溶栓。目前临床常用溶栓药物有阿替普酶（rt - PA），尿激酶以及部分三代溶栓药物（如瑞替普酶，t - PA）等。溶栓治疗的绝对和相对禁忌证，常用药物用法详见第 14 章 第 3 节肺血栓栓塞症。

②经导管再灌注治疗：经导管再灌注治疗是指所有通过经皮导管途径，使用各种器械和药物对血管进行再灌注治疗的方法，可用于中高危 PE 和严重近端 DVT 患者。既往来自小规模临床研究的结果并未证实经导管再灌注治疗相比体循环溶栓有明显疗效或安全性优势。因此，经导管再灌注治疗的适应证主要是存在体循环溶栓禁忌或体循环溶栓失败的患者。经导管再灌注治疗的方法包括单纯机械性碎栓和吸栓系统，但更多采用联合机械性技术系统和局部低剂量溶栓相结合的策略。详细技术见第 23 章第 2 节经导管肺动脉介入治疗。

③外科手术取栓：外科手术取栓适应证主要包括：存在溶栓治疗禁忌证的高出血风险的 PE 患者；溶栓治疗失败的 PE 患者；合并大量右心血栓的患者；合并股青肿的严重髂骨静脉血栓患者。对于近端 DVT 患者，外科取栓可能会导致 DVT 复发风险增高，因此需要严格把握临床适应证。

（3）下腔静脉滤器　下腔静脉滤器的关键价值在于预防致死性 PE 的发生，但同时会增加下肢 DVT 发生风险。因此下腔静脉滤器的绝对适应证有 2 种：并发有近端 DVT 且有抗凝禁忌的患者和充分抗凝治疗情况下仍反复发作 VTE 的患者。因此，临床上绝大多数 VTE 患者并不需要植入滤器。下腔静脉滤器根据临床可取出情况主要分为临时滤器、可回收滤器和永久滤器。对于那些存在明确可逆转 VTE 危险因素的患者，如手术、创伤等，首选临时滤器和可回收滤器；而对于危险因素长期存在的患者，如恶性肿瘤，易栓症等，则可酌情选择永久滤器。下腔静脉滤器的详细内容见第 23 章第 1 节，下腔静脉滤器置入。

（4）体位治疗　DVT 发病初期，尤其是近端 DVT 患者，发生血栓脱落的风险较大，因此在抗凝治疗的同时应保持一段时间严格卧床制动（一般 1～2 周）。待急性期过去，患者 D - 二聚体水平明显回落以后，DVT 脱落风险会显著降低。但对慢性DVT，经常运动和做腿部加压训练的患者比卧床休息的患者其症状改善速率显著要快，因此应鼓励患者适当运动和训练。适当抬高患肢，避免长时间坐卧以及使用弹力袜等都能适当缓解慢性 DVT 和下肢静脉瓣功能不全患者的症状，并减少 DVT 复发风险。

2. DVT 的长期治疗

DVT 患者需长期抗凝治疗，以防止出现有症状的血栓发生和（或）复发性静脉血栓事件为主。很多时候，患者 VTE 易患风险和出血风险因素是在不断变化的，因此需加强患者随访，动态调整抗凝治疗药物和抗凝时程。

长期抗凝治疗药物的选择：②在急性期后，一般选择口服抗凝药物维持抗凝治疗，包括华法林和 DOACs。②已有大量循证医学证据显示，DOACs 预防 VTE 复发的疗效和华法林相似，但大出血风险，尤其是致死性大出血风险，则显著低于华法林。③对于抗磷脂抗体综合征患者，优选华法林进行长期抗凝治疗。

（蒋　鑫　荆志成）

第八章　心脏瓣膜病

第一节　二尖瓣病变

（一）二尖瓣狭窄

二尖瓣狭窄是由于炎症、黏液样变性、退行性改变、先天性畸形、缺血性坏死和（或）创伤等原因引起的单个或多个瓣膜（包括瓣叶瓣环、腱索或乳头肌）的功能或结构异常，导致瓣口狭窄，正常二尖瓣质地柔软，瓣口面积约为 $4\sim6cm^2$。当瓣口面积减小为 $1.5\sim2.0cm^2$ 时为轻度狭窄；$1.0\sim1.5cm^2$ 时为中度狭窄；$<1.0cm^2$ 时为重度狭窄。

二尖瓣病变的最常见病因为风湿热。2/3 的患者为女性。约半数患者无急性风湿热史，但多有反复链球菌扁桃体炎或咽峡炎史。急性风湿热后，至少需 2 年形成明显二尖瓣狭窄，多次发作急性风湿热较一次发作出现狭窄早。单纯二尖瓣狭窄占风心病的 25%，二尖瓣狭窄伴有二尖瓣关闭不全占 40%。主动脉瓣常同时受累。先天性畸形或结缔组织病，如系统性红斑狼疮心内膜炎为二尖瓣狭窄的罕见病因。

【临床表现】

1. 症状

通常情况下，从初次风湿性心脏炎到出现明显二尖瓣狭窄的症状可长达 10 年；此后 $10\sim20$ 年逐渐丧失活动能力。

（1）呼吸困难　劳动力性呼吸困难为最早期的症状，主要为肺的顺应性降低所致。随着病程发展，日常活动即可出现呼吸困难以及端坐呼吸。

（2）咳嗽　多在夜间睡眠时及劳动后出现，多为干咳。并发支气管炎或肺部感染时，咳黏液样痰或脓痰。左心房明显扩大压迫支气管亦可引起咳嗽。

（3）咯血

①痰中带血或血痰：与支气管炎、肺部感染和肺充血或毛细血管破裂有关；常伴夜间阵发性呼吸困难；二尖瓣狭窄晚期出血肺梗死时，亦可咯血痰。

②大量咯血：是由于左心房压力突然增高，以致支气管静脉破裂出血造成。多见于二尖瓣狭窄早期，仅有轻度或中度肺动脉增高的患者。

③粉红色泡沫痰：为毛细血管破裂所致，属急性肺水肿的特征。

（4）胸痛　约有 15% 的二尖瓣狭窄患者有胸痛表现，可能是由于肥大的右心室壁张力增高，同时心排血量降低致右心室缺血引起。

（5）血栓栓塞　20% 的二尖瓣狭窄患者在病程中发生血栓栓塞，其中 80% 有心房颤动。栓塞可发生在脑血管、冠状动脉和肾动脉，部分患者可反复发生。或为多发性栓塞。

（6）其他症状　左心房扩大和左肺动脉扩张可压迫左喉返神经，引起声音嘶哑；

左心房显著扩大可压迫食道，引起吞咽困难；右心室衰竭时可出现食欲减退、腹胀、恶心等症状。

2. 体征

（1）心尖区舒张中晚期低调的隆隆样杂音，呈递增型，局限性，左侧卧位时明显，可伴有舒张期震颤。心尖区第一心音亢进，呈拍击样。可在80%～85%的患者胸骨左缘3～4肋间或心尖区内侧闻及二尖瓣开瓣音（OS），此音紧跟第二心音后，高调短促而响亮，呼气时明显，是隔膜型瓣膜口的主瓣（二尖瓣前叶）在开放时发生震颤所致，拍击样第一心音和二尖瓣开瓣音的存在，高度提示二尖瓣狭窄以及瓣膜仍有一定的柔顺性和活动力，有助于隔膜型二尖瓣狭窄的诊断，对决定手术治疗的方法有一定的意义。由于肺动脉高压，可出现肺动脉瓣第二心音亢进和分裂。严重肺动脉高压时，可在胸骨左缘第2～4肋间闻及一高调，为递减型的舒张早中期杂音，呈吹风样，沿胸骨左缘向三尖瓣区传导，吸气时增强。此乃由于肺动脉及其瓣环的扩张，造成相对性肺动脉瓣关闭不全的杂音（Graham - steell 杂音）。有时还可听到肺动脉瓣收缩早期喀喇音，此音呼气时明显，吸气时减轻。严重的二尖瓣狭窄患者，由于肺动脉高压，右心室扩大，引起三尖瓣瓣环的扩大，导致相对性三尖瓣关闭不全。右心室收缩时部分血流通过三尖瓣口返流到右心房，因而出现三尖瓣区全收缩期吹风样杂音，向心尖区传导，吸气时明显。

（2）其他体征　二尖瓣面容见于严重二尖瓣狭窄的患者，由于心排血量减低，患者两颧呈紫红色，口唇轻度紫绀。四肢末梢亦见发绀。儿童期发生二尖瓣狭窄者，心前区可见隆起，左乳头移向左上方，并有胸骨左缘处收缩期抬举样搏动，中度以上狭窄患者心脏浊音界在胸骨左缘第三肋间向左扩大，表示肺动脉和右心室增大。颈静脉搏动明显，表明存在严重肺动脉高压。

【辅助检查】

1. X 线检查

X 线检查最早的改变是左心缘的左心房弧度明显，肺动脉主干突出，肺静脉增宽，右前斜位钡剂透视可见扩张的左心房压迫食道。病变严重时，左心房和右心室明显增大，后前位片示心影右缘呈双重阴影，肺门阴影加深，主动脉弓较小。左心室一般不大。当左心房压力达 2.7kPa（20mmHg）时，中下肺可见 Kerley B 线。长期肺淤血后含铁血黄素沉积，双下肺野可出现散在的点状阴影。老年患者常有二尖瓣钙化，青壮年亦不少见。

2. 心电图检查

轻度二尖瓣狭窄者心电图可正常。特征性的改变为 P 波增宽且呈双峰形，提示左心房增大。合并肺动脉高压时，显示右心室增大，电轴右偏。病程晚期常合并心房颤动。

3. 超声心动图检查

超声心动图检查是最敏感和特异的无创性诊断方法，对确定瓣口面积和跨瓣压力阶差，判断病变的程度，决定手术方法以及评价手术的疗效均有很大价值。二维超声心动图上可见二尖瓣前后叶反射增强、变厚、活动幅度减小，舒张期前叶体部向前膨出呈气球状，瓣尖的前后叶距离明显缩短，开口面积减小。M 型超声可见舒张期充盈速率下降，正常的双峰消失，E 峰后曲线下降缓慢，二尖瓣前叶、后叶于舒张期呈从属于前叶的同向运动，即所谓"城垛样"改变。左心房扩大，右心室肥大及右心室流出道变宽。多普勒超声显示缓慢而渐减的血流通过二尖瓣。

4. 左右心导管检查

二尖瓣狭窄的患者右心室、肺动脉及肺毛细血管压力增高，肺循环阻力增大，心排血量减低。穿刺心房间隔后可直接测定左心房和左心房的压力，二尖瓣狭窄早期舒张期跨瓣压力阶差正常，随着病情加重，压力阶差增大，左心房收缩时压力曲线呈高大的 a 波。

【鉴别诊断】

发现心尖区隆隆样舒张期杂音并有左心房扩大，即可诊断二尖瓣狭窄，超声心动图检查可明确诊断。临床上二尖瓣狭窄应与下列情况的心尖区舒张期杂音鉴别。

1. 急性风湿性心脏炎

心尖区有高调、柔和的舒张早期杂音，每日变化较大，风湿活动控制后，杂音可消失。这是因为心室扩大，二尖瓣相对狭窄所致，即 Carey – Coombs 杂音。

2. "功能性"二尖瓣狭窄

见于各种原因所致的左心室扩大，二尖瓣口流量增大，或二尖瓣在心室舒张期受主动脉返流血液的冲击等情况，如大量左至右分流的动脉导管未闭和心室间隔缺损，主动脉瓣关闭不全等，此杂音历时较短，无开瓣音，性质较柔和，吸入亚硝酸异戊酯杂音减低，应用升压药后杂音加强。

3. 左心房黏液瘤

为心脏原发性肿瘤中最常见者。临床症状和体征与二尖瓣狭窄相似，但呈间歇性，随体位而变更，一般无开瓣音而可听到肿瘤扑落音，心房颤动少见而易有反复的周围动脉栓塞现象。超声心动图表现为二尖瓣后面收缩期和舒张期均可见一团云雾状回声波。心导管检查显示左心房压力明显升高，选择性心血管造影示左心房内充盈缺损。后者目前已少用，因有促使瘤栓脱落的可能。

4. 三尖瓣狭窄

胸骨左缘下端闻及低调的隆隆样舒张期杂音，吸气时因回心血量增加可使杂音增强、呼气时减弱。窦性节律时颈静脉 a 波增大。二尖瓣狭窄舒张期杂音位于心尖区，吸气时无变化或减弱。超声心动图可明确诊断。

5. 原发性肺动脉高压

多发生于女性患者，无心尖区舒张期杂音和开瓣音，左心房不扩大，肺动脉楔压和左心房压力正常。

【治疗】

1. 代偿期治疗

适当避免过度的体力劳动及剧烈运动，保护心功能。对风湿性心脏病患者应积极预防链球菌感染与风湿活动以及感染性心内膜炎。

2. 失代偿期治疗

出现临床症状者，宜口服利尿剂并限制钠盐摄入。右心衰竭明显或出现快速心房颤动时，用洋地黄类制剂可缓解症状，控制心室率。出现持续性心房颤动 1 年以内者，应考虑药物或电复律治疗。对长期心力衰竭伴心房颤动者可采用抗凝治疗，以预防血栓形成和动脉栓塞的发生。

二尖瓣狭窄治疗的关键是解除二尖瓣机械性梗阻，降低跨瓣压力阶差。常采用的手术方法有：

（1）经皮二尖瓣球囊扩张术（PBMV） 这是一种介入性心导管治疗技术，其适应证为单纯二尖瓣狭窄。此方法能使二尖瓣口面积扩大至 $2.0cm^2$ 以上，明显降低二尖瓣跨瓣压力阶差和左心房压力，提高心脏指数，有效地改善临床症状。PBMV 术不损害瓣下结构，操作熟练者，亦可避免并发症的发生；并且不必开胸，较为安全，患者损伤小，康复快，近中期疗效肯定。

（2）外科二尖瓣分离术 有闭式和直视式 2 种。闭式多采用经左心室进入使用扩张器方法，对隔膜型疗效最好。手术适应证为患者年龄不超过 55 岁，心功能在 Ⅱ ~ Ⅲ 级，近半年内无风湿活动或感染性心内膜炎，术前检查心房内无血栓，不伴有或仅有轻度二尖瓣关闭不全或主动脉瓣病变且左心室不大。合并妊娠而需手术者宜在孕期 6 月以内进行。对中度或重度二尖瓣关闭不全、疑有心房内血栓形成、瓣膜重度钙化或腱索明显融合缩短的患者，应行直视式分离术。

（3）人工瓣膜替换术 指征为：心功能在 Ⅲ ~ Ⅳ 级，伴有明显二尖瓣关闭不全和（或）主动脉瓣病变且左心室增大；瓣膜严重钙化以致不能分离修补；钙化粥样瘤引起狭窄者。常用机械瓣或生物瓣。机械瓣经久耐用，不致钙化或感染，但须终身抗凝治疗；伴有溃疡病或出血性疾病者忌用。生物瓣不需抗凝治疗，但可因感染性心内膜炎或数年后瓣膜钙化或机械性损伤而失效，需要再次换瓣处理。

（二）二尖瓣关闭不全

二尖瓣包括 4 个部分：瓣叶、瓣环、腱索和乳头肌，其中任何一部分发生结构异常或功能失调，均可导致二尖瓣关闭不全。

二尖瓣关闭不全的主要病理生理改变是二尖瓣反流使得左心房负荷和左心室舒张期负荷加重。左心室收缩时，血流由左心室注入主动脉和阻力较小的左心房，流入左心房的反流量可达左心室排血量的 50% 以上。左心房除接受肺静脉回流的血液外，还接受左心室返流的血液，因此左心房压力的升高可引起肺静脉和肺毛细血管压力的升高，继而扩张和淤血。同时左心室舒张期容量负荷增加，左心室扩大。慢性者早期通过代偿，心搏量和射血分数增加，左心室舒张末期容量和压力可不增加，此时可无临床症状；失代偿时，心搏量和射血分数下降，左心室舒张期末容量和压力明显增加，临床上出现肺淤血和体循环灌注低下等左心衰竭的表现。晚期可出现肺动脉高压和全心衰竭。

急性二尖瓣关闭不全时，左心房突然增加大量反流的血液，可使左心房和肺静脉压力急剧上升，引起急性肺水肿。

慢性发病者中，由于风湿热造成的瓣叶损害所引起者最多见，占全部二尖瓣关闭不全患者的 1/3，且多见于男性。病理变化主要是炎症和纤维化使瓣叶变硬、缩短、变形、粘连融合或腱索融合。约有 50% 患者合并二尖瓣狭窄。

二尖瓣关闭不全还可见于：①冠状动脉粥样硬化性心脏病（冠心病）：心肌梗死后以及慢性心肌缺血累及乳头肌及其邻近室壁心肌，引起乳头肌纤维化伴功能障碍。

②先天性畸形：二尖瓣裂缺，最常见于心内膜垫缺损、校正型心脏转位、心内膜弹力纤维增生症和降落伞型二尖瓣畸形。③二尖瓣环钙化：为特发性退行性病变，多见于老年女性患者。此外，高血压病、马凡综合征、慢性肾功能衰竭和继发性甲状腺功能亢进的患者，亦易发生二尖瓣环钙化。④左心室扩大：任何病因引起的明显左心室扩大，均可使二尖瓣环扩张，和乳头肌侧移，影响瓣叶的闭合，从而导致二尖瓣关闭不全。⑤二尖瓣脱垂综合征。⑥其他少见病因：结缔组织病如系统性红斑狼疮、类风湿性关节炎等，梗阻性肥厚型心肌病，强直硬化性脊椎炎。

急性二尖瓣关闭不全多因腱索断裂、瓣膜毁损或破裂、乳头肌坏死或断裂以及人工瓣膜替换术后开裂而引起，可见于感染性心内膜炎、急性心肌梗死、穿通性或闭合性胸外伤及自发性腱索断裂。

【诊断标准】

1. 临床表现

（1）症状 通常情况下，从初次风湿性心脏炎到出现明显二尖瓣关闭不全的症状可长达20年；一旦发生心力衰竭，则进展迅速。轻度二尖瓣关闭不全者可无明显症状或仅有轻度不适感。严重二尖瓣关闭不全的常见症状是劳动性呼吸困难，疲乏，端坐呼吸等，活动耐力显著下降。咯血和栓塞较少见。晚期右心衰竭时可出现肝脏淤血肿大、有触痛，踝部水肿，胸水或腹水。急性者可很快发生急性左心衰竭或肺水肿。

（2）体征

①心脏听诊 心尖区出现收缩期吹风样杂音，响度在3/6级以上，多向左腋传播，吸气时减弱，返流量小时音调高，瓣膜增厚者杂音粗糙。以前叶损害为主时，杂音向左腋下或左肩胛下传导；以后叶损害为主者，杂音向心底部传导。可伴有收缩期震颤。心尖区第一心音减弱，或被杂音掩盖。由于左心室射血期缩短，主动脉瓣关闭提前，导致第二心音分裂。严重二尖瓣关闭不全者可出现低调的第三心音。闻及二尖瓣开瓣音提示合并二尖瓣狭窄，但不能除外二尖瓣关闭不全。严重的二尖瓣关闭不全患者，由于舒张期大量血液通过，导致相对性二尖瓣狭窄，故心尖区可闻及低调、短促的舒张中晚期杂音。肺动脉高压时，肺动脉瓣区第二心音亢进。

②其他体征 动脉血压正常而脉搏较细小。心界向左下扩大，心尖区此刻触及局限性收缩期抬举样搏动，说明左心室肥厚和扩大。肺动脉高压和右心衰竭时，可有颈静脉怒张，肝脏肿大，下肢浮肿。

2. 辅助检查

（1）X线检查 轻度二尖瓣关闭不全者，可无明显异常发现。严重者左心房和左心室明显增大，明显增大的左心房可推移和压迫食道。肺动脉高压或右心衰竭时，右心室增大，可见肺静脉淤血、肺间质水肿和Kerley B线，常有二尖瓣叶和瓣环的钙化。左心室造影可对二尖瓣反流进行定量。

（2）心电图检查 轻度二尖瓣关闭不全者心电图可正常。严重者可有左心室肥大和劳损；肺动脉高压时可出现左、右心室肥大的表现。慢性二尖瓣关闭不全伴左心房增大者多有心房颤动。窦性心律者P波增宽且呈双峰形，提示左心房增大。

（3）超声心动图检查 超声心动图是检测和定量二尖瓣反流的最准确的无创性诊断方法，二维超声心动图上可见二尖瓣前后叶反射增强、变厚，瓣口在收缩期关闭对合不佳；腱索断裂时，二尖瓣可呈连枷样改变，在左心室长轴面上可见瓣叶在收缩期呈鹅颈样钩向左心房，舒张期呈挥鞭样漂向左心室。M 型超声可见舒张期二尖瓣前叶 EF 斜率增大，瓣叶活动幅度增大；左心房扩大，收缩期过度扩张；左心房扩大及室间隔活动过度。多普勒超声显示左心房收缩期反流。左心声学造影见造影剂在收缩期由左心室返回左心房。

（4）放射性核素检查　放射性核素血池显像示左心房和左心室扩大，左心室舒张末期容积增加。肺动脉高压时，可见肺动脉主干和右心室扩大。

（5）右心导管检查　二尖瓣关闭不全的患者右心室、肺动脉及肺毛细血管压力增高，肺循环阻力增大。左心导管检查左心房压力增高，压力曲线 v 波显著，而心排血量减低。

【鉴别诊断】

二尖瓣关闭不全的杂音应与下列情况的心尖区收缩期杂音鉴别：相对性二尖瓣关闭不全可发生于高血压性心脏病，各种原因引起的主动脉瓣关闭不全或心肌炎，扩张型心肌病，贫血性心脏病等。由于左心室或二尖瓣环明显扩大，造成二尖瓣相对关闭不全而出现心尖区收缩期杂音。

（1）功能性心尖区收缩期杂音　半数左右的正常儿童和青少年可听到心前区收缩期杂音，响度在 1 ~ 2/6 级，短促，性质柔和，不掩盖第一心音，无心房和心室的扩大。亦可见于发热、贫血、甲状腺功能亢进等高动力循环状态，原因消除后杂音即消失。

（2）室间隔缺损　可在胸骨左缘第 3 ~ 4 肋间闻及粗糙的全收缩期杂音，常伴有收缩期震颤，杂音向心尖区传导，心尖搏动呈抬举样。心电图及 X 线检查表现为左右心室增大。超声心动图显示室间隔连续中断，声学造影可证实心室水平左向右分流存在。

（3）三尖瓣关闭不全　胸骨左缘下端闻及局限性吹风样的全收缩期杂音，吸气时因回心血量增加可使杂音增强，呼气时减弱。肺动脉高压时，肺动脉瓣第二心音亢进，颈静脉 v 波增大。可有肝脏搏动、肿大。心电图和 X 线检查可见右心室肥大。超声心动图可明确诊断。

（4）主动脉瓣狭窄　心底部主动脉瓣区或心尖区可听到响亮粗糙的收缩期杂音，向颈部传导，伴有收缩期震颤。可有收缩早期喀喇音，心尖搏动呈抬举样。心电图和 X 线检查可见左心室肥厚和扩大。超声心动图可明确诊断。

【治疗原则】

1. 内科治疗

适当避免过度的体力劳动及剧烈运动，限制钠盐摄入，保护心功能；对风心病积极预防链球菌感染、风湿活动以及感染性心内膜炎；适当使用利尿剂和血管扩张剂，特别是减轻后负荷的血管扩张剂，通过降低左心室射血阻力，可减少返流量，增加心排血量，从而产生有益的血流动力学作用。慢性患者可用血管紧张素转化酶抑制剂。急性者可用硝普钠、硝酸甘油或酚妥拉明静脉滴注。洋地黄类药物宜用于出现心力衰竭的患者，对伴有心房颤动者更有效。晚期的心力衰竭患者可用抗凝药物防止血栓栓塞。

2. 手术治疗

长期随访研究表明，手术治疗后二尖瓣关闭不全患者心功能的改善明显优于药物治疗；即使在合并心力衰竭或心房颤动的患者中，手术治疗的疗效亦明显优于药物治疗。瓣膜修复术比人工瓣膜置换术的死亡率低，长期存活率较高，血栓栓塞发生率较小。

（1）手术前应行左、右心导管检查和左心室造影。这些检查对确诊二尖瓣反流，明确原发性心肌病变或功能性二尖瓣关闭不全均有很大的帮助；血流动力学检查有助于估价受累瓣叶的病变严重程度；冠状动脉造影可确定患者是否需要同时行冠脉旁路移植术，因为合并冠心病者，手术的死亡率高，并发症多。

（2）手术指征　①急性二尖瓣关闭不全。②心功能Ⅲ～Ⅳ级，经内科积极治疗后。③无明显临床症状或心功能在Ⅱ级或Ⅱ级以下，辅助检查表明心脏进行性增大，左心室射血分数下降。超声心动图检查左心室收缩期末内径达 50mm 或舒张期末内径达 70mm，射血分数≤50% 时即应尽早手术治疗。

（3）常用手术方法　①瓣膜修复术：能最大限度地保存天然瓣膜。适用于二尖瓣松弛所致的脱垂、腱索过长或断裂。风湿性二尖瓣病变局限，前叶柔软无皱缩且腱索虽有纤维化或钙化但无挛缩；感染性心内膜炎二尖瓣赘生物或穿孔病变局限，前叶无或仅轻微损害者。②人工瓣膜置换术：置换的瓣膜有机械瓣和生物瓣。机械瓣包括球瓣、浮动碟瓣和倾斜碟瓣，其优点为耐磨损性强，但血栓栓塞的发生率高，需终身抗凝治疗，术后 10 年因抗凝不足致血栓栓塞或抗凝过度发生出血所致的病死和病残率可高达 50%；其次，机械瓣的偏心性血流，对血流阻力较大，跨瓣压差较高。生物瓣包括猪主动脉瓣、牛心包瓣和同种硬脑膜瓣，其优点为发生血栓栓塞率低，不需终身抗凝和具有与天然瓣相仿的中心血流，但不如机械瓣耐久，3～5 年后可发生退行性钙化性变而破损，10 年后约 50% 需再次换瓣。

年轻患者和有心房颤动或血栓栓塞高危需抗凝治疗者，宜选用机械瓣；若瓣环小，则宜选用血流动力学效果较好的人工瓣；如有出血倾向或抗凝禁忌者、年轻女性和换瓣术后拟妊娠生育者，宜用生物瓣。

第二节　主动脉瓣病变

（一）主动脉瓣狭窄

主动脉瓣狭窄是指由于风湿性、先天畸形、瓣膜结构老化退行性改变等原因导致主动脉瓣病变，致使主动脉瓣开放受限。其中 10%～30% 的患者为慢性风湿性心脏病长期反复的风湿热所造成。

正常主动脉瓣瓣口面积为 2～4cm^2，当瓣口面积减小到 1cm^2 以下时，左心室排血就遇到阻碍，左心室收缩压升高，甚至可达 40kPa（30mmHg）。中度狭窄压力阶差常为 4.0～6.7kPa（30～50mmHg），重度狭窄则可达 6.70～13.3kPa（50～100mmHg）或更高。左心室壁逐渐肥厚，最终导致左心室心力衰竭。重度狭窄病例常出现心肌血液供应不足的症状。

【诊断标准】

1. 临床表现

（1）症状　随着病变的进展可出现主动脉瓣狭窄的临床三联征：劳累性呼吸困难、心绞痛和晕厥。①呼吸困难：是晚期肺淤血引起的常见症状，可进行性出现夜间阵发性呼吸困难、端坐呼吸和急性肺水肿。②心绞痛：主要由心肌缺血所致，运动可诱发症状出现，休息后缓解。③晕厥：多发生于直立、运动中或运动后即刻，少数在休息时发生，由脑缺血引起。

（2）体征　①望诊：心尖搏动正常。②触诊：心前区有抬举感，可扪及震颤。③叩诊：心界正常或向左下扩大。④听诊：胸骨右缘第二肋间喷射性收缩期杂音，向颈部传导，A_2减弱。

2. 辅助检查

（1）X线检查　心影正常或左心室增大，升主动脉根部狭窄后扩张，晚期可有肺淤血体征。

（2）心电图　左心室肥厚者常伴 ST－T 改变和各种心律失常。

（3）超声心动图　超声是明确诊断和判定狭窄程度的重要方法。在胸骨旁长轴切面可显示主动脉瓣开放受限。

（4）心导管检查　超声心动图检查不能确定狭窄程度并考虑行人工瓣膜置换时应行心导管检查。

【鉴别诊断】

主动脉瓣狭窄常与梗阻性肥厚型心肌病、先天性主动脉瓣上狭窄和先天性主动脉瓣下狭窄进行鉴别诊断。

【并发症】

大约10%的患者并发房颤，而发生感染性心内膜炎、体循环栓塞和心脏性猝死的病例少见。

【治疗原则】

1. 内科治疗

主要目的为明确狭窄程度、观察狭窄进展，择期手术。治疗措施：

（1）预防感染性心内膜炎、风湿热。

（2）无症状者定期复查。

（3）纠正心律失常（如房颤）、心绞痛及心衰等。

2. 外科治疗

（1）重度狭窄伴心绞痛、晕厥或心衰为手术指征。

（2）无症状的重度狭窄者伴心脏增大或左心功能不全应考虑手术。

3. 经皮球囊主动脉瓣成形术及经导管主动脉瓣置换术（TAVR）

主要治疗对象为高龄、有心衰和手术高危患者。该手术为姑息性治疗，为后续经导管主动脉瓣置换术（TAVR）或外科换瓣做过渡。

4. 预后

可多年无症状，但大部分患者狭窄进行性加重，一旦出现症状，平均寿命3年左右。

（二）主动脉瓣关闭不全

主动脉瓣关闭不全可因主动脉瓣及其瓣环和升主动脉的病变造成，男性患者多见，约占75%；女性患者多同时伴有二尖瓣病变。慢性发病者中，由于风湿热造成的瓣叶损害所引起者最多见，占全部患者的2/3。

主动脉瓣反流引起左心室舒张末容量增加，使每搏容量增加和主动脉收缩压增加，而有效每搏血容量降低；左心室舒张末容量增加，左心室重量增加，进而引起左心功能不全和衰竭；左心室每搏容量增加引起收缩压增加和左心室射血时间延长；左心室收缩压的增高引起舒张时间减少；舒张时间（心肌灌注时间）、主动脉舒张压和有效每搏容量的降低均可减少心肌氧供。

【诊断标准】

1. 临床表现

（1）症状

①心悸：心脏搏动的不适是最早的主诉，尤以左侧卧位时明显；脉压增大者常有显著的动脉搏动感，尤以头颈部搏动感明显。

②呼吸困难：初为劳力性呼吸困难，可发展至端坐呼吸等不同程度的呼吸困难。

③心绞痛：比主动脉瓣狭窄少见，休息和劳力时均可发生，夜间更为严重，发作持续时间长，硝酸酯类制剂效果不佳。

④晕厥：并不多见，当快速改变体位时有头晕或眩晕。

⑤全心衰竭：乏力，活动耐力下降。

⑥多汗：尤其是在出现夜间阵发性呼吸困难和心绞痛时。

⑦心功能不全。

⑧咯血和栓塞：较少见。

（2）体征

①周围血管征：是主动脉瓣关闭不全的特征性体征，颈动脉搏动明显增强，并呈双重搏动；有水冲脉和毛细血管搏动，大动脉处可闻及"枪击音"及股动脉收缩期和舒张期双重杂音等，可见头部随心搏频率而上下摆动。

②心脏体征：心尖搏动明显向左下移位，范围较广呈"主动脉型心脏"，与主动脉瓣狭窄不同，心尖搏动呈快速膨胀后回缩现象。触诊心尖搏动向左下移位并有快速冲击感。叩诊呈左心室增大表现。听诊典型的杂音是高音调、吹风样、递减型舒张期杂音，最响区域取决于有无升主动脉扩张，多在胸骨右缘第二肋间最响。主动脉第二心音减弱至消失，有时可听到第三心音，提示有左心功能不全，若左心房代偿性收缩增强时可闻及第四心音。

2. 辅助检查

（1）X线检查　根据病情轻重及病程长短不一，表现不同程度的左心室增大，升主动脉和主动脉扩张，呈"主动脉型心脏"，透视下主动脉搏动明显增强。

（2）心电图　重症者常伴有明显的左心室肥大劳损征象，部分患者存在束支传导阻滞。

（3）超声心动图　M型超声：主动脉根部内径增宽，主动脉瓣的开放幅度增大，速度增快；主动脉瓣关闭线可出现快速扑动现象。二维超声可见主动脉瓣叶增厚和对合不良，左心室增大；二尖瓣前叶内陷，舒张期呈"半月形改变"。经食管超声可更为清楚的显示瓣叶的结构病变，以判定反流程度。

（4）心导管检查　在决定施行手术治疗前进行心脏导管检查可以准确评估反流程度和左心室功能状态，并且可以明确冠状动脉的情况。

（5）放射性核素检查　核素血池显像显示左心室扩大，舒张末期容积增加。左心房也可扩大，可测定左心室收缩功能，用于手术后随访有一定的价值。

【鉴别诊断】

主动脉瓣舒张早期杂音与胸骨左缘明显时应与 Graham Steell 杂音鉴别，可通过呼吸及超声心动图协助诊断，但肺动脉瓣关闭不全无周围血管征。

在与 Austin – Flint 杂音鉴别时，前者吸亚硝酸异戊酯后杂音减弱，后者则增强。

【并发症】

感染性心内膜炎常见；可发生室性心律失常但心脏猝死少见。心力衰竭在急性者出现早，慢性者于晚期出现。

【治疗原则】

1. 内科治疗

（1）预防感染性心内膜炎、风湿热。

（2）梅毒性主动脉炎者应予一疗程青霉素治疗。

（3）舒张压 >90mmHg 应予降压治疗。

（4）轻中度关闭不全而无症状者应限制重体力活动；而重度狭窄虽无症状亦加用 ACEI 类药物。

（5）心绞痛者可用硝酸酯类药物。

（6）积极纠正房颤等心律失常。

2. 外科治疗

（1）无症状伴左心室功能正常的患者　通常这类患者左心室功能正常的具体标准是射血分数 >0.50。对于这类患者的处理方式原则上不考虑手术，仅少数需要手术治疗。这主要取决于左心室扩大的情况。

（2）无症状伴左心室功能障碍的患者　对于这类患者来说虽然无明显症状但是有明确手术指征。即在静息时射血分数为 0.25 ~ 0.49，建议在手术前连续 2 次测量或附加核素心室造影进行协助诊断。是决定无症状患者是否要手术的重要依据。一般这类患者大多伴有不同程度的左心室扩张。

（3）有症状伴左心室功能正常的患者　原则上主动脉瓣关闭不全的患者出现症状就要手术。但是根据具体的情况处理原则也有细微的变化。

（4）有症状伴左心室功能障碍的患者　这类患者应及早做主动脉瓣外科换瓣手术。NYHA 心功能 Ⅱ ~ Ⅲ级有症状的患者，特别是当症状和左心室功能障碍的征象是新近发作时或用扩血管利尿药和静脉正性肌力药短期加强治疗后，主动脉瓣换瓣术有很强的指征。

3. 预后

急性重度主动脉瓣关闭不全如不及时手术治疗，常死于左心室衰竭；慢性者无症状者，症状出现后病情迅速恶化，心绞痛者 5 年内死亡率为 50%，严重左心衰者 2 年内死亡率为 50%。

第三节　三尖瓣病变

（一）三尖瓣狭窄

三尖瓣狭窄多见于女性，绝大多数由风湿热所致，与二尖瓣狭窄相似，风湿性三尖瓣狭窄的病理改变可见腱索有融合和缩短，瓣叶尖端融合，形成一隔膜样孔隙。三尖瓣狭窄可合并三尖瓣关闭不全或与其他任何瓣膜的损害同时存在。右心房明显扩大，心房壁增厚，也可出现肝、脾肿大等严重内脏淤血的征象。

三尖瓣狭窄绝大多数由风湿热所致，其他少见病因有先天性三尖瓣闭锁、右心房肿瘤及类癌综合征。右心房肿瘤的临床特征为症状进展迅速；类癌综合征常同时伴有三尖瓣反流。风湿性三尖瓣狭窄很少单独存在，几乎均同时伴有二尖瓣病变，多为二尖瓣狭窄。风湿性心脏病患者中大约 15% 有三尖瓣狭窄，但临床能明确诊断者仅 5%。

【诊断标准】

1. 临床表现

（1）症状　三尖瓣狭窄所致低心排血量引起疲乏，体静脉瘀血可引起顽固性水肿、肝脏肿大、腹水等消化道症状及全身不适感，由于颈静脉搏动的巨大"a"波，使患者感到颈部有搏动感。虽然患者常同时合并有二尖瓣狭窄，但二尖瓣狭窄的临床症状如咯血、阵发性夜间呼吸困难和急性肺水肿却很少见。若患者有明显的二尖瓣狭窄的体征而无肺充血的临床表现时，应考虑可能同时合并有三尖瓣狭窄。

（2）体征

①心脏听诊　胸骨左下缘低调隆隆样舒张中晚期杂音，收缩期前增强。直立位吸气时杂音增强，呼气时或 Valsalva 动作屏气期杂音减弱。可伴舒张期震颤，可有开瓣拍击音。肺动脉瓣第二心音正常或减弱。风湿性者常伴二尖瓣狭窄，后者常掩盖本病体征。

②其他体征　三尖瓣狭窄常有明显右心淤血体征，如颈静脉充盈、有明显"a"波，呼气时增强。晚期病例可有肝肿大、脾肿大、黄疸、严重营养不良、全身水肿和腹水。肿大的肝脏可呈明显的收缩期前搏动。

2. 辅助检查

（1）X 线检查　右心房明显扩大，下腔静脉和奇静脉扩张，但无肺动脉扩张。

（2）心电图检查　右心房肥大，Ⅱ 及 V_1 导联 P 波高尖；由于多数三尖瓣狭窄患者同时合并有二尖瓣狭窄，故心电图亦常示双心房肥大。无右心室肥大的表现。

（3）超声心动图检查　三尖瓣的变化与二尖瓣狭窄时观察到的相似，M 型超声心动图常显示瓣叶增厚，前叶的 EF 斜率减慢，舒张期与隔瓣呈矛盾运动、三尖瓣钙化和增厚；二维超声心动图对诊断三尖瓣狭窄较有帮助，其特征为舒张瓣叶呈圆顶状、增厚、瓣叶活动受限。多普勒超声可估测跨瓣压力阶差。

3. 诊断依据

根据典型杂音、右心房扩大及体循环淤血的症状和体征，一般即可做出诊断，对诊断有困难者可行右心导管检查，若三尖瓣平均跨瓣舒张压差在 0.27kPa（2mmHg）

以上，即可诊断为三尖瓣狭窄。应注意与右心房黏液瘤、缩窄性心包炎等疾病相鉴别。

【治疗原则】

严格限制钠盐摄入，应用利尿剂，可改善体循环淤血的症状和体征，尤其是减轻肝脏淤血，改善肝功能；如症状明显，右心室平均舒张压达 0.53 ~ 0.67kPa（4 ~ 5mmHg）和三尖瓣口面积小于 1.5 ~ 2.0cm² 时，可作三尖瓣分离术或经皮球囊扩张瓣膜成形术，亦可行人工瓣膜置换术，最好用生物瓣。

（二）三尖瓣关闭不全

三尖瓣关闭不全罕见于瓣叶本身受累，而多由肺动脉高压及三尖瓣环扩张引起。常见于显著二尖瓣病变及慢性肺心病累及右心室的下壁心肌梗死，风湿性或先天性心脏病肺动脉高压引起的心力衰竭晚期、缺血性心脏病和心肌病，少见者如风湿性三尖瓣炎后瓣膜缩短变形（常合并三尖瓣狭窄）、先天性 Ebstein 畸形和感染性心内膜炎所致的瓣膜毁损。三尖瓣脱垂，此类患者多伴有二尖瓣脱垂，常见于马凡综合征；亦可见于右心房黏液瘤，右心室心肌梗死及胸部外伤后。

后天性单纯的三尖瓣关闭不全可发生于类癌综合征，因类癌斑块常沉着于三尖瓣的心室面，并使瓣尖与右心室壁粘连，从而引起三尖瓣关闭不全，此类患者多同时有肺动脉瓣病变。三尖瓣关闭不全时常有右心明显扩大。

【诊断标准】

1. 临床表现

三尖瓣关闭不全引起右侧心脏的病理生理变化与二尖瓣关闭不全对左侧心脏的影响相似，但代偿期较长；病情若逐渐进展，最终可导致右心室和右心房肥大，右心室衰竭。显著肺动脉高压引起者，病情发展较快。

（1）三尖瓣关闭不全合并肺动脉高压时，可出现心排血量减少和体循环淤血的症状。三尖瓣关闭不全合并二尖瓣狭窄时，肺淤血的症状可由于三尖瓣关闭不全的发展而减轻，但乏力和其他心排血量减少的症状可更加重。

（2）体征　主要体征为胸骨左下缘全收缩期杂音，吸气及压迫肝脏后杂音可增强；但如衰竭的右心室不能增加心搏量，杂音难以增强。仅在流量很大时，有第三心音及三尖瓣区低调舒张中期杂音。颈静脉脉波图 v 波（又称回流波，为右心室收缩时，血液回流到右心房大静脉所致）增大；可扪及肝脏搏动。瓣膜脱垂时，在三尖瓣区可闻及非喷射性咯喇音。其淤血体征与右心衰竭相同。

2. 辅助检查

（1）X 线检查　可见右心室、右心房增大。右心房压升高者，可见奇静脉扩张和胸腔积液；有腹水者，横膈上抬。透视时可看到右心房收缩期搏动。

（2）心电图检查　可见右心室肥厚劳损，右心房肥大；并常有右束支传导阻滞。

（3）超声心动图检查　可见右心室、右心房增大，上下腔静脉增宽及搏动，连枷样三尖瓣。二维超声心动图声学造影可证实反流，多普勒超声检查可判断反流程度和肺动脉高压。

3. 诊断依据

根据典型杂音，右心室、右心房增大及体循环淤血的症状和体征，一般不难做出诊断。超声心动图声学造影及多普勒超声检查可确诊，并可帮助做出病因诊断。

【鉴别诊断】

与二尖瓣关闭不全相鉴别。二尖瓣关闭不全：心尖区典型的吹风样收缩期杂音并有左心房和左心室扩大。

【治疗原则】

单纯三尖瓣关闭不全而无肺动脉高压，如继发于感染性心内膜炎或创伤者，一般不需要手术治疗。积极治疗其他原因引起的心力衰竭，可改善功能性三尖瓣反流的严重程度。二尖瓣病变伴肺动脉高压及右心室显著扩大时，纠正二尖瓣异常，降低肺动脉压力后，三尖瓣关闭不全可逐渐减轻或消失而不必特别处理；病情严重的器质性三尖瓣病变者，尤其是风湿性而无严重肺动脉高压者，可施行瓣环成形术或人工心脏瓣膜置换术。三尖瓣介入治疗也将成为未来的选择之一。

第四节　肺动脉瓣病变

（一）肺动脉瓣狭窄

肺动脉瓣狭窄为肺动脉瓣叶、瓣环的狭窄性病变，大多数患者由于瓣叶融合导致肺动脉瓣形成圆锥形或圆顶形。偶尔瓣膜可能增厚或发育异常，在心室收缩过程中瓣叶不能充分分开导致狭窄。

肺动脉瓣狭窄最常见类型是先天性畸形，风湿性极少见，且极少出现严重者，总是合并其他瓣膜损害，临床表现常被后者掩盖。类癌综合征为罕见病因。

【诊断标准】

1. 临床表现

青少年患者常无症状，即使严重狭窄也不常有症状。严重梗阻的成人患者可出现呼吸困难和疲劳；伴右心室高压、前负荷降低、妊娠等情况时可出现劳力性晕厥或头晕目眩。晚期可出现右心室衰竭的表现，如下肢水肿、肝脏肿大、颈静脉怒张等，查体可发现肺动脉瓣听诊区收缩期杂音，由于三尖瓣关闭不全所致的反流性杂音。

2. 辅助检查

超声心动图：二维和多普勒超声心动图检查可确定狭窄程度，如果多普勒峰值流速度 >3m/s（估计峰值梯度 >36mmHg），可行心导管检查，但肺动脉瓣狭窄的临床诊断更直接，几乎不需要诊断性导管检查。

【治疗原则】

1. 西医治则

肺动脉瓣狭窄的青少年和年轻成人患者，有劳力性呼吸困难、心绞痛或晕厥前状态，心导管检查显示右心室 - 肺动脉峰值压力阶差 >30mmHg，建议行经皮球囊瓣膜成形术。对于无症状患者，心导管检查显示右心室 - 肺动脉峰值压力阶差 >35mmHg，建议行球囊瓣膜成形术。

2. 预后

从自然病史的资料看，先天性轻度肺动脉瓣狭窄是一种良性疾病，很少有进展。手术或球囊瓣膜成形术都可以缓解中度或重度肺动脉瓣狭窄，风险较低，且预后良好。

（二）肺动脉瓣关闭不全

肺动脉瓣关闭不全最常见的病因为继发于肺动脉高压的肺动脉干根部扩张，引起瓣环扩大，见于风湿性二尖瓣疾病、艾森曼格综合征等情况。少见病因包括特发性和Marfan综合征的肺动脉扩张。肺动脉瓣原发性损害少见，常继发于感染性心内膜炎、肺动脉瓣狭窄或法洛四联症术后、类癌综合征和风心病。

【诊断标准】

1. 临床表现

肺动脉瓣关闭不全导致右心室容量负荷过度。如无肺动脉高压，可多年无症状；如有肺动脉高压，则加速右心室衰竭发生。多数病例因原发病的临床表现突出，肺动脉瓣关闭不全的表现被掩盖，仅偶然于听诊时发现。常见体征：

（1）血管和心脏搏动 胸骨左缘第2肋间扪及肺动脉收缩期搏动，可伴收缩或舒张期震颤。胸骨左下缘扪及右心室高动力性收缩期搏动。

（2）心音 肺动脉高压时，肺动脉瓣第二心音成分增强。右心室心搏量增多，射血时间延长，第二心音呈宽分裂。右心搏量增多使已扩大的肺动脉突然扩张产生收缩期喷射音，在胸骨左缘第二肋间最明显。胸骨左缘第4肋间常有第三和第四心音，吸气时增强。

（3）心脏杂音 继发于肺动脉高压者，在胸骨左缘第2～4肋间有第二心音后立即开始的舒张早期叹气样高调递减型杂音，吸气时增强，称为Graham Steell杂音。由于肺动脉扩张和右心搏量增加，胸骨左缘第2肋间在喷射音后有收缩期喷射性杂音。

2. 辅助检查

（1）X线检查 右心室和肺动脉干扩大。

（2）心电图 肺动脉高压者有右心室肥厚征。

（3）超声心动图 多普勒超声心动图对确诊肺动脉瓣关闭不全极为敏感，可测定量反流程度。二维超声心动图有助于明确病因。

（4）心脏磁共振 可评估肺动脉瓣反流分数、右心室舒张期末容积、收缩期末容积和右心室射血分数。

【鉴别诊断】

Graham Steell杂音有时难以与主动脉关闭不全的舒张早期杂音鉴别，有赖于超声心动图确诊。

【治疗原则】

以治疗导致肺动脉高压的原发性疾病为主，如缓解二尖瓣狭窄。仅在严重的肺动脉瓣反流导致难治性右心衰竭时，可考虑对该瓣膜进行换瓣手术或带瓣人工管道置换术治疗。

第五节 联合瓣膜病

引起联合瓣膜病的病因包括多种：①可以是1种疾病同时损害几个瓣膜，常见于风心病，约1/2有多瓣膜损害；黏液样变性可同时累及二尖瓣和三尖瓣；二尖瓣脱垂可伴三尖瓣脱垂。②1个瓣膜损害导致心脏容量或压力负荷过度相继引起近端瓣膜功能受累，如主动脉瓣关闭不全引起左心室容量负荷过度时继发二尖瓣关闭不全。③不同疾病分别导致不同瓣膜损害，较少见。

由于联合瓣膜病的病因多样，各个瓣膜病变的严重程度不同，可出现各种不同组合的血流动力学紊乱，因此需要具体对待每 1 例病例，并且治疗方案的选择必需基于对其可能存在的血流动力学紊乱和左心室功能改变的认识。

（一）二尖瓣狭窄伴主动脉瓣关闭不全

二尖瓣狭窄伴主动脉瓣关闭不全常见于风心病。由于二尖瓣狭窄使心排血量减少，左心室扩大延缓，周围血管征不明显，体检时易将主动脉瓣关闭不全的胸骨左缘舒张早期叹气样杂音误认为 Graham Steell 杂音，诊断为单纯二尖瓣狭窄。超声心动图检查时左心室心腔可能只是轻度扩大。存在明显主动脉瓣关闭不全时，多普勒超声的半时法测定二尖瓣面积可能不准确。因此这种病变类型表现可能纷繁复杂，通常需要做各种诊断性检查。

多数患者最终需要进行手术治疗。症状发展或出现肺动脉高压，通常是需要治疗的指征。

（二）二尖瓣狭窄伴主动脉瓣狭窄

严重二尖瓣狭窄和主动脉瓣狭窄并存时，二尖瓣狭窄使左心室充盈受限和左心室收缩压降低，而延缓左心室肥厚和减少心肌耗氧，故心绞痛不明显。体格检查的常见表现为主动脉瓣狭窄，因此二尖瓣狭窄可能被忽视，但出现的症状通常是二尖瓣狭窄所致。

应当采用二维和多普勒超声心动图等无创检查评估主动脉瓣狭窄和二尖瓣狭窄的严重程度。由于心排血量明显减少，跨主动脉瓣压差减低，可能导致低估主动脉瓣狭窄的严重程度。

（三）主动脉瓣狭窄伴二尖瓣关闭不全

主动脉瓣狭窄伴二尖瓣关闭不全为危险的多瓣膜病，相对少见，通常继发于风湿性心脏病，年轻患者可见先天性主动脉瓣狭窄合并二尖瓣脱垂，老年患者可见退行性二尖瓣关闭不全和主动脉瓣狭窄。

主动脉瓣狭窄伴二尖瓣关闭不全时，前者增加左心室后负荷，加重二尖瓣反流，心搏量减少较二者单独存在时明显，肺淤血加重。而二尖瓣反流引起前向血流减少，可能导致评估主动脉瓣狭窄的困难。

采用二维和多普勒超声心动图评估主动脉瓣狭窄和二尖瓣关闭不全的严重程度。检查时应注意左心室大小、室壁厚度和功能、左心房大小、右心房功能和肺动脉压力。X 线见左心房、左心室增大较二者单独存在时重。

严重二尖瓣反流合并轻、中度主动脉瓣狭窄的患者，临床症状、左心室功能不全或肺动脉高压是二尖瓣外科手术的指征。有临床症状、左心室功能不全或肺动脉高压的严重主动脉瓣狭窄合并严重二尖瓣反流，应当行联合主动脉瓣置换术和二尖瓣置换术或二尖瓣修复术。

（四）主动脉瓣关闭不全伴二尖瓣关闭不全

这是两个不同的疾病，产生不同的病理生理学效应和不同的外科手术时机，左心室承受双重容量过度负荷，左心房和左心室扩大最为明显，可进一步加重二尖瓣反流。

超声心动图检查可显示 2 个瓣膜反流，评估反流的严重程度、左心室大小和容积、左心房大小、肺动脉压和二尖瓣修复的可行性。

（五）二尖瓣狭窄伴三尖瓣关闭不全

二尖瓣狭窄并存三尖瓣关闭不全时，通常存在一定程度的肺动脉高压。超声心动图检查可评估肺动脉压力，评估二尖瓣和三尖瓣的瓣膜解剖结构，评估三尖瓣环是否扩张及三尖瓣反流的严重程度。

如果二尖瓣解剖结构适于经皮球囊瓣膜成形术，并且伴发肺动脉高压，应当行瓣膜成形术，而不必考虑患者的症状。二尖瓣成形术成功后，三尖瓣反流和肺动脉高压几乎都会消失。如果行二尖瓣手术，应当同时考虑行三尖瓣成形术。

（胡海波）

第九章　感染性心内膜炎

感染性心内膜炎（IE）是由病原微生物循血行途径引起的心内膜、心瓣膜或邻近大动脉的感染并赘生物的形成。近年，随着更多医疗诊断技术方法的应用、心脏手术的开展、静脉药瘾者的增加和人口老龄化等因素，IE 的发病率不但没有降低反而有上升趋势，年发病率 3~10 例/10 万人次。随着年龄增长，其发病率逐渐增加，并在 70~80 岁时达到最高，约为 14.5 例/10 万人次。发病率男性高于女性（约 2:1）。住院死亡率约 9.6%~26%。IE 以往多见于年轻心脏瓣膜病（风湿性心脏病为主）患者，目前多见于无明确瓣膜疾病、但与医疗活动有关的老年患者及人工心脏瓣膜置换者。同时，病原菌学也有变化，葡萄球菌位居首位，链球菌已退至第二位，其次为肠球菌。该变化在不同地区可能不同，发展中国家的变化较小，发达国家（如美国）的葡萄球菌性心内膜炎增长较快。长期血液透析、糖尿病、血管侵入性检查和静脉注射吸毒是金黄色葡萄球菌性心内膜炎的主要因素。

最初，IE 根据病程分为急性、亚急性及慢性，2009 年欧洲心脏病学会发布的新版 IE 指南中，根据感染部位及是否存在心内异物将感染性心内膜炎分为 4 类，这一分类在 2015 年继续沿用：①左心自体瓣膜心内膜炎。②左心人工瓣膜心内膜炎（瓣膜置换术后 1 年内发生者称为早期人工瓣膜 IE，1 年之后发生者称为晚期人工瓣膜 IE）。③右心心内膜炎。④器械相关性心内膜炎（包括发生在起搏器或除颤器导线上的 IE，可伴或不伴有瓣膜受累）。根据感染来源则分成 3 类：①社区获得性心内膜炎。②医疗相关性心内膜炎（院内感染和非院内感染）。③经静脉药瘾者心内膜炎。这样的分类更有助于对该病的治疗。

【诊断标准】

1. 临床表现

（1）全身性感染表现　发热是最常见的症状，除有些老年或心、肾衰竭重症患者，以及少数凝固酶阴性葡萄球菌所致患者，几乎均有发热。亚急性起病者多低于 39 ℃，呈弛张型，可有畏寒但多无明显寒战，伴乏力、多汗、肌肉关节酸痛、食欲下降和体重减轻，稍后期出现脾大。急性者往往呈急性败血症过程，中毒症状明显，有寒战高热。人工瓣膜 IE 亦有发热，伴贫血、白细胞升高。右心瓣膜 IE 的赘生物脱落可引起肺部感染病灶，表现为反复呼吸道感染伴发热。

（2）心脏受累表现　80%~90% 的患者可闻及心脏杂音。最具特征性的表现是新出现的病理性杂音或原有杂音的明显改变，如变得粗糙、响亮或呈音乐样。约 15% 患者病初可无杂音，约 30% 患者的右心瓣膜 IE 及心室内膜 IE 亦无杂音。随病情进展，瓣膜损害逐渐加重，可出现心力衰竭，因主动脉瓣关闭不全导致者最多见（约 75%），其次为二尖瓣和三尖瓣。心肌脓肿常见于急性患者，可发生于心脏任何部位，可致房室和室内传导阻滞。化脓性心包炎也常见于急性患者。

（3）栓塞　20%~40% IE 患者可因赘生物脱落出现动脉栓塞。应用抗生素后，其发生率降至 9% ~21%。栓塞的危险在开始应用抗生素治疗的起初 2 周内特别高。赘生物大（ > 10mm）的患者栓塞危险也较高。脑和脾脏是栓塞最常见的部位，心脏、肾、肠系膜、肺和四肢栓塞临床也可见。约 20% IE 患者的栓塞症表现为无症状。

（4）免疫反应表现　大多数患者有肾损害，免疫复合物可致局灶性和弥漫性肾小球肾炎。Osler 结节是出现于指（趾）垫的红或紫色痛性结节。Roth 斑为视网膜的卵圆形出血斑，中心呈白色。可有杵状指（趾）、腱鞘炎等。

（5）周围体征　皮肤和黏膜可出现瘀点和瘀斑，锁骨以上皮肤、口腔黏膜和睑结膜常见。指（趾）甲下可有暗红色线状的裂片状出血。Janeway 损害，为手掌和脚底处直径 1 ~4 mm 无痛性出血红斑。原因可能是微血管炎或微栓塞。

2. 辅助检查

（1）常规检查　约半数患者有蛋白尿和镜下血尿。肉眼血尿提示肾梗死。红细胞管型和大量蛋白尿提示弥漫性肾小球肾炎。常有白细胞增多和中性粒细胞上升、贫血。红细胞沉降率几乎均升高。

（2）免疫学检查　30% ~50% 患者类风湿因子阳性，循环免疫复合物出现的阳性率高达 80% ~90%，25% 有高丙种球蛋白血症，C - 反应蛋白增高，血清补体降低，还可呈假阳性的梅毒血清反应。

（3）血培养　血培养阳性是诊断 IE 的基石，药敏试验结果也为其治疗提供依据。抗生素应用前，应行 3 组血培养，标本取血间隔 30 分钟。血培养阴性者约 2.5% ~31%，常见原因是临床已用抗生素治疗。如结果不明且患者病情允许，可考虑暂停抗生素并重复血培养。有些病原菌在常规培养条件下增殖受限，或需特殊培养方法。

（4）X 线检查　无特异性诊断，胸部摄片可见 IE 合并脓毒性肺栓塞所致的多发性片状浸润性肺炎，也可见右心瓣膜 IE 造成的肺部病灶；CT 和螺旋 CT 对主动脉瓣周围脓肿有诊断价值；MRI 对主动脉根部脓肿有较好的作用。

（5）心电图　可见各种心律失常，偶见急性心肌梗死或房室、室内传导阻滞。

（6）超声心动图　在 IE 的诊疗及随访过程中，经胸超声心动图（敏感性40% ~60%）和经食管超声心动图（敏感性90% ~100%）检查很重要。其主要征象包括赘生物、脓肿及新发生的人工瓣膜裂孔。金黄色葡萄球菌的毒力强，临床破坏性大，对其感染者应常规行超声心动图。已有瓣膜病变如二尖瓣脱垂、严重瓣膜钙化、人工瓣膜及赘生物 <2 mm 或无赘生物者，超声诊断较难。某些病变可能类似赘生物，如瓣膜黏液变、系统性红斑狼疮、类风湿疾病等。故对初始超声检查阴性者，如高度怀疑 IE，可于 7 ~10 天后复查。

（7）病理学与免疫学技术　手术切除的瓣膜组织及赘生物应行病理学检查，明确其病原微生物。电子显微镜的敏感性高，有助于描述新的微生物特征。一些病原微生物如葡萄球菌、军团菌可通过血清间接免疫荧光试验或酶联免疫法确诊。尿免疫分析法用于检测微生物降解产物。上述方法尚未纳入目前的诊断标准中。

（8）分子生物学技术　聚合酶链反应，可为病原微生物难以培养和无法培养的 IE 患者提供快速、可靠的检验结果。该技术已用于接受手术的 IE 患者瓣膜组织检测。切除的瓣膜组织或栓塞标本的聚合酶链反应结果有助于术后血培养阴性患者的诊断。

（9）心脏或全身 CT 扫描、头颅 MRI、18F - 氟脱氧葡萄糖（FDG）PET/CT 和放射标记的白细胞 SPECT/CT 有助于发现无症状的血管表现和心内膜病灶。

对 IE 的诊断，国际公认的标准是 Duke 标准及改良 Duke 标准。2000 年改良的 Duke 标准（表9-1），目前是国际上各种指南及临床试验中最广泛应用的诊断标准。2015 年欧洲心脏病学会感染性心内膜炎管理指南制定小组进行了新的建议，提出增加 3 项新的诊断标准，包括：①应用心脏 CT 明确瓣周损害（主要标准）。②在疑诊 PVE 的情况下，使用 18F - FDG PET/CT（仅适用于人工瓣膜已植入 3 个月以上）或放射标记的白细胞 SPECT/CT 检测植入部位周围的异常活性（主要标准）。③近期栓塞事件或经影像学确诊的感染性动脉瘤（无症状事件）（次要标准）。

因此，根据 2015 年欧洲心脏病学会感染性心内膜炎管理指南，修订了 IE 的诊断标准，见表9-1、图9-1。

表9-1 IE 的诊断标准

主要标准：

IE 的血培养阳性

①2 次血培养均培养出符合 IE 的典型病原体

草绿色链球菌、没食子酸链球菌（牛链球菌）、HACEK 菌群、金黄色葡萄球菌或社区获得性肠球菌；或

②持续血培养阳性与 IE 一致的病原微生物

≥2 次血培养阳性，且 2 次血样抽取间隔 12 小时以上；或

3 次血培养均为阳性或 4 次以上血培养中大多数结果为阳性（第 1 次和最后 1 次血液样本抽取时间间隔 ≥1 小时）。或

③贝纳特氏立克次体单次血培养阳性或 I 相 IgG 抗体滴度 >1∶800。

IE 的影像学阳性标准

IE 的超声心动图阳性标准：

赘生物

脓肿、假性动脉瘤、心脏内瘘、瓣膜穿孔、动脉瘤或新发生的人工瓣膜部分破裂

通过 18F - FDG PET/CT（仅在假体植入 >3 个月时）或放射标记的白细胞 SPECT/CT 检测出的人工瓣膜植入部位周围组织的异常活性

由心脏 CT 确定的瓣周病灶

次要标准

具有易感因素，如具有易感的心脏情况或静脉药瘾者

发热 >38℃

血管现象（包括仅通过影像学发现的）：大动脉栓塞、脓毒性肺梗死、感染性（真菌感染性）动脉瘤、颅内出血、结膜出血和 Janeway's 损害

免疫现象：肾小球肾炎、Osler 结节、Roth 斑和风湿因子

微生物证据：血培养阳性但不符合上述主要标准，或具有与 IE 一致活动性感染的病原体的血清学证据

确诊 IE：符合 2 项主要标准，或 1 项主要标准 +3 项次要标准，或 5 项次要标准

可能 IE：符合 1 项主要标准 +1 项次要标准，或 3 项次要标准

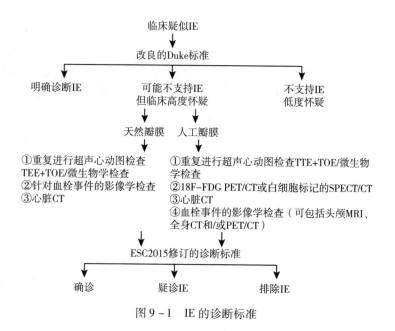

图 9-1 IE 的诊断标准

【治疗原则】

主要是抗生素治疗和外科手术治疗 2 方面。

1. 抗生素应用

（1）应用原则　早期应用；充分用药，选用杀菌性抗微生物药物，通常维持的抗生素血清浓度应在杀菌浓度的 8 倍以上；以血培养和药敏结果选用抗生素，病原微生物不明时，通常选用青霉素、氨苄西林、头孢曲松或万古霉素，并常联用 1 种氨基糖苷类抗生素。长期、联合应用杀菌药物是 IE 治疗的基础，人工瓣膜心内膜炎（PVE）的药物治疗持续时间（至少 6 周）较自体瓣膜心内膜炎（NVE）的疗程更长（2 ~ 6 周），无论 NVE 还是 PVE，疗程的计算应基于有效抗生素治疗的第 1 天开始。氨基糖苷类药物因其临床疗效未获证实，且可增加肾毒性，目前氨基糖苷类药物已不再推荐用于葡萄球菌感染引起的 NVE；此外，当该类药物用于患者其他适应证时，应当以每日单剂量给药以减少肾毒性。

（2）应用方法

①肺炎链球菌及 β-溶血性链球菌（A、B、C 及 G 组）：青霉素敏感菌株［最低抑菌浓度（MIC）≤ 0.1mg/L］可用青霉素 1200 万 ~ 1800 万 U/d，分 6 次静脉滴注，疗程 4 ~ 6 周；合并脑膜炎者，应避免使用青霉素，可改用头孢噻肟、头孢曲松联用万古霉素；耐药者可青霉素联用氨基糖苷类 1 ~ 2 周或用万古霉素。

②金黄色葡萄球菌和凝固酶阴性的葡萄球菌：β-内酰胺类联用氨基糖苷类药物，或万古霉素治疗。氨基糖苷类对金黄色葡萄球菌阳性的 IE 疗效不明显，可用于自体瓣膜性 IE 的初期治疗。金黄色葡萄球菌致左心人工瓣膜心内膜炎者死亡率高（>0.45%），治疗疗程需延长（6 ~ 8 周），常需早期瓣膜置换。

③耐甲氧西林葡萄球菌：万古霉素治疗 4 ~ 6 周。左心人工瓣膜心内膜炎者加用利福平和氨基糖苷类药物联合治疗。

④肠球菌属：肠球菌对抗生素（如氨基糖苷类、β-内酰胺类和万古霉素）可能高

度、多重耐受，常需联用具协同杀菌作用的细胞壁抑制剂和氨基糖苷类药物，并且给药时间足够长（6 周左右）。

⑤革兰阴性菌：包括 HACEK（嗜血杆菌、放线杆菌、人心杆菌、啮蚀艾肯菌和金氏杆菌属）相关菌及非 HACEK 相关菌。产生β-内酰胺酶的 HACEK 杆菌对头孢曲松、其他第三代头孢菌素及喹诺酮类敏感，氨苄西林并非首选。其常用治疗方案：头孢曲松钠 2g/d，持续 4 周。此类患者建议早期手术，并长期（>6 周）联用β-内酰胺类与氨基糖苷类治疗，有时尚需联合喹诺酮类药物或复方新诺明。

⑥真菌类：真菌感染常见于左心人工瓣膜心内膜炎、静脉药瘾及免疫力低下者。真菌性 IE 死亡率高（>50%），常需双重抗真菌药及瓣膜置换。大多数病例可选两性霉素 B 单用或联用唑类抗真菌药。口服唑类药物需要长期甚至终身应用。

2. 外科手术

约 50% 的患者须行外科手术治疗。2009 年欧洲心脏协会（ESC）公布新版的感染性心内膜炎指南，提出 IE 患者早期手术的三大适应证是心衰、不能控制的感染和栓塞。手术按其实施的时间分为紧急手术（24 小时内）、急诊手术（几天内）和择期手术（住院期间抗感染治疗至少 1 ~ 2 周后）（表 9 - 2）。

表 9 - 2　2009 年 ESC 建议的外科手术治疗主要适应证

外科手术适应证	手术时机	推荐级别	证据水平
（1）心力衰竭			
①自身或人工瓣膜 IE 导致的顽固性肺水肿或心源性休克，原因为	紧急手术	I	B
急性重度瓣膜关闭不全或梗阻			
严重的人工瓣功能障碍（裂开或梗阻）			
瘘管形成			
②自身或人工瓣膜 IE 伴严重的瓣膜功能障碍和持续性心衰	急诊手术	I	B
③二尖瓣或主动脉瓣 IE 伴重度关闭不全但无心力衰竭	择期手术	IIa	B
④严重的人工瓣膜裂开不伴心力衰竭	择期手术	I	B
（2）感染不能控制			
①局部感染不能控制（脓肿、假性动脉瘤、瘘管形成、赘生物不断增大）	急诊手术	I	B
②持续发热和血培养阳性 >7 ~ 10 天	急诊手术	I	B
③真菌或耐药微生物引起的感染	急诊或择期手术	I	B
④人工瓣膜 IE 为金黄色葡萄球菌，或革兰阴性杆菌感染	急诊或择期手术	IIa	C
（3）预防栓塞			
①大的赘生物 >10mm 伴有栓塞事件	急诊手术	I	B
②大的赘生物 >10mm 伴其他并发症（心力衰竭、持续感染、脓肿）	急诊手术	I	C
③孤立的巨大赘生物 >15mm	急诊手术	IIb	C

注：适用于左心 IE。

3. 预防

2015 年 ECS 欧洲心脏病学会感染性心内膜炎管理指南抗生素预防 IE 的适应证较2009 年无改变，包括以下方面，有易患因素（人工瓣膜置换术后、IE 史、体 - 肺循环分流术后、心脏瓣膜病和先天性心脏病）的患者，接受可因出血或明显创伤而致短暂性菌血症的手术和器械操作时，应予预防 IE 的措施。行口腔、上呼吸道手术或操作，预防药物应针对草绿色链球菌，推荐在操作开始前 30~60 分钟内使用阿莫西林或氨苄西林 2g；对青霉素或氨苄西林过敏的患者可用克林霉素 600mg；高危患者（人工瓣膜置换术后、IE 史、复杂发绀型先天性心脏病和体 – 肺循环分流术后）术后 6 小时重复应用抗生素半量。泌尿、生殖和消化道手术或操作，预防用药应针对肠球菌，高危患者术前 30 分钟内使用氨苄西林加庆大霉素，术后 6 小时重复氨苄西林半量或阿莫西林；中危患者（瓣膜病和除外房间隔缺损的先天性心脏病）术前 30~60 分钟内使用阿莫西林或氨苄西林；青霉素过敏者可用万古霉素 1.0g。

（冯广迅）

第十章　心肌疾病

心肌病（cardiomyophathy）是指由不同原因引起的心肌病变，导致心脏机械和（或）电活动的异常，通常表现为心室不适当肥厚或扩张。该病可局限于心脏，亦可为系统性疾病的部分表现，最终可导致心脏性死亡或进行性心力衰竭。

目前心肌病分为两大类（表10-1），即原发性心肌病和继发性心肌病。原发性心肌病主要累及心脏，可进一步分为遗传性、混合性和获得性心肌病，旧版分类中的肥厚型心肌病（HCM）、致心律失常型右室心肌病（ARVD/C）归属于遗传性心肌病，扩张型心肌病（DCM）、限制型心肌病（RCM）归属于混合性心肌病，而获得性心肌病则包括了心肌炎、应激性心肌病、围生期心肌病、心动过速性心肌病等。继发性心肌病指伴有其他器官系统受累的心肌病，如淀粉样变等。

表10-1　心肌病分类（2006年AHA）

原发性心肌病		继发性心肌病
遗传性	混合性	浸润性（淀粉样变等）
肥厚型心肌病	扩张型心肌病	蓄积性
致心律失常性右室心肌病	限制型心肌病	中毒性（药物等）
左室心肌致密化不全		营养缺乏
糖原贮积病	获得性	炎症性（肉芽肿性）
传导系统缺陷	炎症性心肌病（心肌炎）	结节病
线粒体肌病	应激性心肌病	内分泌疾病
离子通道病	围生期心肌病	心脏-颜面病
长Q-T间期综合征	心动过速性心肌病	神经肌肉/神经性疾病
Brugada综合征	等	自身免疫性疾病
短Q-T间期综合征		电解质紊乱
儿茶酚胺性多形性室速		抗肿瘤治疗后
突然不明原因夜间死亡综合征		

整理自2006 AHA《Definitions and Classification of the Cardiomyopathies》Circulation 2006，113：1807-1816

第一节　扩张型心肌病

扩张型心肌病（DCM）主要特征是单侧或双侧心腔扩大、收缩功能障碍，临床表现为心脏扩大、心力衰竭、心律失常、血栓栓塞及猝死。我国发病率（13~84）/10万，确诊后5年生存率约为50%，10年生存率约为25%，死亡原因多为心力衰竭和严重心律失常。

本病发病原因尚不清楚，可能与病毒感染、免疫功能异常、遗传基因（部分患者有家族遗传性）、交感神经系统异常有关，其他因素还包括内分泌异常、化学或毒素作用、心肌能量代谢紊乱、微血管病变等。

DCM 不同时期可有不同的病理改变。在终末期肉眼可见心腔扩张，室壁多变薄，纤维瘢痕形成，常伴有附壁血栓。瓣膜和冠状动脉多无改变。组织学为非特异性心肌细胞肥大、变性，特别是程度不同的纤维化。

【诊断标准】

1. 临床表现

（1）无症状期　无明显临床症状，心脏轻度增大，射血分数 40% ~50%。

（2）症状期　主要表现为疲劳乏力、气促、心悸等，舒张早期奔马律，射血分数 20% ~40%。

（3）充血性心力衰竭期　出现劳力性呼吸困难、端坐呼吸、水肿和淤血性肝肿大等全心衰竭的表现。主要体征为心脏扩大、心律失常及体肺循环淤血，常可听到奔马律。

2. 辅助检查

（1）胸部 X 光片　肺淤血，心影增大，心胸比例 >50%。

（2）心电图　多种异常心电图改变，如房颤、房室传导阻滞、ST－T 改变、肢体导联低电压、R 波减低、病理性 Q 波等。

（3）超声心动图　心腔扩大以左心室为主。因心室扩大可伴有二尖瓣、三尖瓣的相对关闭不全，而瓣膜本身无病变；室壁运动普遍减弱，心肌收缩功能下降。

（4）心脏核磁共振（CMR）　CMR 平扫与延迟增强成像（LGE）可以准确检测 DCM 心肌功能、清晰识别纤维化瘢痕等心肌组织学特征，并且有助于鉴别其他类型心肌病（如淀粉样变、结节病、心肌炎等）及判断预后。

（5）血液和血清学检查　血清脑钠肽（BNP）或 N 末端脑钠肽（NT－proBNP）升高，部分患者也可出现肌钙蛋白 I 轻度升高。

（6）其他特殊检查　遗传标记物用于检测家族性 DCM 相关基因，免疫标志物（抗心肌抗体）常见于病毒性心肌炎演变的 DCM 患者。放射性核素检查也可发现左心室容积增大、室壁运动减弱、射血分数降低等 DCM 表现，并有助于除外冠状动脉疾病引起的缺血性心脏病。心导管检查可见心室舒张末压、肺毛细血管楔压增高、心脏指数减低，冠状动脉造影多为正常。DCM 主要病变是纤维化，心内膜心肌活检病理对 DCM 诊断无特异性，但有助于鉴别急性心肌炎和继发性心肌病。

3. 诊断依据

本病缺乏特异性诊断指标。临床有心脏增大、心律失常或充血性心力衰竭表现，超声心动图证实有心腔扩大及心脏弥漫性收缩运动减弱，应考虑本病。

【鉴别诊断】

需与其他病因明确的器质性心脏病相鉴别，如病毒性心肌炎、风湿性心脏病、冠心病、先天性心血管疾病及各种继发性心肌病引起的心力衰竭。

【治疗原则】

本病原因未明，尚无特殊防治方法，主要是控制充血性心力衰竭和心律失常。

1. 一般治疗

限制体力活动，低盐饮食。

2. 抗心衰治疗

应按照慢性心力衰竭治疗指南对患者进行管理和药物干预。β 受体阻断剂、肾素 - 血管紧张素系统抑制剂（ACEI 或 ARB）若无禁忌症均需应用，如果在应用 β 受体阻断剂、ACEI、ARB 的基础上患者仍有心衰症状，应考虑使用血管紧张素脑啡肽酶抑制剂（ARNI）替换 ACEI/ARB、或联合醛固酮受体阻断剂（螺内酯等）。上述药物均可明确改善患者预后，而其他药物包括伊伐布雷定、利尿剂、扩张血管药物和洋地黄制剂，可以有效改善心衰症状，减低心衰再住院率，但对于远期生存的影响尚缺乏充分证据。

3. 抗栓治疗

本病易发生附壁血栓，对于合并心房颤动、深静脉血栓等有栓塞性风险的患者，预防性口服阿司匹林；已经出现附壁血栓或发生血栓栓塞的患者，需长期口服华法林抗凝，保持国际标准化凝血酶原时间比值（INR）在 2.0~2.5。

4. 心脏再同步化治疗（CRT）

通过双心室起搏同步刺激左右心室，调整左右心室收缩程序，达到心脏收缩同步化，对改善心脏功能有一定疗效。该方法需满足以下条件：左室射血分数（LVEF）≤ 35%，心功能 NYHA Ⅲ~Ⅳ 级，左束传导支阻滞 QRS≥120ms、非左束支传导阻滞 QRS≥150ms，预期有质量寿命超过 1 年。

5. 植入性心脏电复律除颤器（ICD）

有持续性室速病史，或有室速或室颤导致的心脏骤停病史，或 LVEF<35%、心功能分级 NYHA Ⅱ~Ⅲ级、预期生存时间超过 1 年的患者可选择 ICD 预防猝死。

6. 其他治疗

中药黄芪、生脉散和牛磺酸等具有一定的抗病毒、调节免疫、改善心功能作用的药物，可作为辅助治疗手段。此外，还可考虑左心机械辅助循环、左室成形术、心脏移植等方法。

第二节　肥厚型心肌病

肥厚型心肌病（HCM）主要特征是心室非对称性肥厚，是一种遗传性心肌病，是青少年和运动猝死的最主要原因之一。根据左心室流出道有无梗阻又可分为梗阻性和非梗阻性肥厚型心肌病；根据肥厚部位又可分为四型（表 10-2），其中以 Ⅲ 型最为常见。

表 10-2　肥厚型心肌病分型

Ⅰ 型　前室间隔肥厚
Ⅱ 型　前后室间隔肥厚
Ⅲ 型　室间隔与左室前侧壁均肥厚
Ⅳ 型　后室间隔、左室侧壁或心尖部肥厚

本病为常染色体显性遗传，肌节收缩蛋白基因突变被认为是主要的致病因素。临床表型呈多样性，与致病的突变基因、基因修饰及不同的环境因子有关。在我国患病

率为 180/10 万，全世界人群患病率为 200/10 万，预后差别很大。多数患者症状轻微，预期寿命接近正常人群；少数患者进展为终末期心衰。

HCM 病理特征性改变为非对称性室间隔肥厚（90%）；也可表现为心室均匀肥厚（5%）或特殊部位肥厚（心尖部 3%，室间隔后部及侧壁 1%，心室中部 1%）。组织学特征为心肌细胞肥大，形态特异，排列紊乱。

【诊断标准】

1. 临床表现

主要症状为心悸、胸痛、劳力性呼吸困难，伴流出道梗阻者可在起立或运动时出现眩晕、晕厥，甚至猝死。约 1/3 患者有明确家族史，部分患者可无症状。主要体征为心脏轻度增大及第四心音，有流出道梗阻者可闻及：①胸骨左缘第 3～4 肋间粗糙的喷射性收缩期杂音。降低心肌收缩力、增加左心室容量可使杂音减轻，如应用 β 受体阻断剂、取下蹲位等；相反则可使杂音增强，如应用硝酸酯类药物、强心药物或取站立位等。②心尖部收缩期杂音。因血流通过狭窄的流出道而产生漏斗效应，将二尖瓣引向室间隔，导致流出道狭窄加重、二尖瓣关闭不全。

2. 辅助检查

（1）胸部 X 光片　可无明显异常，如有心力衰竭，心影可明显增大。

（2）心电图　最常见的表现为左心室肥大，胸前导联出现巨大倒置 T 波。侧壁及下壁导联可出现深而不宽的病理性 Q 波，而室内阻滞及期前收缩也较为常见。心尖肥厚型心肌病特征性心电图改变：①左室高电压伴左胸导联 ST 段压低。②胸前导联出现以 V_3、V_4 导联为主的 T 波深倒。

（3）超声心动图　临床主要的诊断手段。特征性表现为心室壁非对称性肥厚而无心室腔增大，舒张期室间隔厚度达 15mm 或与左室后壁厚度之比≥1.3，伴流出道梗阻的患者可见 SAM 现象（室间隔流出道部向左室内突出、二尖瓣前叶收缩期前移）、舒张功能障碍等。

（4）心脏核磁（CMR）　心室壁肥厚和室腔变窄，以室间隔与右室游离壁交界处心肌内局灶性 LGE 最为典型，而对特殊部位及对称性肥厚更具诊断价值。

（5）心导管检查和心血管造影　左心室舒张末期压上升，梗阻部位前后存在收缩期压差，心室造影可见"香蕉状""犬舌状""纺锤状"心室。冠脉造影多无异常。

（6）心内膜心肌活检　心肌细胞畸形肥大、排列紊乱。对于除外淀粉样变、糖原贮积病等有重要意义。

（7）基因检测　目前已发现 27 个致病基因与 HCM 相关。指南推荐对 HCM 患者本人及其一级亲属进行相关基因检测，协助不典型患者的诊断和鉴别诊断，并对高危患者发病风险有预测价值。

3. 诊断依据

根据患者心脏杂音特点，劳力性胸痛和呼吸困难、晕厥等症状，结合典型的超声心动图改变和彩色多普勒测定左室流出道压力阶差，可以考虑诊断本病。如有阳性家族史，则更有助于诊断。

【鉴别诊断】

本病需与其他遗传性或继发性心肌病相鉴别，如糖原贮积病、淀粉样变、冠心病、高血压性心脏病、先天性心血管病、主动脉瓣狭窄等。

【治疗原则】

尽可能逆转肥厚的心肌，改善左室舒张功能，防止心动过速及维持正常窦性心律，减轻左心室流出道梗阻，预防猝死，提高生存率。

1. 一般治疗

避免剧烈运动、持重或屏气，以减少猝死的发生。

2. 药物治疗

主张应用 β 受体阻断剂及钙离子通道阻滞剂，如合并左室射血分数降低（LVEF < 50%），需考虑联合应用 ACEI/ARB 及小剂量袢利尿剂。应避免使用增强心肌收缩力、减少容量负荷的药物，如洋地黄、硝酸酯类制剂等。

3. 其他治疗

HCM 是青年和运动员心源性猝死最常见的病因，除了避免参加竞技性体育运动外，目前认为 ICD 是唯一可靠的预防猝死的方法。因此，HCM 患者在初始评估时就应进行危险分层，评估是否有 ICD 指征。此外，对于药物治疗不理想的严重流出道梗阻患者（流出道压力阶差 >50mmHg），可考虑采用外科手术、介入消融方法，减轻或消除流出道梗阻。进展为终末期心衰者可考虑心脏移植。

第三节　限制型心肌病

限制型心肌病（RCM）主要特征为单侧或双侧心室充盈受限和舒张容量下降，但收缩功能和室壁厚度正常或接近正常。本病属少见病，可为特发或继发于其他疾病，预后不良，心力衰竭为最常见死因。

RCM 病因不明，通常分为 3 类：①浸润性，以淀粉样变性最为常见。其他还包括结节病、血色病、糖原贮积病等；②非浸润性，以特发性 RCM 为代表。③心内膜病变性，主要包括心内膜弹力纤维增生症、高嗜酸细胞综合征等。

病理特点为心内膜及内膜下纤维性增厚，心室内膜硬化，扩张受限。首先累及心尖部，继而向心室流出道蔓延，可伴附壁血栓。组织学病理主要为心内膜下心脏间质纤维增生。

【诊断标准】

1. 临床表现

酷似缩窄性心包炎，以右心功能衰竭更为突出，主要表现为活动耐量下降、乏力、呼吸困难，逐渐出现淤血性肝肿大、腹腔积液、全身水肿。体格检查可见颈静脉怒张、肝大、移动性浊音阳性、下肢可凹性水肿，心脏听诊常可闻及第三心音奔马律，如合并低血压则提示预后不良。

2. 辅助检查

（1）胸部 X 光片　心影正常或轻中度增大，可有肺淤血表现。偶见心内膜钙化，心包无钙化。有助于本病鉴别。

（2）心电图　缺乏特异性表现，可有各种心律失常（房颤多见）、房室肥大、低电压、T 波地平或倒置。

（3）超声心动图　心室壁增厚，心腔大致正常，心房扩大。可见心包积液和附壁血栓。多普勒心动图典型表现是舒张期快速充盈，随之突然终止。

（4）CMR　特征性改变为心房高度扩大而心室腔不大，心尖部闭塞伴心内膜条带状强化，通常提示心内膜下心肌纤维化。除了显示心室舒张功能受限外，CMR检查另一项重要意义在于鉴别缩窄性心包炎。

（5）心导管检查和心血管造影　舒张期心室压力曲线呈早期下陷，晚期呈高原波型，类似缩窄性心包炎。心室造影可见心内膜肥厚、室腔缩小。

（6）心内膜心肌活检　心内膜增厚，内膜下心肌纤维化。

3. 诊断依据

临床出现右心功能不全表现，而客观检查心室没有明显扩大而心房扩大的患者，应考虑本病可能。

【鉴别诊断】

本病主要与缩窄性心包炎鉴别，胸片上显示心包钙化、CMR提示心包厚度超过4mm（横断面）以及异常舒张期室间隔运动，是缩窄性心包炎常见表现。此外还需除外肥厚型心肌病、扩张型心肌病、轻型冠心病、系统性硬化症、酒精性心肌病等。

【治疗原则】

原发性RCM无特异性治疗手段，主要为避免劳累、呼吸道感染等加重心力衰竭的诱因。本病所致心力衰竭对常规治疗反应不佳，常进展至难治性心力衰竭，需要进行心脏移植。

第四节　致心律失常型右室心肌病

致心律失常型右室心肌病（ARVC）其特征为右室心肌被纤维脂肪组织所替代，早期为区域性，逐渐累及整个右室及左室，而间隔部相对较少受累。本病多见于青中年男性，常呈家族性发病（30%），多为常染色体显性遗传。

【诊断标准】

1. 临床表现

ARVC较为少见，其临床表现多种多样，包括心悸、晕厥、胸痛、呼吸困难，以及在少数情况下发生猝死。然而，很多患者病情隐匿、数十年无症状，导致难以被识别，尤其是无家族受累的散发病例。

2. 辅助检查

（1）心电图　多数为左束支传导阻滞型室速或频发室早，亦可见多形性室速。

（2）超声心动图　右心室流出道增大、室壁变薄或瘤样膨出、收缩活动减弱和局限性反常运动。

（3）CMR　右心室心肌变薄、脂肪浸润。

（4）右导管检查及心室造影　导管测压时，右房室压可增高。右室造影可见三尖瓣下与漏斗部膨出，肌小梁肥大。本检查对诊断的特异性为96%，敏感性为87.5%。

（5）电生理检查　右心室传导缓慢，特别是病灶部位，因而形成折返环。

（6）心内膜活检　右心室局部或全部心肌被纤维或脂肪组织替代。但本病常因心室壁菲薄而不宜进行活检或消融治疗。

3. 诊断依据

根据反复发生来源于右心室的室性心律失常、难治性右心衰竭、猝死等临床表现，结合右心室扩大、心肌组织变薄等影像学改变及电生理检查可确诊。但不典型病例需依赖心内膜活检。

【治疗原则】

本病尚无有效治疗措施，临床主要是针对右心衰进行治疗，同时控制心律失常，必要时植入 ICD，重症者考虑心脏移植。

第五节　获得性心肌病

指因后天获得性因素引起的心肌病。一旦病因纠正后，心肌疾病可以缓解、甚至治愈。因此，早期诊断、及时处理病因极为重要。

（一）**酒精性心肌病**

长期大量饮酒导致的 DCM。饮酒是导致心脏损害的独立因素。

【诊断标准】

1. 符合 DCM 临床表现。

2. 长期大量饮酒史。WHO 标准：乙醇摄入量女性 $> 40g/d$，男性 $> 80g/d$，饮酒 5 年以上。

3. 排除其他心脏疾病。

4. 早期患者戒酒后 6 个月，DCM 临床症状得到缓解。

【治疗原则】

戒酒可显著改善预后，余治疗同扩张型心肌病。

（二）**应激性心肌病**

又称心尖球囊样综合征、伤心综合征、章鱼罐心肌病，是一种与精神或躯体应激相关的、以暂时性左室心尖部和中部室壁运动异常为主要表现的心肌病，最显著的特征是受损心肌的收缩功能可迅速恢复。

本病病因尚不明确，可能与儿茶酚胺风暴、微血管功能障碍、冠状动脉痉挛、雌激素缺乏等因素有关。好发于绝经后女性，表现类似于急性心肌梗死（如心绞痛样胸痛等），超声心动图或左室造影可见左室中部和心尖部膨出、可伴有左心功能受损。

【诊断标准】

1. 一过性左室中部（伴或不伴心尖部）运动障碍或无运动，室壁运动异常的区域超过单支冠状动脉分布区域。

2. 冠脉造影无血管阻塞、畸形、斑块破裂的证据。

3. 心电图有 ST 段抬高、T 波倒置等新发异常，或肌钙蛋白轻度升高。

4. 除外嗜铬细胞瘤和心肌炎。

【治疗原则】

临床过程为一过性，故以支持治疗和安慰为主，大多数患者左心室收缩功能在 4 ~

8 周恢复，预后良好，但复发率较高。

（三）围生期心肌病（PCM）

发生于妊娠晚期或产后数月的特发性心肌病，临床类似于 DCM。本病发病具有明显的种族特点（非洲黑人发病率最高），并可能与高龄妊娠、营养不良、妊高症有关。此外，泌乳素也被认为可以加重本病心衰进程。本病预后良好，早期治疗可使 ≥50% 患者心脏在半年内恢复正常，但再次妊娠常引起复发。

【诊断标准】

既往无心脏病的女性于妊娠最后 1 个月至产后 6 个月内发生心力衰竭，临床表现符合扩张型心肌病特点，除外其他因素后可诊断本病。46% ~ 60% 的 PCM 患者抗心肌抗体检测呈阳性。

【治疗原则】

治疗同原发性 DCM，但妊娠和哺乳特殊生理时期限制了 β 受体阻断剂、ACEI、ARB、ARNI 及醛固酮受体阻断剂的应用，同时由于该时期处于高凝状态，易引起外周或心腔内血栓形成，因此建议应用低分子肝素抗凝。PCM 患者的心脏结构和功能恢复后，应至少稳定 1 年再考虑逐渐停药。

（四）心动过速性心肌病（TCM）

长期持续性或反复发作的快速性心律失常导致的类似 DCM 的心肌疾病，以快速型房颤最为常见。如心动过速被尽快控制，心脏的形态和功能可以逆转，甚至完全恢复正常。

【诊断标准】

1. 符合 DCM 临床表现，出现除心动过速外的其他原因不能解释的心肌病变。

2. 持续性心动过速 ≥ 每日总时间的 12% ~ 15%，多数心率 >160 次/分。

3. 终止心动过速后心脏的结构和功能显著改善。

【治疗原则】

尽早采用药物（首选 β 受体阻断剂）或导管消融术控制心室率，维持正常窦性心律，目标是静息心率 <80 次/分。余治疗同 DCM。大多数 TCM 患者预后良好，在心室率被控制后的第 1 个月心脏结构和功能恢复最为显著，有些患者可在半年内完全恢复正常。

第六节　继发性心肌病

继发性心肌病的心肌病变是全身系统性疾病的一部分，常见病种见表 10 - 1。本节主要介绍淀粉样变性、药物性心肌病和克山病。

（一）淀粉样变性心肌病

淀粉样变性心肌病是指淀粉样蛋白沉积于心肌组织间隙，导致以心室舒张功能不全为主要表现的一种继发性限制型心肌病。按病因可分为五种类型，临床以原发性（又称轻链型）最为常见，多合并有浆细胞病。其次为遗传性，属于常染色体显性遗传，沉积的淀粉样物质为突变的甲状腺素转运蛋白。

【诊断标准】

50 岁以上患者出现难治性右心衰竭，伴有下列情况时应考虑本病：①心电图出现肢体导联低电压，而超声心动图则表现为室壁增厚 >12mm。②不能耐受 β 受体阻断和 ACEI/ARB 的治疗。③原高血压患者出现正常或低血压状态。④如为原发性淀粉样变常合并肾病综合征，特征性体征为巨舌和眶周紫癜。

本病诊断金标准为心内膜下心肌活检，特征性病理改变为刚果红染色阳性。心肌活检无法实现时，可于其他受累部位进行组织活检（肾脏、胃肠道、皮肤等），如为原发性淀粉样变（轻链型），还可以考虑腹壁脂肪活检（敏感性 60% ~ 80%）。

CMR、焦磷酸锝（^{99m}TcPYP）核素显像则具有很高的临床诊断价值，被认为在一定程度上可以替代心肌活检，其中^{99m}TcPYP 核素显像还可以用于区分原发性及遗传性淀粉样变。本病超声心动的特征性表现为心肌斑点样强回声，而斑点追踪成像、应变率成像等方法亦有助于临床诊断，但不能作为独立的诊断依据。血清游离轻链检测有助于原发性淀粉样变的诊断及预后评估。

【治疗原则】

本病以对症支持治疗为主，常规抗心衰药物治疗不理想，ICD 植入及心脏移植效果均不佳，原发性患者可尝试化疗。本病预后不良，70% 患者在出现心力衰竭症状后 1 年内死亡。

（二）药物性心肌病

因应用某些有心脏毒性的药物而引起的心肌病，常见药物见表 10 - 3。临床表现类似于扩张型心肌病或非梗阻性肥厚型心肌病。

表 10 - 3　可导致药物性心肌病的常见药物

抗肿瘤药	抗精神病药	三环类抗抑郁药
阿霉素	氯丙嗪	氯丙咪嗪
柔红霉素	奋乃静	阿米替林
	三氟拉嗪	多塞平

【诊断标准】

1. 有心脏毒性药物应用史。

2. 服药后出现类似扩张型心肌病表现。

3. 排除其他心脏疾病。

【治疗原则】

尽可能停用相关药物，不能停药者需预防性给予保护心肌治疗，如辅酶 Q10。余治疗同扩张型心肌病。

（三）克山病

又称地方性心肌病，特点为区域性发病、心肌损伤伴急性或慢性心力衰竭，见于中国低硒、环境卫生差、易有病毒感染的地区。

根据病程分为急性、亚急性和慢性。急性克山病病死率高，特别是孕妇，约 1/3 在发病 24 小时内死亡，随着生活水平提高、环境卫生改善以及相关机构建立，发病率及死亡率已大幅度下降，目前主要为慢性克山病。

克山病的病因尚不完全明确，缺硒、病毒感染是本病发生的重要因素。

克山病心脏呈肌源性普遍扩张，心室壁通常不增厚；组织学主要为心肌实质性变性、坏死和纤维化。

【诊断标准】

（1）符合流行病学特征，即低硒、环境卫生差、易有病毒感染的地区。

（2）临床出现心肌损伤、心功能不全表现。急性发病者类似于急性重症心肌炎，慢性克山病的临床特点类似于扩张型心肌病。

【治疗原则】

1. 预防措施

（1）补硒。缺硒地区常年口服亚硒酸钠，每 10 天 1 次，成人每次 4mg。

（2）提高生活水平，改善卫生环境。

2. 急性克山病的治疗

（1）早期应用大量维生素 C 静脉注射，首剂 5 ~ 10g，24 小时总量 15 ~ 30g。

（2）频繁呕吐、烦躁不安者可采用冬眠疗法。

（3）休克型患者需予血管活性药物，如多巴酚丁胺等。

（4）抗心衰治疗，酌情给予正性肌力药物、利尿剂及血管扩张剂等。

（5）抗心律失常治疗，安装临时或永久性起搏器。

3. 慢性克山病的治疗

治疗同扩张型心肌病。

第七节　心肌炎

心肌炎是指病原微生物感染或物理化学因素引起的以心肌细胞坏死和间质炎性细胞浸润为主要表现的心肌炎症性疾病。根据致病因素不同可分为感染性和非感染性，主要感染病原体见表 10 - 4，非感染性因素包括过敏、变态反应（如风湿热）、化学物理或药物。本节主要介绍病毒性心肌炎。

表 10 - 4　心肌炎主要感染病原体

细菌感染	螺旋体感染	寄生虫感染
链球菌	梅毒	锥虫病
肺炎球菌	莱姆病	弓形体病
脑膜炎双球菌	细螺旋体病	血吸虫病
白喉杆菌	回归热	病毒感染
沙门菌属	真菌感染	柯萨奇病毒 A、B 组
结核杆菌	曲霉菌	孤儿病毒
梭状芽孢杆菌	放射菌病	腺病毒
军团菌	酵母菌病	脊髓灰质炎病毒
布氏杆菌	隐球菌病	风疹病毒

病毒性心肌炎（VMC）是指嗜心肌病毒感染引起的以心肌非特异性间质性炎症为主要病变的心肌炎。41%～88%患者有前驱病毒感染史，大多数患者治疗后可痊愈，极少数患者死于急性期恶性心律失常；部分患者进入慢性期，发展至扩张型心肌病。一般急性期3个月，恢复期3个月至1年，1年以上为慢性期。

多种病毒感染均可引起心肌炎，肠道及上呼吸道病毒最多见，主要病原体是柯萨奇B组2～5型（约占30%～50%）和A组9型，其次为孤儿（ECHO）病毒和腺病毒。此外还有脊髓灰质炎病毒、流感、风疹、单纯疱疹、脑炎、肝炎（A、B、C型）及HIV病毒等。发病机制包括：①病毒感染对心肌直接损伤；②病毒介导的T细胞免疫损伤。

病毒性心肌炎病理改变包括：①心肌损伤改变，包括心肌细胞溶解、坏死、变性和肿胀等。②间质损害改变，包括局灶性或弥漫性心肌间质增生、水肿及充血，多量炎性细胞浸润。

【诊断标准】

1. 临床表现

在前驱病毒感染后3周内出现心脏表现。

（1）前驱病毒感染包括上呼吸道感染、腹泻、严重乏力等。

（2）心脏表现包括心悸、胸闷、头晕，甚至充血性心力衰竭、阿-斯综合征、第一心音减弱、舒张期奔马律、心包摩擦音、心脏扩大。

2. 辅助检查

（1）心电图异常（上述感染3周内出现以下任何一项表现）

①窦性心动过速，房室传导阻滞，窦房阻滞或束支阻滞。

②多源、成对室性期前收缩，自主性房性或交界性心动过速，阵发性或非阵发性室性心动过速，心房或心室扑动或颤动。

③两个以上导联ST段呈水平型或下斜型压低≥0.05mV，或ST段异常抬高或出现病理性Q波。

（2）心肌损伤参考指标异常

①血清CK-MB、TNI或TNT明显升高。

②超声心动图示心腔扩大或室壁活动异常；或核素心功能检查证实左室收缩或舒张功能减弱。

③CMR典型表现为LGE扫描可见心肌片状强化。

（3）病原学检查

①急性期于心内膜、心肌、心包或心包穿刺液中检测出病毒、病毒基因片段或病毒蛋白抗原。

②2份血清标本（取样间隔>2周）检测出同型病毒抗体，并且第2份血清抗体滴度较第1份升高4倍，或一次抗体效价≥640（≥320为可疑）。

③特异性病毒抗体IgM≥320。

3. 诊断依据

多以临床诊断为主，确诊有赖于心内膜下心肌活检。

（1）临床诊断　具备诊断标准中1、2、3中任意两项，并除外其他原因心肌病。

（2）病原学诊断　具备病原学检查中第①项可确诊；仅有②、③项为拟诊。

诊断重症心肌炎需满足以下一项或多项表现：

①阿－斯综合征发作，心电图可表现为重度传导阻滞或快速心律失常。

②充血性心力衰竭伴或不伴心肌梗死样心电图改变。

③心源性休克。

④急性肾功能衰竭。

⑤持续性室性心动过速伴低血压发作。

⑥心肌炎和心包炎。

【鉴别诊断】

注意除外 β 受体功能亢进症、甲状腺功能亢进症、二尖瓣脱垂综合征及影响心肌的其他疾患，如风湿性心肌炎、中毒性心肌炎、冠心病、结缔组织病、代谢性疾病及克山病等。

【治疗原则】

1. 卧床休息

无心脏形态功能改变者休息 2 周，3 个月不参加体力活动；重症患者休息 1 个月，6 个月内不参加体力活动。

2. 保护心肌疗法

进食富含维生素及蛋白质食物，或可应用维生素 C、辅酶 Q10 及曲美他嗪等药物。

3. 抗心力衰竭治疗

包括利尿剂、血管扩张剂、ACEI 类药物等。

4. 抗心律失常治疗

必要时安装临时或永久性心脏起搏器。

5. 糖皮质激素治疗

不主张早期应用糖皮质激素，有严重心律失常、难治性心衰、重症或考虑存在免疫介导心肌损害患者可慎重使用。

（刘君萌　何青）

第十一章 心 包 疾 病

心包疾病根据病理特性可以分为：心包炎、心包缩窄、渗出性心包疾病（心包积液）等。根据病情进展分为：急性心包炎（伴或不伴心包积液）、慢性心包积液、粘连性心包炎、亚急性渗出性缩窄性心包炎、慢性缩窄性心包炎等。根据病因分类可以分为细菌感染性心包炎、病毒性心包炎、结核性心包炎、心梗后早期心包炎和 Dressler 综合征、尿毒症性心包炎和透析相关性心包疾病、肿瘤性心包疾病、自身免疫性和药物性心包疾病、放射性心包炎，还有心包切除、心脏损伤后综合征性心包炎以及先天性心包缺如、心包囊肿。据我国临床资料统计，心包疾病占心脏疾病住院患者的 1.5% ~ 5.9%。

第一节 急性心包炎

急性心包炎是由细菌、病毒、自身免疫、物理或化学等因素引起的心包脏层和壁层之间的炎症，病程一般不超过 2 周。

【诊断标准】

1. 临床表现

急性心包炎临床症状常和疾病的病理特征有关。以纤维蛋白性为特征的以胸痛为主，可以随着病情好转或转变为以渗出为主时，胸痛逐渐缓解。如果以渗出为主，临床表现主要根据渗出的速度、渗出的量，可以出现呼吸困难、心悸等，甚至导致心脏压塞、循环障碍或衰竭。

（1）胸痛　急性心包炎几乎总是以胸痛作为主诉，一部分患者可主诉气促、发热，如果合并全身性疾病，症状可以被原发病掩盖。心包炎的胸痛，多表现为锐痛，部位在左胸前区，向上腹部放射，最具特征性的是放射至斜方肌，深吸气或平躺时胸痛可加重，坐位前倾时缓解。

（2）呼吸困难　呼吸困难为以渗出为主的急性心包炎，心包积液快速增多或心包积液量大时最突出的症状。患者呈端坐呼吸、身体前倾、呼吸浅速、面色苍白，也可因压迫气管、食管而产生干咳、声音嘶哑及吞咽困难，以及交感神经兴奋出现的发热、烦躁等。

（3）心包压塞　心包积液的量迅速增加或大量心包积液，可出现严重血流动力学障碍，患者出现心动过速、血压下降、脉压变小和静脉压明显上升，由于迷走神经占绝对优势，出现心动过缓或心脏骤停等。

2. 体格检查

（1）一般体征　无并发症的心包炎患者常可表现明显不适和焦虑，可有低热和心动过速，当出现循环障碍时，可有呼吸浅速、大汗淋漓、四肢发凉、面色苍白、口唇及指甲床发绀。

（2）心包摩擦音 心包摩擦音是纤维蛋白性心包炎的典型体征，由脏层心包和壁层心包接触、摩擦产生，心室收缩、心室舒张早期和心房收缩 3 个时相的"嘎吱"声，在胸骨左缘第 3、4 肋间最为明显，并向心尖部传导，坐位身体前倾、深吸气时明显。但随着炎症消失，或炎症以渗出为主时，心包摩擦音可以消失。

（3）奇脉 大量心包积液时，患者桡动脉搏动出现在深吸气时显著减弱或消失，呼气时复原的现象。血压测量时，吸气时动脉收缩压较呼气下降 10mmHg 或更多。

（4）其他 心音遥远、颈静脉怒张、肝肿大、腹水、双下肢水肿以及在左肩胛骨下出现浊音及左肺受压迫所引起的支气管呼吸音的心包积液征（Ewart 征），都说明心包积液较为显著。

3. 辅助检查

（1）血常规 血常规的变化取决于原发病，典型的急性感染性心包炎白细胞数可轻中度升高，为 $11 \times 10^9/L$ 至 $13 \times 10^9/L$，伴轻度的淋巴细胞增多。明显升高提示存在其他病因。

（2）心肌酶 急性心包炎，无心肌炎或急性心肌梗死时，也可出现肌酸激酶同工酶、肌钙蛋白 I 或肌钙蛋白 T 的升高。并且心包炎患者有心肌酶升高者，几乎都有 ST 段抬高。但出现心肌酶升高，还应该积极排除急性心肌梗死、心肌炎。

（3）心电图 心电图是诊断急性心包炎的重要的实验室检查，典型的除 AVR 导联外，弥漫性的 ST 段抬高，PR 段压低，亦呈动态变化。低电压和电交替提示大量的心包积液，同时常有窦性心动过速。

（4）胸片 胸部 X 线检查对渗出性心包炎有一定价值，成人心包积液量大约 250ml（儿童小于 150ml）时，可见心影向两侧增大，心脏搏动减弱或消失。

（5）超声心动图 对于纤维蛋白性心包炎，超声心动图检查可正常，但超声心动图对于判断渗出性心包积液的量有重要意义。心脏压塞时超声心动图有其特征性改变：右心房及右心室舒张期塌陷，吸气时右心室内径增大，左心室内径减少，室间隔左移等。

超声引导下行心包穿刺，不但提高了穿刺成功率及安全性，还可以动态观察心包积液量的变化。

（6）CT 和 MRI 影像 对需要快速处理和给出治疗决策的虚弱患者不建议应用。CT 和 MRI 对于包裹性和局限性心包积液的诊断极有帮助。通过 CT 值可获得心包积液性质（血性、渗出、乳糜样）的线索。

（7）心包穿刺 抽取心包积液行常规、生化、病原学培养 + 药敏、病理等检验，以明确病因。同时，心包穿刺可以缓解心脏压塞。也可借此在心包腔内注入抗菌或化疗药物等。

（8）心包镜和心包活检 有助于明确病因诊断。

4. 诊断依据

根据临床表现、检验、X 线、心电图及心脏超声检查不难做出心包炎的诊断，但也应注意与以下疾病进行鉴别。

（1）急性心肌梗死 急性心肌梗死常有胸痛，心电图也可见 ST 段抬高、心肌酶和肌钙蛋白升高，并且急性心肌梗死也可见于年轻人，所以出现胸痛时，首要鉴别的是此疾病。急性心肌梗死的胸痛，多为压榨样或烧灼样，可向肩背、颌下放射，伴大汗、恐惧感，心电图有缺血的动态变化，心肌酶和肌钙蛋白具有特征性改变，心脏超声可见对应梗死部位的节段性运动障碍。

（2）肺梗死 肺梗死为突然发病，呼吸困难、胸痛、烦躁不安、惊恐甚至濒死感，临床上酷似自发性气胸。患者可有咯血、低热和晕厥，常有下肢和盆腔血栓性静脉炎、骨折、手术后、脑卒中、心房颤动等病史，或者发生于长期卧床的老年患者，大面积肺梗死时可出现血压下降、休克等症状，检查 D-二聚体增高，血气分析可见氧分压下降，胸部增强 CT 及肺动脉造影可见动脉内充盈缺损改变。

（3）主动脉夹层 主动脉夹层多有结缔组织疾病（马凡综合征）和严重的高血压病史。为剧烈胸痛，并向肩背部等处放射，发作时血压较高，可有全身出汗、恶心、呕吐等伴随症状，行主动脉 CT、超声检查可有阳性发现，心肌酶、心电图多无变化。但如果主动脉夹层涉及冠脉，也可以合并急性心肌梗死的发生，出现心肌酶、心电图变化。

急性心包炎还应该与肺炎、胸膜炎和带状疱疹等进行鉴别。如果患者以渗出性心包炎为主要表现，出现呼吸困难，应该与心衰和慢性阻塞性肺疾病等进行鉴别。明确急性心包炎诊断后，还应该进行病因学的鉴别。

【治疗原则】

急性心包炎的治疗与预后取决于病因，所以诊治的开始应着眼于查找能影响处理的特异性病因，检测心包积液和其他超声心动图异常，并给予对症治疗。胸痛可以服用布洛芬 600~800mg，1 天 3 次，如果疼痛消失可以停用。如果对非甾体抗炎药物不敏感，可能需要给予糖皮质激素治疗，泼尼松 60mg 口服，1 天 1 次，1 周内逐渐减量至停药。也可以辅助麻醉类止痛剂。急性非特异性心包炎和心脏损伤后综合征患者可有心包炎症状反复发作，成为复发性心包炎，可以给予秋水仙碱 0.5~1mg，1 天 1 次，至少 1 年，缓慢减量停药。如果心包积液影响了血流动力学稳定，可以行心包穿刺。病因明确后应该针对病因进行治疗。

第二节 慢性缩窄性心包炎

慢性缩窄性心包炎是心包长期炎症的最终表现，导致心包纤维化、钙化，壁层和脏层心包粘连，心室舒张期充盈受限，最终导致循环障碍。

慢性缩窄性心包炎的病因在我国仍以结核性最常见，其他病因有特发性、放射性、外科手术后、感染性、肿瘤性、自身免疫（结缔组织）疾病、尿毒症、创伤后、结节病、麦角新碱治疗和置入性除颤器电极片。

【诊断标准】

1. 临床表现

相对早期症状和体征包括下肢浮肿、腹部不适和一定程度肝淤血。当疾病发展至严重时，肝淤血加重可进展成显性黄疸、腹水或全身水肿以及出现心源性肝硬化。随着肺静脉压升高，出现活动性气促、咳嗽及端坐呼吸。缩窄性心包炎终末期，会出现低心排血量的症状，包括严重乏力、一过性缺血发作和晕厥。

2. 体格检查

可见颈静脉怒张、肝大、腹水、下肢水肿和心率增快，可见 Kussmaul 征。心尖搏动不明显，心浊音界不大，听诊心音减低，可闻及心包叩击音。如果心排血量下降可见脉搏细弱无力，动脉收缩压降低，脉压变小。

3. 辅助检查

（1）X 线　X 线检查可见心影偏小。如果合并心包积液，心影可增大。主动脉弓缩小或难以辨认。上腔静脉常扩张，有时可见心包钙化。

（2）心电图　无特异性心电图表现。常可见非特异性 T 波及低电压。左心房肥大。相当一部分患者可出现心房颤动。

（3）超声心动图　心包增厚和僵硬、舒张早期室间隔突然移位。

（4）CT 和 MRI　CT 可以检测出微小的心包钙化。MRI 可以提供心包及心肌更为详细的信息，可以观察到心脏外形的扭曲、肝静脉淤血、腹水、胸腔积液和心包积液，电影成像可显示舒张早期异常的室间隔运动。如考虑行心包剥离术，详细描述心包增厚的部位和程度，对外科医生在危险性评估和手术计划有帮助。

（5）心脏导管检查和血管造影　左右心导管对怀疑有缩窄性心包炎的患者可提供诊断的血流动力学依据，辅助鉴别缩窄性心包炎和限制型心肌病。冠脉造影对那些考虑心包剥离术的患者可发现潜在的冠心病。

【鉴别诊断】

根据临床典型的右心衰竭表现，辅助检查提示心包增厚，伴或不伴心包钙化，可考虑诊断慢性缩窄性心包炎。但应该与以下疾病进行鉴别：

1. 限制型心肌病

因为两者临床表现类似，但治疗方案截然不同，鉴别两者非常重要。限制型心肌病表现为心室舒张功能减低，常伴双房增大，如果导致限制型心肌病的原因为心肌淀粉样变性，还会表现为心肌增厚伴异常回声，心电图可见 QRS 低电压，心内活检（或腹部脂肪垫活检）可见到刚果红染色阳性物质沉积。慢性缩窄性心包炎可见到心包增厚，伴或不伴心包钙化。

2. 其他

患者存在颈静脉怒张、不明原因的胸腔积液、肝肿大、水肿或腹水时应该怀疑缩窄性心包炎。但同时应与上腔静脉阻塞征、肾病综合征、肝脏和腹腔内恶性肿瘤、三尖瓣狭窄、三尖瓣反流以及右心房黏液瘤等进行鉴别。

【治疗原则】

慢性缩窄性心包炎是一个进展性疾病，引起的临床症状和血流动力学表现不会自动逆转，心包剥离术是唯一确切有效的治疗手段。内科治疗包括限盐、利尿和扩张静脉。窦性心动过速是一种代偿机制，所以 β 受体阻断剂应该避免或谨慎使用。房颤伴快心室率时，地高辛为首选，将心率控制在 80~90 次/分。

（刘震宇　朱园园）

第十二章　心　脏　肿　瘤

第一节　原发性心脏肿瘤

原发性心脏肿瘤是一种罕见的心脏病变，可通过循环梗阻、干扰瓣膜、直接侵犯心肌层、侵犯肺组织、组织栓塞或产生系统性反应而引起症状。心脏肿瘤的具体症状一般取决于肿瘤在心脏中的位置，而不是其组织病理学。超过75%的原发性心脏肿瘤是良性的。成人中，大多数良性病变是黏液瘤，其他常见的良性病变包括乳头状弹力纤维瘤和脂肪瘤。儿童中，横纹肌瘤和纤维瘤最常见。

【临床分类】

1. 黏液瘤

（1）约80%的黏液瘤起源于左心房，其余大部分发现于右心房。

（2）源于左心房的肿瘤　往往会长入房腔中，通过阻碍血流或造成二尖瓣反流导致心力衰竭和（或）继发性肺高压。常见症状和体征包括呼吸困难、端坐呼吸、夜间阵发性呼吸困难、肺水肿、咳嗽、咯血、水肿和乏力。由于心房内肿瘤的运动，所以在某些体位时，症状可能更严重。体格检查时，心脏舒张早期可能闻及特征性"肿瘤扑落音"。左心房肿瘤除了干扰循环之外，还可能释放肿瘤碎片或血栓进入体循环。这种栓塞最严重的并发症是神经系统并发症。

（3）源于右心房的肿瘤　可长入房腔，阻碍血流，从而导致类似于三尖瓣狭窄时所见的血流动力学改变。典型心血管症状和体征是右心衰竭的症状和体征（即乏力、外周水肿、肝肿大、腹水和颈静脉明显的"a波"）。体格检查时，可发现舒张期杂音，类似于在左心房黏液瘤时闻及的"肿瘤扑落音"。除了阻碍血液循环通过右心之外，肿瘤碎片可能释放进入肺循环，从而引起与肺栓塞一致的症状。若存在卵圆孔未闭（或房间隔缺损），肿瘤碎片可进入到体循环，从而引起与体循环栓子一致的症状。

（4）另外，黏液瘤患者常存在全身症状（如体重减轻和发热）和结缔组织病相关的实验室检查结果异常。

2. 乳头状弹力纤维瘤

（1）超过80%的弹力纤维瘤位于心脏瓣膜，通常在左侧心脏（主动脉瓣为36%，二尖瓣为29%，三尖瓣为11%以及肺动脉瓣为7%），其余病变散在分布于心房和心室。9%的患者可出现多发肿瘤。

（2）症状通常由栓塞引起，栓子为肿瘤本身或血栓。最常见的临床表现为脑卒中或短暂性脑缺血发作，其次为心绞痛、心肌梗死、猝死、心力衰竭、晕厥或晕厥前兆，以及体循环或肺循环栓塞事件。

（3）约30%的乳头状弹力纤维瘤患者无症状，通过超声心动图、在心脏手术时或在尸检时被偶然发现。

3. 脂肪瘤

（1）约 1/2 发生于心内膜下，其余的均匀分散在心肌和心外膜下区域。

（2）若存在症状，一般与局部组织侵犯相关（心律失常、传导阻滞或猝死），瓣膜肿瘤能引起心功能不全和心力衰竭症状。

【辅助检查】

1. 超声心动图　经胸超声心动图及经食管超声心动图（TEE）检查可显示心肌层和心腔的影像，通常识别包块的存在及其移动性。

2. 心脏磁共振成像和计算机断层扫描　尽管心脏 MRI 和 CT 都可提供高分辨率的心脏图像，但一般优先选择 MRI。除了可提供详细的解剖图像外，T_1 和 T_2 加权序列可反映肿瘤内部的化学微环境，从而可提示肿瘤类型。

3. 正电子发射断层扫描　对于转移瘤、心房黏液瘤或房间隔脂肪瘤样肥厚的患者，正电子发射断层扫描（PET）有助于识别心脏受累。

4. 冠状动脉造影　可显示源于心外膜表面的肿瘤的血液供应情况，以评估能否行手术切除肿瘤。

【鉴别诊断】

应与心脏转移瘤、风湿性心脏病二尖瓣病变、三尖瓣狭窄、三尖瓣下移、慢性缩窄性心包炎、心肌病和心包积液等相鉴别。

【治疗原则】

一旦根据影像学检查考虑诊断为原发性心脏肿瘤，尤其是已发生栓塞事件或与肿瘤移动直接相关的并发症（如冠状动脉口闭塞）的患者，以及肿瘤有高度移动性或肿瘤较大（≥1cm）的患者，需要立即行切除术。

第二节　继发性心脏肿瘤

继发性心脏肿瘤是心脏之外各种肿瘤经直接蔓延、血液传播或淋巴管扩散转移到心脏，最常见的临床表现为心包填塞、快速心律失常、房室传导阻滞或充血性心力衰竭等。最常见的转移到心脏的原发肿瘤依次为：肺癌、乳腺癌、恶性黑色素瘤、淋巴瘤和白血病。肿瘤累及心包、心肌较为常见，心内膜很少累及。右侧心脏较左侧易受累及。

【诊断标准】

1. 临床表现

（1）心包转移　引起恶性心包疾病最常见的原因是肺癌、乳腺癌、纵隔淋巴瘤，广泛转移使心包变厚，并产生心肌粘连、大量心包积液，有时有直接心肌浸润，从而导致限制性心包填塞、心功能不全、呼吸困难（并在活动时加重）和心动过速。

（2）心肌转移　直接转移心肌或心内膜的肿瘤包括肺癌、淋巴瘤或黑色素瘤。可引起心律失常、充血性心力衰竭、心室流出道梗阻和栓塞等。

（3）腔静脉阻塞　肺癌、霍奇金淋巴瘤或非霍奇金淋巴瘤转移至纵隔，压迫上腔静脉，上腔静脉血栓形成，导致上腔静脉阻塞，出现面部多血症和头痛，面部和手臂水肿，侧支循环明显。腹膜后肿瘤、肝癌或肾脏肿瘤导致下腔静脉阻塞时，导致右心房、右心室充盈障碍。

（4）心肌淀粉样变　原发性淀粉样变和多发性骨髓瘤导致的继发性淀粉样变都可以累及心脏，主要症状有充血性心力衰竭、低血压、心脏传导阻滞等。

（5）心肌梗死　肺癌、恶性淋巴瘤、白血病最为常见。常由于冠状动脉受压、反复栓塞，有些肿瘤患者也可见动脉粥样硬化。典型的症状为胸痛。

（6）非菌性血栓性心内膜炎。

（7）伴心内膜转移的嗜酸性粒细胞增多症。

2. 体格检查

心脏继发性肿瘤的体征差异较大可见水肿，但水肿部位，根据肿瘤影响心脏情况不一样，而有差异。上腔静脉堵塞，可见上肢、颜面部水肿，颈静脉怒张，可见Kussmaul征。下腔静脉可见腹水，腹部静脉曲张，下肢水肿等。如果合并有心力衰竭，可见相关体征变化。如果有肿瘤堵塞流入道，可闻及肿瘤扑落音。

3. 检验检查

（1）血常规　红细胞数量增加、血小板增多、白细胞增多。

（2）心电图　可见窦性心动过速、房颤、房扑以及完全性房室传导阻滞。如果发生心脏缺血，可见 ST 段和 T 波改变。大量心包积液可见胸前导联低电压。

（3）CT 及核磁共振　胸部 CT 可见胸部及纵隔肿瘤对心脏和心包的压迫。可见心包积液、钙化和心包缩窄。可见心脏流入道和流出道的梗阻。肺动脉 CT 可见肺栓塞。冠脉 CT 可见冠脉狭窄和供血情况。CT 可以了解肿瘤的原发部位，其他部位的转移等情况，对于肿瘤的诊断、预后判断有重要作用。CT 引导下经皮、经胸腔活检也是有效的诊断方法。

（4）超声检查　对于判断心腔占位、心脏流入及流出道的梗阻诊断有重要作用。彩色多普勒对于瓣膜血流动力学评价有重要作用。血管超声可以判断上腔静脉和下腔静脉的阻塞情况。

根据患者肿瘤既往史、症状和影像学检查，可以明确心脏继发性肿瘤。以心血管症状为首发的疾病，应该与结核、心脏原发性肿瘤、少见病菌感染和先天性心脏病等相鉴别。

【治疗原则】

对于恶性肿瘤继发心脏肿瘤，最常用的一线治疗是放疗、化疗。激素可以减少炎症和肿瘤相关的阻塞，但激素联合放疗或化疗可以增加心肌梗死和心肌病的危险性。氧疗、利尿、低盐饮食、溶栓、血管介入治疗可以缓解心血管症状，也可延长寿命。化疗药物的心脏毒性反应，表现为心律失常、心肌功能障碍和心包积液等，可以对症给予减轻后负荷、ACEI、选择性 β 受体阻断剂。对于恶性心律失常也需要对症治疗。放疗引起的心脏并发症可以影响心包、心肌、瓣膜、冠状动脉和传导系统，甚至会破坏心脏起搏器。糖皮质激素可用于治疗放射相关的心包疾病。患者合适的化疗姿势和深吸气可减少放射区域对心脏的辐射。

（张宇辉）

第十三章　主动脉疾病

第一节　主动脉瘤

主动脉瘤是一段或几段主动脉管腔的病理性扩张。受累主动脉直径较正常主动脉扩张大于 1.5 倍。主动脉瘤按其所在部位、大小、形态和病因命名。如主动脉为对称性扩张，即为梭形动脉瘤，如扩张主要累及一壁，则为囊状动脉瘤。假性动脉瘤为血管壁外结缔组织和血液的积聚，其可能是主动脉破裂后包裹的结果，须与真性动脉瘤相鉴别。

主动脉瘤是弥漫性主动脉疾病的标志之一。总体而言，在所有主动脉瘤患者中，多发性主动脉瘤约占 13%，25% ~28% 的胸主动脉患者同时有腹主动脉瘤。因此，对主动脉瘤患者应全面检查整个主动脉，以期发现其他部位的主动脉瘤。

腹主动脉瘤比胸主动脉瘤更为常见。年龄是一个重要的危险因素，55 岁以上的男性和 70 岁以上的女性发病率急剧上升，男性发病率为女性的 5 ~10 倍。最近 10 年中，腹主动脉的发病率似乎增加了 2 ~3 倍，绝大多数腹主动脉瘤发生于肾动脉水平以下。胸主动脉瘤以升主动脉受累最为常见，其次为降主动脉，主动脉弓瘤和胸腹主动脉瘤较少见。

主动脉瘤的病因：①最基本的病因是动脉粥样硬化，粥样硬化破坏主动脉壁中层弹力组织，最终导致主动脉壁的梭形变或囊性扩张，主动脉张力增加促进动脉瘤迅速膨大。②胸升主动脉瘤最主要的病因是囊性中层退行性变（或囊性中层坏死），年轻人中，囊性中层退行性变与马凡综合征和 Ehlers – Danlos 综合征相关。③遗传因素，细胞组织的缺陷也是腹主动脉瘤的发病因素，可表现为主动脉中层弹力纤维断裂和炎症反应，表明遗传性因素在腹主动脉瘤的发展中起一定的作用，腹主动脉瘤一级亲属发病率约 28%。④感染是一种可能的原因，许多研究已确认动脉瘤组织内存在病毒性或细菌性抗原。

【诊断标准】

1. 临床表现

（1）症状　大多数主动脉瘤患者没有症状，而是在常规体检或影像检查时意外发现的。

腹主动脉瘤最常见的临床症状是下腹或下背痛。疼痛常呈持续性和绞窄性，有时可持续数小时或数天。动脉瘤膨胀或濒临破裂前，可能有新的疼痛症状，或使原有疼痛更加剧烈，常为突发性的。当动脉瘤破裂时，疼痛常伴有血压下降，腹部出现波动性肿块。

胸主动脉瘤患者可能感到胸痛，有时则为背痛。如合并主动脉瓣关闭不全，则出现心衰相关症状如呼吸困难、水肿等。动脉瘤增大压迫周围纵隔组织，能引起局部压迫症状，出现咳嗽、喘息、呼吸困难、声嘶、难治性肺炎和吞咽困难等症状。

（2）体征　腹主动脉瘤触诊可发现搏动性包块，其范围可从剑突下至脐以下。在肥胖的患者很难触及，体格检查不能精确地测定其大小。触诊必须轻柔，特别是瘤体有触痛者，这可能是瘤体破裂的前兆。胸主动脉瘤通常缺乏特征性体征，因升主动脉慢性扩张引起主动脉瓣关闭不全所致的舒张期杂音，在胸骨右缘最响亮。

2. 辅助检查

（1）腹部超声　是诊断主动脉瘤常用的筛选工具，可获得瘤体的长轴和短轴图像，可作为随访瘤体增长的理想选择。

（2）计算机体层摄影（CT）　精确了解瘤体的形状以及和分支的空间关系。但有射线暴露，需用造影剂。适用于已经确诊直径≥5.5cm腹主动脉瘤或怀疑动脉瘤破裂、拟行手术治疗的病人。

（3）磁共振血管造影（MRA）　可为主动脉瘤术前评估所选用，通过一系列的投影位置进一步观察主动脉及其周围的解剖关系。优点是无创、无电离辐射。

（4）主动脉造影　选择性应用于部分病例，有助于判断肾上段主动脉瘤范围及其与髂股动脉的关系。缺点是价格昂贵、有潜在风险的有创检查，且需要造影剂、有电离辐射。

（5）经食道超声　是显示主动脉根部很好的检测方法，对于马凡综合征的患者尤为重要。因其能很清楚的显示整个胸主动脉，所以非常广泛用于诊断主动脉夹层。

【治疗原则】

1. 内科治疗

主动脉瘤内科治疗的目的是尽量减少动脉瘤膨胀和破裂的风险。包括减少动脉粥样硬化的危险因子及减少血流对动脉瘤的冲击。具体措施包括：①戒烟。②调脂治疗。③控制高血压。④使用β受体阻断剂以降低心肌收缩力。⑤避免引起动脉压力增高的动作如咳嗽、喷嚏等。如不做手术或介入治疗，应定期CT随访。

2. 介入治疗

经皮血管内支架型血管置入术（EVAR）是一种新的有应用前景的治疗方法。支架型血管可作为病变区域的"桥"，使动脉血液通过支架腔流到动脉末梢。已破裂的肾下型腹主动脉瘤推荐EVAR治疗。

3. 手术治疗

有症状的腹主动脉瘤、无症状但直径≥5.5cm或直径>4cm且每年增长超过1cm的腹主动脉瘤有手术指征。胸主动脉瘤大于6.0cm时，应手术修复。马凡综合征患者的动脉瘤大于5.5cm时应手术，因为这类患者的动脉瘤破裂风险甚高。主动脉瘤手术包括主动脉瘤切除术和人工血管置换术。

第二节　主动脉夹层

主动脉夹层为主动脉腔内的血液通过内膜的破口进入主动脉壁中层而形成的一种病变。为一种罕见但能危及生命的病变，早期死亡率高达每小时1%。

主动脉夹层有2种主要的分类方法：①DeBakey Ⅰ型、Ⅱ型和Ⅲ型。②Stanford A

型和 B 型。见表 13 - 1。一般而言，夹层如果累及升主动脉需要手术治疗，如果不累及升主动脉可以采用药物治疗。

表 13 - 1　常用的升主动脉夹层分类方法

类型	起源及主动脉累及范围
DeBakey	
Ⅰ 型	起源于升主动脉，至少累及主动脉弓，经常累及更远处
Ⅱ 型	起源于升主动脉并局限于升主动脉
Ⅲ 型	起源于降主动脉，沿主动脉向远端延伸，罕见情况下逆行延伸至主动脉弓或升主动脉
Stanford	
A 型	所有累及升主动脉的夹层，不论起源于何处
B 型	所有不累及升主动脉的夹层

发生动脉夹层最重要的发病因素是：主动脉中层疾病与高血压。①高血压：四分之三的主动脉夹层患者存在高血压。高血压可使主动脉壁长期处于应激状态，弹力纤维常发生囊性变性或坏死，导致夹层形成。②结缔组织疾病：典型的马凡综合征，由于结缔组织病使主动脉壁变薄，易于受损，可较早触发主动脉夹层，约占主动脉夹层发病率的1/4。③动脉粥样硬化：发病年龄大多在 60 岁以上。在老化过程中，主动脉夹层也常发生变化，但程度较轻，血流可经由内膜动脉粥样硬化破口进入主动脉夹层。④妊娠：年龄 40 岁以下的女性主动脉夹层患者中，约有半数夹层发生在妊娠期，尤其在妊娠后三分之一期，偶尔也发生在产后早期。⑤创伤：主动脉直接创伤可以引起主动脉夹层，如钝伤、动脉导管或主动脉球囊反搏术、心脏手术等。

【诊断标准】

1. 临床表现

（1）疼痛　是本病的主要和突出特征。疼痛非常剧烈，突然起病并立即达到最严重的程度。疼痛常被患者描述为"撕裂样""撕扯样""刀刺样""锐利样"。疼痛部位常对判断病变部位有帮助。

（2）高血压　患者有面色苍白、出冷汗、四肢发冷、心率加快和神志改变等休克样表现，但与一般休克不同，血压常常较高。

（3）心血管系统　①心脏：约半数患者发生主动脉关闭不全，于主动脉瓣听诊区可闻及舒张期杂音，严重主动脉瓣关闭不全者可发生心力衰竭。②脉搏改变：一侧脉搏减弱或消失，反映主动脉的分支受压或内膜裂片堵塞其起源。

（4）神经系统　夹层累及颈动脉、无名动脉造成动脉缺血，患者可出现头晕、晕厥、脑血管意外、缺血性周围神经病及肢体麻木等。

2. 辅助检查

（1）心电图　可有左心室肥厚改变，累及冠状动脉时可出现心肌缺血或心肌梗死等表现。

（2）胸片　纵隔或主动脉弓影增大，主动脉外形不规则，有局部隆起。

（3）超声　对诊断升主动脉夹层有重要意义，且易识别并发症（心包积血、主动脉瓣关闭不全、胸腔积血等）从超声中可见主动脉根部扩大，夹层分离处可见正常的主动脉壁单条回声带变成两分离的回声带。二维超声中可见主动脉内膜片呈内膜摆动征。

（4）主动脉造影　可以显示裂口的部位，明确主动脉分支和主动脉瓣受累情况，估测主动脉瓣关闭不全的严重程度。但其属于有创性检查，术中有一定的危险性。

（5）主动脉CTA　CTA断层扫描可观察到夹层隔膜将主动脉分割为真假两腔，重建图像可提供主动脉全程的二维和三维图像，其主要缺点是要注射造影剂，可能会出现相应的并发症，而主动脉搏动产生的伪影也会干扰图像和诊断。

（6）MRI　能直接显示夹层的真假两腔，确定夹层的范围和分型。但其扫描时间较长，不适用于循环状态不稳定的急诊患者，而且也不适用于体内有磁性金属植入物的患者。

【鉴别诊断】

应与急性心肌梗死、急性肺栓塞、急性心包炎和窦瘤破裂相鉴别。

【治疗原则】

1. 控制疼痛

可用吗啡和镇静剂。

2. 控制血压

迅速有效的控制血压是防止疾病进展的一项重要措施。降压首选药物为β受体阻断剂，如艾司洛尔，根据血压调节剂量，治疗目标是将收缩压降至100~120mmHg（平均压60~70mmHg），或是维持重要脏器（心、脑、肾）的最低灌注水平。如单药降压效果不满意，可加用硝普钠。

3. 降低心肌收缩力与收缩速度

单用硝普钠可以增加左心室收缩力，这对夹层的扩展起到潜在的促进作用。所以，同时使用足够剂量的β受体阻断剂是十分必要的。

4. 介入治疗

Stanford B型主动脉夹层首选介入治疗。一般认为只要瘤体距锁骨下动脉超过2cm，动脉瘤本身无过度迂曲，介入通路通畅，假腔较小，就可以考虑采取腹膜支架介入治疗。

5. 手术治疗

Stanford A型主动脉夹层或主动脉壁血肿有即将破裂的危险，应尽快行手术修补，手术方式与受累范围相关。

6. 复合技术治疗

对于年龄较大，对深低温停循环外科手术耐受性差的患者，可采用复合技术治疗，可降低外科手术风险。

第三节　多发性大动脉炎

多发性大动脉炎是累及主动脉及其主要分支的非特异性炎症性疾病，或称大动脉炎、无脉症或Takayatu病等。疾病常呈慢性进行性，最终导致血管闭塞性病变，少数发生动脉扩张和（或）动脉瘤。性别分布是男：女约为1：10，10~30岁女性多见，30

岁以内者发病者占90%。

多发性大动脉炎病因尚未完全明确，目前认为：①多数认为是一种自身免疫性疾病。②可能与链球菌、结核杆菌和病毒等感染引起的主动脉及其主要分支动脉壁上的炎症反应有关。③其他尚有遗传因素、内分泌失调和营养不良等也可能在其发病中起了一定的作用。

【诊断标准】

1. 临床表现

一般呈缓慢进行性过程。急性炎症阶段半数患者有全身症状，包括低热、心动过速、出汗、易疲劳、肌痛、食欲不振及体重减轻等非特异性症状。病情发展至血管出现狭窄导致器官缺血，则出现相应器官的缺血症状和体征。按晚期受累动脉的部位，临床上分为4种类型。

（1）头臂动脉型（主动脉弓综合征） 表现有典型的上肢无脉症，患肢出现无力、发凉、酸痛、麻木及肌肉萎缩。患侧颈动脉、肱动脉和桡动脉搏动减弱或消失，血压低于健侧10mmHg以上。约50%的患者于颈部或锁骨上区可闻及二级以上收缩期杂音，如狭窄较轻或完全闭塞，则杂音不明显。有侧支循环形成者，可出现连续性血管杂音。颈动脉和椎动脉狭窄或闭塞，可出现头昏、头痛、眩晕、记忆力减退、视物不清等，严重者可出现反复晕厥、抽搐、偏瘫等脑缺血症状。

（2）胸腹主动脉型 髂动脉受累表现有下肢无力、酸痛、发凉及间歇性跛行。肾动脉受累出现高血压，尤其是舒张压升高明显。胸主动脉严重狭窄，上肢血压可高于下肢血压，于背部脊柱两侧和胸骨旁、上腹部可闻及收缩期血管杂音。累及冠状动脉，则产生心绞痛甚至心肌梗死。肠系膜上动脉受累，可出现腹痛等腹部症状。

（3）广泛型 即多处病变，具有以上2种类型的表现特征。

（4）肺动脉型 约50%的患者合并肺动脉受累，单纯的肺动脉病变比较罕见。表现有心慌、气短和肺动脉瓣区第二心音亢进。晚期可出现肺动脉高压甚至发生心力衰竭。

2. 辅助检查

（1）实验室检查 活动期出现血沉增快，C－反应蛋白、ASO、白细胞、α_1微球蛋白、α_2巨球蛋白及γ球蛋白均增高等非特异性的阳性发现。血清抗主动脉抗体阳性对诊断有一定帮助，少数患者抗结核试验呈强阳性反应，甚至伴有活动性结核。

（2）眼底检查 头臂动脉型眼底检查可见视网膜脉络膜炎，视网膜、玻璃体出血，视神经萎缩及视神经乳头周围动静脉花冠状吻合的所谓Takayasu病眼底改变。

（3）影像学检查 胸部X线检查，可见左心室增大，升主动脉扩张、膨隆。超声可以探及相关动脉的狭窄、闭塞或扩张。其他影像学检查包括CT血管造影（CTA）及磁共振血管成像（MRA）能够证实病变程度，具有视野大、非侵入性等优点。

3. 诊断依据

1990年美国风湿病学会（ACR）关于大动脉炎的诊断标准如下：①发病年龄≤40岁。②间歇性跛行。③一侧或双侧肱动脉搏动减弱。④双上肢收缩压差>10mmHg。⑤一侧或双侧锁骨下动脉或腹主动脉区闻及血管杂音。⑥动脉造影异常。符合上述6条中3条者可诊断本病，同时需除外先天性主动脉狭窄、肾动脉纤维肌性结构不良、动脉粥样硬化、血栓闭塞性脉管炎、白塞病、结节性多动脉炎及胸廓出口综合征。

【鉴别诊断】

本病主要须与先天性主动脉缩窄、动脉粥样硬化、血栓闭塞性脉管炎和肾动脉肌性发育不良等相鉴别。

【治疗原则】

1. 积极控制感染。

2. 糖皮质激素　对活动期患者可用泼尼松（龙）15～60mg/d，病情好转后递减，直至病情稳定，酌情维持5～15mg/d。

3. 对糖皮质激素疗效不佳者可与免疫抑制剂合用，常用环磷酰胺，每日1～2mg/kg。其次还可选用硫唑嘌呤或甲氨蝶呤等。

4. 对症治疗　可用周围血管扩张药、改善微循环药物、抗血小板药物和降压药等。

5. 外科手术治疗　疾病活动期一般不建议行外科治疗。对静止期患者，因重要血管狭窄、闭塞，影响脏器供血可考虑手术治疗，如介入治疗、人工血管重建术、内膜血栓清除术、肾切除术及血管搭桥术等。

（范鸿洋）

第十四章　肺源性心脏疾病

第一节　肺源性心脏病

【概述】

肺源性心脏病简称肺心病，是由于各种呼吸系统基础疾病导致肺动脉压力增高，进而导致右心室结构（肥厚或扩张）和功能减低的病理生理状态。不过，近年来的研究也对现有肺心病的定义提出了挑战。对于某些存在长期系统性疾病（如慢性阻塞性肺疾病，COPD）或炎症状态（如结缔组织病）的患者，相关病因可能会直接对右心产生损害，因此稍微增高的肺动脉压力即可诱发肺心病的症状。所以，现代肺心病的诊断不能完全依赖肺动脉压力，要充分考虑基础疾病对右心带来的直接影响。左心相关疾病或先天性心脏病所致的右心功能受损不属于肺心病的范畴。根据起病缓急和病程长短，可将肺心病分为急性和慢性2类，前者的主要病理改变为右心室扩张，常见于急性中高危肺栓塞；临床上以慢性肺心病多见，主要为右心室肥厚。本节着重论述慢性肺源性心脏病。

【病因和流行病】

由于慢性肺心病主要由于各类可导致肺动脉压力增高的疾病所致，肺高血压临床分类中第1大类肺动脉高压（除外先天性心脏病，包括特发/遗传性肺动脉高压、结缔组织病相关性肺动脉高压、门脉高压相关性肺动脉高压、肺静脉闭塞病）、第3大类慢性肺部/缺氧疾病所致肺高血压（COPD、间质性肺疾病、支气管扩张、囊性纤维化、各种原因肺毁损、睡眠呼吸暂停和胸廓疾病等）、第4大类慢性阻塞性肺高血压（慢性血栓栓塞性肺高血压、肺血管炎和肺动脉肿瘤等）和第5大类混合因素所致肺高血压（结节病、纤维素性纵隔炎、血液系统疾病、遗传代谢疾病）等疾病均可导致慢性肺心病。

在临床上，导致慢性肺心病最常见的因素为COPD，肺心病的严重程度也往往和COPD患者病情严重程度相关。因此，世界各地肺心病的流行病学状态主要是和地区COPD等疾病的发病率以及相关易患因素（如吸烟、空气污染等）密切相关。在美国，肺心病可占所有成人心脏疾病的6%～7%。2007年报道的数据显示，我国COPD人群患病率为8.2%，其中无症状者高达35.1%。此外，COPD患病率在我国存在明显地区差异，北方地区患病率高于南方地区，农村患病率高于城市，并随年龄增高而增加。吸烟者比不吸烟者患病率明显增多，男女无明显差异。冬、春季节和气候骤然变化时，肺心病患者易出现急性发作，而这种急性发作往往由呼吸道感染诱发。

【诊断标准】

1. 临床表现

（1）肺、心功能代偿期　患者基础疾病不同，临床症状和体征可有较大差异。

①症状：活动后气短是绝大多数患者的共有症状。对于有基础肺疾病的患者，如COPD、支气管扩张、肺结核、肺毁损等，往往伴有咳嗽、咳痰等症状。其他常见症状包括胸闷、心悸、胸痛、晕厥、咯血和声音嘶哑等。

②体征：主要表现为肺部和心脏的相关体征，特异性的体征可以反映患者基础疾病的不同，如桶状胸合并呼吸音减低往往提示存在 COPD、双下肺吸气性爆裂音（Velcro 啰音）提示肺间质纤维化；心脏杂音主要由肺动脉高压和三尖瓣反流所致，包括 P_2 亢进，三尖瓣区可出现收缩期杂音或剑突下心脏搏动增强；肩胛区存在血管杂音提示存在肺血管炎；发绀和杵状指（趾）在部分低氧严重患者中可见。

（2）肺、心功能失代偿期

①呼吸衰竭　呼吸困难加重，出现静息状态呼吸困难和呼吸频率增快。合并严重通气功能受限患者，如 COPD，主要表现为Ⅱ型呼吸衰竭的症状体征，包括白天嗜睡，严重者甚至出现表情淡漠、谵妄等肺性脑病的表现，相应体征则包括明显发绀、球结膜充血、水肿，严重时可有视网膜血管扩张、视乳头水肿等颅内压升高的表现。此外，合并高碳酸血症可出现周围血管扩张的表现，如皮肤潮红和多汗。对于不合并显著通气功能受损的患者，如特发性肺动脉高压、间质性肺疾病等，则主要表现为Ⅰ型呼吸衰竭相应的临床表现和体征。

②右心衰竭　主要表现为心悸、胸闷、食欲不振、腹胀及恶心等。相应体征包括严重发绀、面色黄染、颈静脉怒张、心率增快、可伴快速性房性心律失常、肝大且有压痛、肝颈静脉反流征阳性和外周水肿（下肢、会阴），重者可有多浆膜腔积液。

2. 辅助检查

（1）肺部 X 线　肺心病患者胸片有一些共性特征，包括右下肺动脉扩张迂曲（横径≥15mm）、肺动脉段突出、外周血管纤细、右心房和右心室增大等征象。其他一些典型胸片征象可以提示肺心病的基础疾病，如肺野透亮度增高、肋间隙增宽提示COPD；两下肺弥漫的网状或网状并小结节影提示肺间质纤维化；局部肺血流明显减少，提示存在肺动脉狭窄闭塞可能；纵隔移位提示存在胸廓畸形或单侧肺毁损等。

（2）心电图　主要表现有右心房扩大、右心室肥厚改变，前者见肺型 p 波，形态高尖；后者见电轴右偏、额面平均电轴≥＋90、重度顺钟向转位 $Sv_1 > 0.21mv$、$Rv_1 + Sv_5 ≥ 1.05mV$，常可合并继发 ST－T 改变和右束支传导阻滞。

（3）超声心动图　是肺心病患者筛查肺高血压，评估病情轻重常用的技术方法，主要从以下 3 方面进行评估。

①判断肺高血压：通过三尖瓣反流峰速估测右心室收缩压。其他支持征象包括室间隔变平或左移（左心室偏心指数＞1.1）、肺动脉内径＞25mm、下腔静脉内径＞21mm 及吸气时塌陷率＜50%、右心室流出道多普勒加速时间＜105ms 和/或收缩中期切迹以及舒张早期肺动脉瓣反流速度＞2.2m/s 等。

②发现心内结构、功能异常或血管畸形等，如先天性心脏病、心肌病、瓣膜病、心包疾病、心脏及肺动脉内占位等。

③右心功能评估：二维超声心动图无法直接评估右心功能，但可通过右心房大小、三尖瓣环收缩期位移（TAPSE）、心肌做功指数以及有无心包积液等征象间接评价。三维超声心动图可提供更可靠的右心室容量和收缩功能测定结果，但目前临床并未常规

开展。超声心动图估测肺动脉压力的敏感度和准确度整体良好，但对部分患者可能存在较大误差，如三尖瓣微（少）量反流患者，肺动脉压力易被低估；当存在三尖瓣大量反流，尤其是单纯右心疾病或三尖瓣疾病时，肺动脉压力易被高估。

（4）胸部 CT　是肺心病病因筛查的关键影像手段之一，尤其对于肺部疾病、肺血管狭窄和畸形、纵隔淋巴结和胸膜胸廓情况有重要评估价值。

（5）心脏 MRI　是目前评估右心结构和功能的金标准，可直接测定右心室射血分数（RVEF）等反映右心结构和功能变化的关键指标。

（6）右心导管检查　是评估患者血流动力学指标，确诊肺动脉压力增高的金标准。肺动脉平均压≥25mmHg 才可确诊为肺高血压，如果肺小动脉楔压（PAWP）>15mmHg，提示存在左心毛细血管后肺动脉压力增高因素，需筛查潜在左心相关疾病。

（7）肺功能检查　是评估患者肺通气、肺换气和弥散功能等受损的方法，对临床诊断病因和指导治疗有重要价值。限制性通气障碍主要提示胸廓和脊柱畸形、严重肺间质纤维化和肺毁损等疾病；阻塞性通气障碍主要提示 COPD；弥散功能重度减低主要提示间质性肺疾病、肺静脉闭塞病、肺水肿和严重低心输出量等疾病状态。

（8）6 分钟步行距离试验（6MWD）　是临床中常用的患者活动耐力受损程度评估手段，临床中不但需要看绝对步行距离，还需要观察步行过程中患者血压、心率和血氧的变化情况，以及步行终止后上述指标恢复至步行前状态的时间。这些指标都能更精准反映出患者的运动耐力情况。需要强调的是，由于 6 分钟步行距离试验受诸多因素影响，如患者性别、年龄、身高、情绪、性格和合并疾病等因素影响，患者自身前后数据比较的意义大于不同患者之间的比较。

（9）血气分析　部分轻症患者血气分析可表现为正常，但临床多数症状性患者可出现不同程度低氧血症，严重患者可出现Ⅰ型呼吸衰竭。COPD 所致肺心病急性加重时往往表现为Ⅱ型呼吸衰竭。

（10）血液检查　部分患者可因长期低氧出现继发性红细胞增多，全血黏度及血浆黏度可增加。合并细菌感染时白细胞总数增高，中性粒细胞增加。

【鉴别诊断】

（1）冠状动脉粥样硬化性心脏病（冠心病）　慢性肺心病与冠心病均多见于老年人，症状相似，而且常两病共存。冠心病有典型的心绞痛、心肌梗死病史或心电图表现，若有冠心病危险因素则更有助鉴别。慢性肺心病合并冠心病时，鉴别有较多困难，应详细询问病史，并结合体格检查和有关心、肺功能检查加以鉴别。

（2）心脏瓣膜病　所有的心脏瓣膜病随着疾病进展，均可能发生右心功能不全的征象和体征。对于存在严重三尖瓣关闭不全或者肺动脉瓣狭窄或关闭不全患者，可导致单纯右心衰竭。但对于二尖瓣和主动脉瓣病变的患者，随着疾病的进展，常表现为全心衰竭。需通过病史和超声心动图等检查进行鉴别。

（3）心肌病　本病多为全心增大，可出现左心疾病相关性肺高血压，但一般无慢性呼吸道疾病史和相关呼吸道症状。

【治疗原则】

1. 急性加重期（失代偿期）治疗

（1）控制感染　对于有基础肺部疾病的肺心病患者，多数情况下病情急性加重都是由于呼吸道感染所致。气道感染会导致肺血管痉挛，从导致病情而进一步恶化，因此控制诱发因素是处理病情急性加重的关键策略之一。

参考下呼吸道病原学检查及药敏试验，选择敏感的抗感染药物。在还没有病原学检查结果前，根据流行病学资料经验性选择抗感染药物。常用的有广谱青霉素类、氨基糖苷类、喹诺酮类及头孢菌素类抗感染药物，且必须注意可能继发真菌感染。此外，应注意抗生素对肝肾功能、凝血功能和心电图等的影响，以及和其他肺心病治疗药物间的相互作用情况。

（2）保持呼吸道通畅　包括清除痰液，缓解气道痉挛。

（3）氧疗和机械通气　纠正低氧血症和二氧化碳潴留，酌情给予不同强度氧疗，不论Ⅰ型还是Ⅱ型呼吸衰竭患者均在常规治疗效果不佳时，考虑使用无创通气或有创通气。

（4）心力衰竭的治疗　对于右心衰竭的治疗有3大关键策略：增强心肌收缩力（强心）、降低容量负荷（利尿）以及降低右心室后负荷（扩张肺动脉）。不过对合并肺部基础疾病并因肺部感染加重的患者，往往针对基础疾病和感染治疗，即可在缓解呼吸衰竭的情况下同时改善右心衰竭。因此这类患者，并不需要把利尿剂和扩张肺动脉治疗作为一线首选治疗药物和策略。

对于右心衰病情严重的患者则需同时使用利尿剂和强心药治疗来缓解症状，对于肺血管疾病所致的严重右心衰竭，还需要尽快启动肺动脉高压靶向治疗来降低右心室后负荷。

①利尿药：有减少血容量、减轻右心负荷和消除水肿的作用。临床常用利尿剂根据其机制差异主要分为：袢利尿剂（呋塞米、托拉塞米、布美他尼）、噻嗪类利尿剂（氢氯噻嗪）、醛固酮受体阻断剂（螺内酯）和血管加压素 V_2 受体阻断剂（托伐普坦）等。轻症患者一般使用口服袢利尿剂，合并高血压患者可考虑使用噻嗪类利尿剂和醛固酮受体阻断剂。口服利尿剂效果不佳时，需要静脉推注或泵入利尿剂。利尿药应用后可出现低钾低氯性碱中毒、痰液黏稠不易排痰和血液浓缩，应注意预防。

②正性肌力药：对于右心衰竭，可考虑使用的正性肌力药物包括多巴酚丁胺、洋地黄类药物、米力农和左西孟旦等。多巴酚丁胺属于 β_1 受体激动剂，可直接作用于心脏发挥正性肌力作用，此外，多巴酚丁胺还可以扩张外周血管，增加肾血流，对增加尿量有一定辅助作用。但对于基础心率较快的患者，多巴酚丁胺可能导致心率进一步增快，出现心悸等症状。洋地黄类药物，临床主要包括地高辛和西地兰等，也是右心衰竭患者常用的正性肌力药物，尤其适合合并有快速房性心律失常患者心室率的控制。不过对于慢性肺心病这类慢性缺氧患者，对洋地黄类药物耐受性较差，易因低钾血症诱发洋地黄中毒，因此需要小剂量使用，并注意监测电解质和地高辛浓度。对慢性肺心病患者，米力农和左西孟旦属于二线正性肌力药物，对于常规治疗无效的患者可考虑使用。

③选择性肺血管扩张药物：目前有经3大途径起效的多种靶向药物可用于合并肺动脉高压患者的治疗，主要包括通过抑制内皮素水平起效的内皮素受体阻断剂（马昔腾坦、安立生坦和波生坦），通过增强一氧化氮水平起效的5型磷酸二酯酶抑制剂（西地那非、他达拉非和伐地那非）以及鸟苷酸环化酶激动剂（利奥西呱）和通过增加前

列环素水平起效的人工合成前列环素类药物（依前列醇、曲前列尼尔、伊洛前列素和贝前列素）以及前列环素 IP 受体激动剂（司来帕格）。需要强调的是，这些肺动脉高压靶向药物一般用于肺高血压临床分类中第 1 大类肺动脉高压（PAH）和第 4 大类慢性血栓栓塞性肺高血压（CTEPH）患者的治疗。对于第 3 大类慢性肺部或缺氧性疾病肺高血压所致的肺心病患者并不适合常规使用上述靶向药物，主要原因是经系统性途径（口服、静脉或皮下）给药，使患者通气血流比恶化、降低患者血氧水平，导致病情加重的风险。临床上对于那些基础肺部疾病表型较轻，但肺动脉高压很严重的患者，可谨慎尝试使用肺动脉高压靶向治疗。各类肺动脉高压药物的详细机制和用法详见本章第 2 节的特发性肺动脉高压药物治疗部分。

2. 缓解期的治疗

做呼吸锻炼增强膈肌的活动，提高潮气量，减少呼吸频率；增强机体免疫力，去除诱因，戒烟，减少或避免急性加重期的发生；家庭氧疗。

第二节　特发性肺动脉高压

【概述】

肺高血压（PH）是指肺内循环系统发生压力增高，包括肺动脉、肺静脉和肺毛细血管发生的压力增高，都统称为 PH。由于很多系统疾病进展到一定程度均可能导致肺循环压力增高，因此 PH 是一种临床比较常见的病理生理状态。而肺动脉高压（PAH）则指各种原因所致的肺小动脉（< 500μm）病变引起的单纯肺动脉压力增高，而肺静脉压力正常的一组疾病的统称。PH 是一种血流动力学定义，因此临床确诊需经过右心导管检查。肺动脉平均压（mPAP）≥ 25 mmHg 即可诊断 PH，而 PAH 则还需要求肺小动脉楔压（PAWP）≤ 15mmHg。

【临床分类和流行病学】

根据发病机制、临床病理表现以及治疗策略，PH 目前分为 5 大类。

1. 肺动脉高压（PAH）：即肺小动脉本身病变所致的各类疾病，包括特发性肺动脉高压（IPAH）、遗传性肺动脉高压、药物毒物所致肺动脉高压、左向右分流型先天性心脏病所致的肺动脉高压、结缔组织病相关性肺动脉高压、门脉高压相关性肺动脉高压和 HIV 感染所致的肺动脉高压。

1′肺静脉闭塞病（PVOD）和肺毛细血管瘤样增生症（PCH）。

1″新生儿持续性肺高血压（PPHN）。

2. 左心疾病相关性肺高血压：包括心脏瓣膜病、心肌病和各种可能导致左心室收缩或舒张功能减低的心脏疾病。

3. 慢性呼吸系统疾病/缺氧性疾病所致的肺高血压。

4. 慢性肺动脉狭窄性疾病所致的肺高血压。

5. 其他系统性或多因素疾病所致的肺高血压。

第 1 大类 PAH 属于罕见疾病。西方国家成人 PAH 发病率为 5 ~ 10/百万人口/年，而患病率为 15 ~ 60/百万人口。其中 IPAH 的患病率约为 5.9/百万人口。不同地区人群 PAH 分布情况，与地区基础疾病密切相关。欧美国家最常见 PAH 类型为 IPAH，约占整体 PAH 人群的 30% ~48%，而我国最常见的 PAH 类型为先天性心脏病相关性 PAH，可占整个 PAH 人群的 50% 以上。此外，在欧美国家，近 10 余年来出现 IPAH 患者诊断年龄逐渐增高的情况，发病人群的中位年龄已从 30 ~40 岁，增加到 50 ~60 岁，这其中的原因尚不明确，可能和人群中吸烟比例增加和潜在心脏舒张功能不全患者增加有关。在我国，IPAH 患者仍主要见于青中年患者，目前未发现有和欧美国家类似的诊断年龄升高的问题。

【发病机制】

IPAH 实际不是一种病，仅代表未明确找到肺动脉压力增高致病原因的一组人群。因此，不同 IPAH 患者可能由于不同潜在机制所导致，患者自然病程和对靶向药物的治疗效果也有较大差异。不论何种原因所致的 IPAH，患者肺血管病理改变是比较一致的，均表现为肺小动脉（500μm 以下）的狭窄闭塞，严重者可有丛样病变等。

基因突变是导致 PAH，尤其是 IPAH 和遗传性肺动脉高压（HPAH）的重要机制。截止到 2019 年，共确认 12 个强证据等级的致病基因突变（*BMPR2*、*EIF2AK4*、*TBX4*、*ATP13A3*、*GDF2*、*SOX17*、*AQP1*、*ACVRL1*、*SMAD9*、*ENG*、*KCNK3* 和 *CAV1*）和 5 个相对弱证据等级的病基因突（*SMAD4*，*SMAD1*，*KLF2*，*BMPR1B*，*KCNA5*）和 PAH 发病相关。其中除 *EIF2AK4* 和 PVOD/PCH 发病相关，其他基因突变均主要和 IPAH 发病相关。在这些基因突变中，*BMPR2* 是最早被确定，也是影响人群最多的基因突变。在 HPAH 和 IPAH 患者中分别有 15% ~25% 和 50% ~70% 的患者会合并 *BMPR2* 突变。中西方 IPAH 人群由于遗传背景的差异，不同基因突变所占人群比例也有差异。比如 *GDF2* 基因（*BMP9*）由英国 Morrell NW 教授和我国荆志成教授于 2019 年分别在 2 种 IPAH 人群中确认，但该突变在西方 IPAH 人群中仅占 0.8%，而在我国 IPAH 患者中则占到 6.7%，是仅次于 *BMPR2* 的第 2 常见基因突变。*ACVRL1* 和 *ENG* 的基因突变常见于遗传性出血性毛细血管扩张症（HHT）合并 PAH 患者中。在我国患者中，HHT – PAH 患者中 *ALK1* 和 *ENG* 的突变率分别为 57.1% 和 14.3%。

【临床诊断】

IPAH 的诊断是一个排除性诊断过程，在除外了所有已知导致肺动脉压力增高的原因后，且符合 PAH 血流动力学诊断标准后即可诊断为 IPAH。

1. 临床表现

IPAH 患者临床症状缺乏特异性，活动后气促是最常见的首发症状，几乎所有患者均存在不同程度活动耐力下降。其他常见症状有黑矇、晕厥、咯血、头晕、胸闷胸痛、心悸、声音嘶哑、下肢水肿、腹胀、纳差和恶心呕吐等。IPAH 患者常见体征包括：口唇紫绀、颈静脉怒张、面色黄染、心界扩大、P_2 亢进、三尖瓣区收缩期杂音、外周浮肿、肝脏增大和外周静脉扩张等。整体而言，患者的症状体征和右心衰严重程度密切相关。需注意，部分症状体征对提示肺高血压病因有极大帮助。如患者合并反复鼻衄并有家族史、皮肤毛细血管扩张应考虑遗传性出血性毛细血管扩张症可能，杵状指（趾）首先应考虑艾森曼格综合征，差异性紫绀（上肢无杵状手指，下肢有杵状足趾）应考虑双向分流的动脉导管未闭，反复发热、关节疼痛、雷诺氏现象、皮肤硬化或猖獗龋齿应考虑结缔组织病，肩胛区附近血管杂音需考虑肺动脉炎，儿童发育异常提示遗传代谢性疾病等。

因为缺乏特异性症状，IPAH 患者常难以早期诊断。超过 20% 患者从症状出现至确诊时间超过 2 年，超过半数 IPAH 患者确诊时心功能已恶化到Ⅲ～Ⅳ级。

2. 实验室和影像学检查

对患者进行实验室和影像学检查的目的，是为了对 PH 潜在病因进行筛查，判断患者病情严重程度，指导临床治疗方案。

（1）血液检查　对所有疑诊 PH 的患者均应常规进行血常规、血生化、甲状腺功能、风湿免疫抗体、同型半胱氨酸、HIV 抗体及肝炎相关抗原抗体检测等，进行病因筛查和病情评估。

（2）心电图　第 1 大类 PAH 患者心电图改变相似，可表现为电轴右偏、肺型 p 波、右心室肥厚和非特异性 ST－T 改变等，部分患者可合并右束支传导阻滞。IPAH 患者合并严重右心衰竭时易出现快速型房性心律失常，包括房扑、房颤或房速，而合并持续性快速型房性心律失常的 IPAH 患者长期预后更差。此外，QRS 波增宽（≥120ms）也提示 IPAH 患者病情较重，预后相对更差。

（3）胸部 X 线检查　PAH 患者胸部 X 线检查常见征象有：肺动脉段凸出及右下肺动脉扩张，伴外周肺血管稀疏或截断征；右心房和右心室扩大。胸片还有助于发现其他导致 PH 的原发肺部或肺血管疾病。

（4）超声心动图　主要用于 PH 患者的鉴别诊断和右心功能评价，具体评价方法详见第 1 节肺源性心脏病。

（5）WHO 功能分级　国际国内指南均推荐 PAH 患者使用 WHO 功能分级对患者心功能状态进行评估。与临床常用的纽约心脏协会功能分级相比，WHO 功能分级强调黑矇和晕厥症状的重要性。对 PAH 患者，初次就诊时的 WHO 功能分级是预测患者长期预后的重要指标。

① Ⅰ级　患者体力活动不受限，日常体力活动不会导致气短、乏力、胸痛或黑矇。

② Ⅱ级　患者体力活动轻度受限，休息时无不适，但日常活动会出现轻度气短、乏力、胸痛、黑矇和近似晕厥。

③ Ⅲ级　患者体力活动明显受限，休息时无不适，但低于日常活动量时即出现气短、乏力、胸痛、黑矇、近似晕厥或晕厥。

④ Ⅳ级　患者不能进行任何体力活动，有右心衰竭征象，休息时即有气短、乏力，任何体力活动均可能加重症状。

（6）6 分钟步行距离试验（6MWD）　是评价 PAH 患者运动功能最常用的方法，具有简单、重复性好及便于规范化操作的优点。PAH 患者基线 6MWD 与 PAH 患者预后有明显相关性。不过 6MWD 结果可能受患者性别、年龄、身高、体重、合并疾病、情绪和性格等多种因素影响，应个体化解读。

（7）心肺运动试验　是一项从静息到运动整体定量评估心肺功能的重要检查方法，可用于评价肺高血压患者运动功能受损程度、药物疗效及预后。PAH 患者活动耐力、有氧代谢能力和通气效率明显受损。研究显示，如 PAH 患者 VE/VCO_2 斜率≥45、峰值摄氧量（VO_{2max}）＜10.4 ml/min/kg、呼气末二氧化碳分压（$P_{ET}CO_2$）＜20mmHg 则预示病情较重，需要强化治疗。

（8）肺功能和动脉血气分析　肺功能检查有助于发现潜在的肺部疾病，为病因筛查提供重要线索。IPAH 患者肺功能常表现出呼吸中期流速下降，弥散功能轻中度下降，而肺总量和残气量一般正常。部分 IPAH 患者可出现 DLco 显著降低，除提示病情严重外，还需排除其他潜在病因，如肺间质纤维化、PVOD/PCH 等疾病。在轻症 IPAH 患者中，动脉血气分析可完全正常；而病情严重的患者可表现为低氧血症和低碳酸血症，而且需要强调的是，动脉血二氧化碳分压越低提示患者过度通气越严重，临床预后越差，而氧分压指标和预后无明确相关。

（9）生物标记物　目前生物标记物在 PAH 领域主要用于患者风险评估和管理。其中 BNP 和 NT‐proBNP 是目前最常用的评价右心衰竭程度的生物标记物。对于 PAH 患者，初次评估时 BNP < 50ng/L 或 NT‐proBNP < 300ng/ml，提示预后较好；而 BNP > 300ng/L 或 NT‐proBNP > 1400ng/ml，则提示预后较差。

（10）肺通气灌注（V/Q）显像　主要是用于筛查各种慢性狭窄性肺血管疾病，包括慢性血栓栓塞性肺高血压、肺血管炎、纤维纵隔炎和肺动脉肿瘤等疾病。肺动脉主干及分支狭窄会造成肺灌注显像相比肺通气显像存在多发节段性灌注缺失。此外，第 1 大类 PAH 患者也可出现肺灌注显像的弥漫减低，但不会呈节段性分布。这提示外周肺血管床受损严重，患者临床病情更重。

（11）胸部 CT　用于评价肺实质、气道、血管及肺内淋巴结情况，是诊断 PVOD、肺间质纤维化、慢性血栓栓塞性肺高血压和纤维纵隔炎等肺血管疾病的关键检查手段。目前，双能 CT 技术还可用于定量评估右心功能和肺灌注情况。

（12）心脏 MRI（CMR）　是目前评价右心形态和功能的金标准，可评估右心容量、射血分数、质量、应变力及右心‐肺动脉耦联的变化情况。对于 IPAH 患者，CMR 测定 RVEF 下降比右心导管测定肺血管阻力增加能更准确的预测 IPAH 患者预后不佳。

（13）腹部超声和门脉 CT　门脉高压是导致 PAH 的重要危险因素，极易漏诊。腹部超声和门脉 CT 可用于筛查门脉海绵样变性、下腔静脉‐门静脉异常分流以及肝脏动静脉瘘等疾病，尤其对合并高心输出量患者需重点筛查。

（14）右心导管检查　是评估 PH 患者血流动力学指标的金标准。临床诊断任何一种 PH 均需要进行右心导管检查确诊。此外，右心导管还能提供评估 PAH 患者危险分层的关键参数。标准右心导管检查应至少测定腔静脉、右心房、右心室、肺动脉的压力和血氧饱和度，并测定 PAWP。对个别难以获得 PAWP 指标的患者，可通过左心导管测定左心室舒张末压代替。右心导管除需完整准确测定各参数外，还需要进行合理解读，对于存在无法由现有诊断和病情解释的参数指标，应考虑存在其他潜在病因的可能。在有经验的中心，在 PH 患者中行右心导管检查安全性良好。肺动脉造影是评价肺血管形态及血流分布的重要手段，主要用于评估各种肺动脉栓塞或狭窄性疾病、肺动静脉畸形和肺血管发育异常患者的肺血管形态。

（15）急性肺血管扩张试验（APVT）　少部分 IPAH 患者发病主要由肺动脉痉挛导致，患者显著升高的肺动脉压力可使用肺血管选择扩张剂迅速降低，而 APVT 则是筛选这类患者的手段。对所有 IPAH 患者，首次右心导管评估时均应进行 APVT 检查。APVT 阳性标准为：给予患者选择性肺血管扩张剂后，血流动力学变化需同时满足以下 3 项标准：mPAP 下降幅度超过 10mmHg，且绝对值降低至 ≤40mmHg，心输出量增加或不变。临床仅有 5% ~ 10% IPAH 患者表现为 APVT 阳性，这些患者可考虑单独使用钙离子通道阻滞剂（CCB）来治疗。APVT 阳性患者以儿童和青年患者多见，超过半数有反复晕厥病史，而且较少合并有严重右心衰竭的症状和体征，因此临床遇到有晕厥病史的青年或儿童 IPAH 患者，必须要行 APVT 评估。APVT 用药方法见表 14-1。

表 14-1　APVT 药物使用方法

药物	剂量范围	使用方法
吸入伊洛前列素	10~20μg（装入吸入装置剂量）	空气压缩式或超声雾化吸入设备，吸入 5~10min，观察 10~15min
静脉泵入腺苷	50~200μg/kg/min	50μg/kg/min 起始泵入，2min 增加 25μg/kg/min 至达到目标剂量或出现无法耐受不良反应
吸入一氧化氮	10~20ppm	吸入 5min
静脉泵入依前列醇	2~12ng/kg/min	2ng/kg/min 起始泵入，每隔 10min 上调 2ng/kg/min

　　需要强调，诊断 IPAH 仅代表患者目前未发现导致肺动脉压力增高的病因。临床上有一些疾病，如风湿免疫性疾病，肺动脉压力增高可能是首发也是当时唯一的临床表现，其他系统受累症状体征会在后续逐渐显现出来。因此在随访过程中仍要注意随访筛查病因，尤其是筛查风湿免疫疾病和血液系统疾病。IPAH 患者的筛查诊断流程见图 14-1。

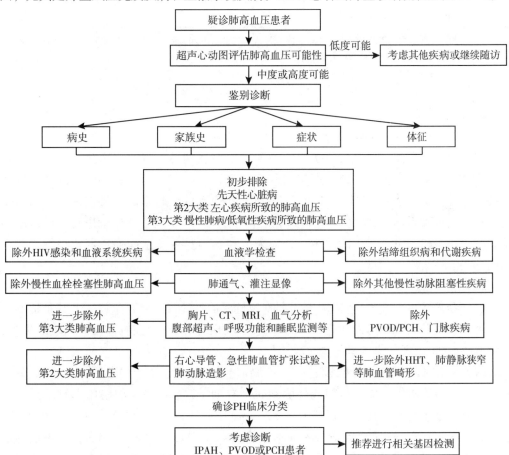

图 14-1　IPAH 筛查诊断流程

PVOD：肺静脉闭塞病，PCH：肺毛细血管瘤样扩张，HHT：遗传性出血性毛细血管扩张症

【危险分层】

第 1 大类 PAH 患者危险分层是基于前瞻性、大样本注册登记研究的结果得出的，根据基线指标的差异分为低危、中危和高危，可预测患者 1 年的情况。目前临床治疗策略也是基于危险度制定的，危险度的不同，治疗的强度和选择也不同。2018 年中国肺高血压诊断和治疗指南推荐的危险分层见表 14 - 2。

表 14 - 2　成人第 1 大类 PAH 患者危险分层

	低风险	中风险	高风险
WHO 功能分级	I、II	III	IV
六分钟步行距离（米）	>440	165 ~ 440	<165
BNP（ng/L）	<50	50 ~ 300	>300
NT - proBNP（ng/mL）	<300	300 ~ 1400	>1400
RAP（mmHg）	<8	8 ~ 14	>14
CI（L/min/m^2）	≥2.5	2.0 ~ 2.4	≤2.0
SvO$_2$（%）	>65	60 ~ 65	<60
说明	符合至少 3 种低风险指标且无高风险指标	介于低风险和高风险指标之间	至少 2 个高风险指标，且包括 CI 或 SvO$_2$

WHO：世界卫生组织，BNP：脑钠肽，NT - proBNP：N 末端 - 脑钠肽前体，RAP：右心房压力，CI：心指数，SvO$_2$：混合静脉氧饱和度（肺动脉氧饱和度）

【治疗策略】

1. 治疗原则

近年来，第 1 大类 PAH 患者的治疗理念和策略均有较大变化。作为一种由多种机制参与发病，且自然预后恶劣的疾病，为了尽早控制病情，缓解临床症状，减少不良事件发生，改善长期生存率，早期初始联合治疗策略已获得越来越多循证医学证据的支持，并成为绝大多数 PAH 患者，尤其是 IPAH 患者的治疗策略。目前国际、国内指南，均一致推荐根据 PAH 危险度分层情况进行治疗。对于低危和中危患者，以口服初始联合治疗策略为主；对于高危患者，应采取包含静脉或皮下前列环素药物的初始双联或三联治疗策略。

2. 一般性治疗

（1）抗凝治疗　IPAH 患者是否需要常规抗凝治疗，目前尚存争议，尤其是抗凝治疗是否能够改善患者预后尚缺乏一致的循证医学证据。对于存在较高出血风险的患者，如咯血或 HHT 患者，应尽量避免抗凝治疗。

（2）利尿剂　对于合并明显右心容量负荷过重的患者，如下肢浮肿、颈静脉怒张、肝脏增大、胸腹水等，应用口服或静脉利尿剂有助于改善症状。但临床中对于无明显容量负荷过重表现，尤其对于近期纳差明显、血压偏低、心导管测定右心房压力偏低、超声心动图提示左心室严重受压变小（左心室舒张末内径 <30mm）患者，需考虑容量不足可能，应谨慎使用静脉利尿治疗。临床常用的利尿剂包括袢利尿剂、噻嗪类利尿剂、醛固酮受体阻断剂和血管加压素 V$_2$ 受体阻断剂（适用于常规利尿无效且合并低钠血症的患者）。在应用利尿剂时应监测电解质和肾功能，避免出现电解质紊乱和因血容

量下降引起的肾前性肾功能不全。

（3）吸氧　当外周血氧饱和度低于92%时建议长期家庭氧疗治疗。

（4）地高辛和其他心血管药物　地高辛可在急性期改善 IPAH 患者的心输出量，但长期疗效尚不明确。对合并快速型房性心律失常患者可考虑应用地高辛控制心室率。鉴于 IPAH 患者血压偏低情况多见，因此禁忌在 IPAH 患者中使用 ACEI/ARB 类药物、β 受体阻断剂、钙离子通道阻滞剂（除外 APVT 阳性患者）和硝酸酯类药物，尤其是合并右心衰竭的患者。避免体循环扩张作用和负性肌力作用导致患者血压进一步降低而发生病情加重甚至猝死风险。如有特殊临床适应证需要应用，也应严密监测患者血压、心率和临床症状的变化。

（5）补铁治疗　缺铁在第 1 大类 PAH 患者中较普遍，而且铁缺乏还和患者预后不良有关。对于存在铁缺乏的 PAH 患者（不论是否有贫血）可考虑铁替代治疗。由于 PAH 患者往往合并右心衰竭导致口服补铁治疗效果不佳，故临床推荐静脉铁剂治疗。

（6）钙离子通道阻滞剂（CCB）　APVT 阳性 IPAH 患者可单独使用钙离子通道阻滞剂治疗。钙离子通道阻滞剂药物首选地尔硫䓬，也可使用硝苯地平和氨氯地平，但禁忌使用维拉帕米治疗。推荐目标剂量为：地尔硫䓬 240 ~ 720mg/d，硝苯地平 120 ~ 240mg/d，氨氯地平 20mg/d。启动治疗时，先予常规剂量，根据患者血压、心率、心律、心电图和超声心动图变化，逐渐增至最大耐受剂量。

3. PAH 靶向药物治疗

（1）内皮素受体阻断剂（ERAs）

内皮素系统激活是导致 PAH 发病和进展的重要因素之一。内皮素 – 1 通过和肺血管平滑肌细胞中 2 种不同的受体异构体（内皮素受体 A 和内皮素受体 B）结合而发挥血管收缩和促有丝分裂作用。目前上市的内皮素受体阻断剂分为选择性（拮抗内皮素受体 A）和非选择性（同时拮抗内皮素受体 A 和 B）2 种。

①波生坦（bosentan）是双重内皮素受体阻断剂，可同时拮抗内皮素 A 和内皮素 B。波生坦是最早在我国上市的口服 PAH 靶向药物，也是目前唯一有儿童适应证及剂型的药物。成人推荐剂量为 62.5mg 或 125mg，每日 2 次。儿童患者需要根据体重酌情减低剂量。

②安立生坦（ambrisentan）是长效、选择性内皮素 A 受体阻断剂。AMBITION 研究使用安立生坦和他达拉非联用作为初始联合治疗方案，证实初始联合治疗相比任一单药治疗（安立生坦或他达拉非）策略均可显著降低患者临床事件发生风险。成人推荐剂量为 5 ~ 10mg，每日 1 次。

③马昔腾坦（macitentan）是一种新型、组织靶向性且具有高度亲脂性的双重内皮素受体阻断剂。SERAPHIN 研究是 PAH 领域进行的首个以临床事件发生为首要疗效终点的随机对照临床试验。结果显示，相比安慰剂马替生坦能显著减低复合终点事件（患者死亡和临床恶化）发生。成人推荐剂量为 10mg，每日 1 次。

内皮素受体阻断剂常见不良反应包括头痛、鼻塞、轻到中度外周水肿以及贫血。需强调，由于此类药物有潜在胎儿致畸作用，故不论男女治疗期间均须严格避孕。服用波生坦患者有 6% ~ 10% 会发生转氨酶增高，且具有剂量依赖性和可逆转性，故需要定期监测肝功能情况，尤其在服药开始的 3 ~ 6 个月。安立生坦和马昔腾坦的肝脏安全性良好，无需常规监测肝功能，但需监测血常规，观察治疗期间是否出现贫血情况。

（2）5 型磷酸二酯酶抑制剂（PDE5 抑制剂）和鸟苷酸环化酶激动剂

PDE5 是环磷酸鸟苷（cGMP）的降解酶，对其进行抑制可通过一氧化氮/cGMP 通路发挥血管舒张作用。鸟苷酸环化酶激动剂则可单独或与一氧化氮协同发挥作用，通过提高血浆中 cGMP 的水平来发挥血管扩张作用。

①西地那非（sildenafil）作为首个上市的 PDE5 抑制剂，已有大量循证医学证据证实其治疗 PAH 的有效性和安全性。西地那非治疗成人 PAH 患者的推荐剂量为 20mg，每日 3 次，但临床中很多患者可将剂量加大至 80~100mg，每日 3 次。

②伐地那非（vardenafil）是一种高选择性 PDE5 抑制剂。我国荆志成教授牵头组织的随机双盲、安慰剂对照临床试验（EVALUATION 研究）证实伐地那非能够显著改善 PAH 患者运动耐力和血流动力学指标，并降低临床事件风险。伐地那非治疗成人 PAH 患者的推荐剂量为 5~10mg，每日 2 次。

③他达拉非（tadalafil）是已上市的 PDE5 抑制剂中唯一的长效药物，且其药物吸收及分布不受食物影响，药物相互作用亦较少。成人推荐剂量为 40mg，每日 1 次，但我国患者常从低剂量 10~20mg 每日 1 次起始，如可耐受不良反应可加量至 40mg，每日 1 次。

④利奥西呱（riociguat）是目前唯一上市的鸟苷酸环化酶激动剂，不但获批用于治疗第 1 大类 PAH 患者，也是首个获批用于治疗第 4 大类慢性血栓栓塞性肺高血压患者的药物。利奥西呱起始剂量为 0.5~1.0mg，每日 3 次，可逐渐上调至 2.5mg，每日 3 次。

PDE5 抑制剂常见的不良反应包括由血管扩张作用导致的轻到中度头痛、潮热。少部分患者可出现肌肉疼痛和视觉障碍等，主要是和上述药物抑制其他 PDE 亚型有关。利奥西呱的主要副作用包括低血压和咯血，因此对于基础血压偏低（收缩压 < 90mmHg）和有反复咯血病史的患者禁忌使用。需要强调的是，PDE5 抑制剂禁忌和硝酸酯类药物合用，避免出现严重的低血压。此外 PDE5 抑制剂也禁忌和利奥西呱联用，因会导致不良反应显著增加。

（3）前列环素类药物

内源性前列环素主要由内皮细胞产生并可在所有血管床发挥血管舒张作用。前列环素也是最有效的内源性血小板聚集抑制剂，且兼具细胞保护和抗增殖作用。人工合成的前列环素类药物尽管具有不同的药代动力学特征，但药效学作用比较相似。

①依前列醇（epoprostenol） 是一种人工合成的前列环素，其半衰期极短（3~5 分钟），需通过中心静脉持续泵入给药。依前列醇可改善 PAH 患者临床症状和心功能状态。此外，依前列醇也是目前唯一一个在随机对照研究中就可体现出可降低患者死亡率的药物。目前依前列醇是心功能Ⅳ级 PAH 患者的首选治疗药物，推荐起始剂量为 2~4ng/kg/min，目标剂量一般为 20~40ng/kg/min，最高可达 100ng/kg/min 以上。目前有改良依前列醇剂型，理化性质相对更加稳定，近年已在临床中广泛使用。2 种依前列醇剂型均尚未在国内上市。

②曲前列尼尔（treprostinil） 是一种在室温下相对稳定的人工合成前列环素类似物，半衰期显著长于依前列醇。国内一般有通过皮下和静脉注射的剂型，国外也有通

过吸入和口服给药的剂型。皮下和静脉注射曲前列尼尔是目前国内治疗重症 PAH 患者的重要选择。起始剂量一般为 1.25 ~ 2.5ng/kg/min，需根据患者耐受程度逐渐加量，目标剂量一般在 20 ~ 80 ng/kg/min。

③伊洛前列素（iloprost） 是一种稳定的前列环素类似物，可通过雾化吸入或静脉泵入给药。吸入伊洛前列素起效迅速，应用简便，是 IPAH 患者行 APVT 检查的首选药物。长期吸入伊洛前列素是 PAH 合并重症右心衰竭患者的治疗选择之一，常用剂量为 5 ~ 10μg，每日吸入 6 ~ 9 次。静脉泵入伊洛前列素也可用于 PAH 重症患者治疗，常用剂量为 0.5 ~ 4ng/kg/min。

④贝前列环素（beraprost） 作为口服前列环素类药物，贝前列环素治疗 3 ~ 6 个月可增加 IPAH 患者运动耐力，但尚未有研究证实其长期疗效。该药目前已在韩国和日本获得批准用于治疗 PAH，推荐剂量为 80 ~ 120μg，每日 4 次。

⑤ 司来帕格（selexipag） 是一种口服选择性前列环素 IP 受体激动剂。研究证实，口服司来帕格不但能改善患者临床症状和血流动力学指标，还能显著减少临床恶化事件。司来帕格的推荐剂量为 0.2mg，每日 2 次起始，如能耐受不良反应，可逐渐上调到 1.6mg，每日 2 次。

前列环素类药物共有的常见不良反应包括头痛、潮热、消化系统症状和下颌疼痛等，其他不良反应主要是和不同给药途径有关。经中心静脉给药的依前列醇，还可发生输送系统异常、局部感染、导管阻塞和败血症等严重不良反应。经皮下注射的曲前列尼尔，尤其是高剂量，患者易发生注射部位疼痛。吸入伊洛前列素可能诱发咳嗽，少部分患者吸入后可出现低血压症状。

4. 介入及手术治疗

（1）球囊房间隔造口术（BAS） BAS 能通过人工造成的心房间的右向左分流而降低右心房压力，增加左心室前负荷和心输出量。在有经验的中心，BAS 可作为 PH 患者的姑息性治疗手段或肺移植前的过渡性治疗措施。BAS 术中可因房间隔穿刺发生心包填塞，术中和术后可能因突然增加的右向左分流而发生难治性低氧血症、心衰加重等风险，故需谨慎选择临床适应证，对于右心房压力 >20mmHg，静息状态动脉血氧饱和度 <85% 的患者应避免进行 BAS 术。BAS 目前多采用房间隔穿刺后逐级球囊扩张的方法，但 6 个月后闭塞率较高。目前有研究使用射频消融联合球囊扩张方法或带孔封堵器进行 BAS 治疗，长期疗效和安全性尚待进一步确认。

（2）经皮肺动脉去神经术 我国有学者开展了一系列经皮肺动脉去神经术治疗对药物治疗反应不佳的第 1 大类 PAH 和第 2 大类左心疾病 PH 患者的临床试验，可改善部分患者心功能状态和血流动力学指标。该技术具体应用适应证、疗效和安全性仍有待进一步证实。

（3）肺移植 经充分内科药物治疗，心功能仍Ⅲ ~ Ⅳ级的 PAH 患者，可考虑肺移植。PVOD/PCH 由于缺乏有效治疗药物，往往病情进展迅速，确诊后应尽快进行肺移植评估。绝大多数 PAH 患者需接受双肺移植。肺移植 5 年存活率为 52% ~ 75%，10 年的存活率为 45% ~ 66%。

【临床预后】

IPAH 是一种自然预后恶劣的疾病。在无靶向药物治疗时代，美国和我国 IPAH 患者 5 年生存率分别仅有 34% 和 21%，中位生存时间仅为 2.8 年。随着靶向治疗药物和治疗策略的进展，患者的长期预后得到显著改善。2011 年荆志成教授团队报道的 IPAH 患者 3 年生存率已升高至 75.1%。此外，PAH 患者长期预后和基线危险分层以及短期治疗（3~6 个月）后的危险分层情况密切相关。来自欧洲 COMPERA 注册研究显示，对整个 PAH 人群，基线为危险度分层低危的患者 5 年生存率为 68.1%，而危险度分层为高危的患者 5 年生存率则仅有 22.8%。因此，尽量早期发现病情，是改善基线危险分层的方法。而改善短期治疗后的危险分层则需要在初治时即采用强化的联合治疗策略。

第三节　肺血栓栓塞症

【概述】

肺栓塞（PE）是以各种内源性或外源性栓子阻塞肺动脉主干和/或分支，进而造成一系列病理生理改变的临床综合征。其中，临床最常见的栓塞原因是静脉血栓，即肺血栓栓塞症（PTE）。其他栓塞原因还包括脂肪栓塞、羊水栓塞、空气栓塞和肿瘤栓塞等。由于临床遇到的 PE 绝大多数为 PTE，国际和国内指南一般也使用 PE 指代 PTE。因此，本文中如无特殊说明使用 PE 指代 PTE。

静脉血栓栓塞症（VTE）有 2 种密切相关的临床表型，即深静脉血栓形成（DVT）和 PE。现有观点认为所有 PE 均来源于下肢 DVT、内脏静脉血栓、腔静脉或右心血栓脱落所致。但实际临床中 DVT 发病率约为 PE 的 2 倍，有相当比例 PE 患者无任何 DVT 证据。这说明，PE 发病可能存在一些独立于 DVT 的特殊因素，比如原位血栓形成等。

【流行病学】

PE 是一种临床常见疾病，欧美国家年发病率可达 39~115 人/100000 人，是仅次于心肌梗死和脑卒中意外的第 3 大心血管急症。PE 危害严重，欧洲一项包括 6 个国家，4 亿 5 千万人口的研究显示，2004 年有超过 370000 人死于 VTE 相关疾病。而且，在这些死亡患者中，有 34% 是猝死或在起病数小时内死亡。PE 发病和年龄密切相关。40 岁以上人群 VTE 发病风险呈逐年升高趋势，每增加 10 岁，VTE 患病风险则增加一倍。随着社会老龄化趋势愈加明显，VTE 带来的威胁会日益严峻。

【病理生理】

急性 PE 会同时干扰循环系统和气体交换。当肺动脉床横截面积被血栓堵塞 30%~50% 以上，肺动脉压力会出现增高，而压力负荷过重导致急性右心衰竭则是 PE 患者死亡的首要原因。肺血管压力急剧增高会导致右心室扩张，而未经充分预适应的右心室正常薄壁难以产生超过 70mmHg 的肺动脉收缩压和 40mmHg 的肺动脉平均压。尽管 PE 后右心室梗死并不常见，但氧供需失衡还是会导致心肌缺血和心肌细胞受损，造成 2 型心肌梗死，进而导致心肌收缩力的下降。严重 PE 患者也可出现呼吸衰竭。此外，栓塞造成的肺通气血流不匹配和潜在的卵圆孔未闭均可能加剧患者低氧血症。

【危险因素】

德国学者 Virchow 首先提出血栓形成的 3 大因素，高凝状态、血流瘀滞和血管损伤，至今仍被公认是导致静脉血栓形成的关键因素。按照诊断发病前6周至3月内有无明确诊断的危险因素可将PE分为有诱因（provoked）和无诱因（unprovoked）2大类。而对于诱因还要区分是暂时性或一过性诱因（如创伤、手术）还是难以去除的诱因（如遗传性易栓症、抗磷脂抗体综合征、恶性肿瘤等）。确定PE危险因素对患者临床治疗的选择至关重要，涉及到是否需要治疗原发疾病以及确定抗凝强度和时程。与VTE发生相关的危险因素详见表14-3。

表14-3 与VTE发生相关的危险因素

强危险因素（OR＞10）	中等危险因素（OR 2-9）	弱危险因素（OR 1-2）
下肢骨折	膝关节镜手术	卧床超过3天
3月内因心衰或房扑/房颤住院	自身免疫性疾病	糖尿病
髋或膝关节置换	输血	高血压
重大创伤	中心静脉置管、导管手术及起搏器植入	坐位制动（如长时间坐汽车、火车或飞机）
3月内心肌梗死	化疗	高龄
既往VTE病史	充血性心衰或呼吸衰竭	内脏腔镜手术
脊柱损伤	使用促红细胞生成药物	肥胖
	激素替代治疗和口服避孕药	怀孕
	体外受精	静脉曲张
	产褥期	
	感染（尤其是肺炎、泌尿道感染和HIV感染）	
	炎症性肠病	
	恶性肿瘤（转移性肿瘤风险最高）	
	卒中所致的瘫痪	
	浅静脉血栓形成	
	易栓症	

OR：odds ratio 比值比

【临床诊断】

PE临床诊断过程需考虑3方面内容：PE确诊、PE危险度分层和PE发病原因。

1. 临床表现

整体而言，PE缺乏特异性症状，部分轻症患者甚至完全无症状，因此易造成临床误诊和漏诊。

（1）症状

①不明原因的呼吸困难及气促，尤以活动后明显。

②胸痛，包括胸膜炎性胸痛或心绞痛样疼痛。

③晕厥，可为PE唯一或首发症状，常在活动或站起时发生。

④烦躁不安、惊恐甚至濒死感。

⑤咯血，常为小量咯血，可伴咯坏死性肺组织。

⑥咳嗽、心悸等。

肺梗死三联征：即同时出现呼吸困难、胸痛及咯血，提示外周肺动脉栓塞造成肺组织坏死，仅见于约20%的患者。

（2）体征

①呼吸系统体征：呼吸急促（最常见），发绀，肺部有时可闻及哮鸣音和（或）细湿啰音，肺野偶可闻及血管杂音，合并肺不张和胸腔积液时出现相应的体征。

②循环系统体征：心动过速（常见的是窦性心动过速、心房颤动）或心动过缓，高危 PE 患者可出现低血压甚至休克，颈静脉充盈或异常搏动，肺动脉瓣区 P_2 亢进，三尖瓣区收缩期杂音。

③其他可伴发热，多为低热。

2. 临床可能性评估

这种评估可通过病史、症状和体征等简易方法对疑诊 PE 患者做出初步判断，对于低度或中度可能患者，如果测定 D - 二聚体正常可排除 PE；而对于高度可能患者，可在测定 D - 二聚体同时进行 CT 肺动脉造影检查，在提高诊断的准确性同时也可使用医疗资源。最新指南推荐使用简化的修订版 Geneva 评分来进行 PE 可能性评估，见表 14 - 4。

表 14 - 4　PE 临床可能性评分

修订 Geneva 评分	评分
既往有 PE 或 DVT 病史	1
心率	
75 ~ 94bpm	1
≥95bpm	2
1 个月内有手术或骨折病史	1
咯血	1
活动性肿瘤	1
单侧下肢疼痛	1
下肢深静脉压痛和单侧下肢肿胀	1
年龄 >65 岁	1
临床可能性	
低度可能	0 - 1
中度可能	2 - 4
高度可能	≥5

3. 血液学和影像学检查

（1）D - 二聚体　患者发生 VTE 后立即激活凝血和纤溶系统，导致血浆 D - 二聚体水平增高。另一方面，纤维蛋白在许多其他疾病状态下也可出现（合并微血栓形成），如肿瘤、炎症、感染、出血、创伤、手术和组织坏死等。因此，D - 二聚体增高时要考虑到血栓以外的因素。定量酶联免疫法（ELISA）诊断 D - 二聚体升高的敏感性可达 95% 以上，是临床指南推荐的测定方法。此外，D - 二聚体的参考值上限随年龄增加而升高，对于 50 岁以上患者，D - 二聚体正常上限设定为年龄 ×10μg/L；而对于 50

岁以下患者则仍采用 $500\mu g/L$ 这个参考值上限。

（2）动脉血气分析　低氧血症是 PE 的典型临床症状之一，但实际上有 40% 的 PE 患者血氧饱和度正常，尤其是低危 PE 患者。多数 PE 患者动脉血二氧化碳分压都降低，提示患者存在不同程度过度通气状态。

（3）心电图　PE 患者最常见，也是最容易被忽略的心律失常是窦性心动过速，可在约 40% 的患者中出现。中高危患者可出现右心室劳损征象，如 $V_1 \sim V_4$ 导联 T 波倒置，V_1 表现为 QR 型。如新出现典型 $S_I Q_{III} T_{III}$ 样心电图需高度怀疑 PE 可能。此外，新出现的右束支阻滞也提示右心室负荷过重，需考虑 PE 可能。合并肌钙蛋白增高的中高危 PE 患者心电图常出现多导联 ST 段压低，易被误判为急性非 ST 段抬高型心肌梗死。

（4）X 线胸片　PE 患者胸片典型征象可有肺动脉截断征（Westermark 征，提示左或右肺动脉近端堵塞，远端血流灌注消失）和肺野外带楔形高密度影（Hampton's hump 征，提示肺梗死）。其他常见胸片征象还包括膈肌抬高、肺实变、胸腔积液、肺不张、右心扩大和肺动脉扩张等征象，但均缺乏特异性。

（5）超声心动图　超声心动图在 PE 中的主要价值是筛查肺动脉高压，评估右心结构和功能。少部分 PE 患者可通过超声心动图直接观察到肺动脉近端的栓子或右心内的血栓。对于疑诊高危 PE 患者，如超声心动图评估无右心室后负荷增加或右心室功能下降，则可排除 PE 导致的患者血流动力学不稳定。此外，对于血流动力学不稳定，但又暂无法行 CT 等影像学方法确诊 PE 的患者，超声心动图发现的右心扩张、肺动脉压力增高或右心收缩功能下降可作为紧急溶栓的依据。

（6）CT 肺动脉造影（CTPA）　CTPA 是临床确诊 PE 最常用的影像学手段。PE 患者 CTPA 的典型直接征象包括：漂浮在肺动脉主干及分支管腔中央的充盈缺损影，造影剂可从血栓周边通过（轨道征），导致肺动脉远端血流明显减少或中断。在部分患者中可见长条血栓骑跨于左、右肺动脉。CTPA 中表现出的间接征象也提示 PE 可能，包括肺野楔形密度增高影、条带状高密度区或盘状肺不张、中心肺动脉扩张及远端血管分支减少或消失。需注意，CTPA 诊断单纯段或亚段水平 PE 仍有一定局限性，可能会误判或漏诊发生在这些血管中的 PE。

（7）放射性核素肺通气/灌注显像（V/Q）　V/Q 显像受辐射量显著低于 CTPA，在临床中优先用于评估年轻女性患者、孕妇、含碘造影剂过敏病史、肾功能衰竭及骨髓瘤患者。V/Q 显像结果包括：正常、PE 高度可能（和肺通气相比，有 ≥2 个节段的肺灌注缺失）和非诊断性显像结果。对于 V/Q 正常的患者基本可排除 PE；对于 PE 高度可能的患者则需根据临床表现排除其他可能导致肺灌注节段性缺失的情况；而对于非诊断性显像结果则需完善其他影像学检查。

（8）磁共振显像（MRI）　MRI 肺动脉造影对段以上肺动脉内血栓的诊断敏感性和特异性均较高，临床目前主要用于对含碘造影剂过敏而无法行 CTPA 检查的患者。

（9）下肢静脉加压超声（CUS）　DVT 和 PE 发生关系密切，对所有疑诊或确诊 PE 患者，均需评估其是否合并 DVT。

（10）肺动脉造影　尽管肺动脉造影是诊断 PE 的"金标准"，但由于是有创的检查，临床极少将其作为一线诊断方法。不过对于疑诊急诊冠脉综合征的患者，在经冠脉造影检查排除冠脉病变后，可考虑肺动脉造影进一步明确有无 PE 的可能。PE 患者肺动脉造影的直接征象有肺动脉内造影剂充盈缺损，伴或不伴"轨道征"的血流阻断；间接征象则包括肺动脉内造影剂流动缓慢，局部低灌注，静脉回流延迟。

【鉴别诊断】

（1）从临床症状角度鉴别　急性 PE 患者常表现为气促、胸痛、咳嗽和咯血等症状，心电图可有 ST - T 改变，动脉血气可能合并低氧血症，血常规提示白细胞或中性粒细胞水平增高，胸片可有炎症样或实性改变，因此临床上需要与急性冠脉综合征、主动脉综合征、心力衰竭、大叶性肺炎和支气管扩张等疾病鉴别。需注意有无 VTE 相关危险因素、完善 D - 二聚体检测和超声心动图检查，必要时行 CTPA 等检查明确诊断。

（2）从肺动脉狭窄角度鉴别　急性 PE 患者为血栓机械性堵塞造成肺动脉分支狭窄或闭塞，需和其他能导致肺动脉狭窄的原因鉴别，如肺动脉肿瘤、慢性血栓栓塞性肺高血压、大动脉炎累及肺动脉及纤维纵隔炎等。

【PE 危险度分层】

为判断 PE 患者早期死亡风险（住院期间或发病 30 天内死亡），指导临床治疗策略决策，指南推荐使用综合病史、症状和体征指标的肺栓塞严重程度指数（pulmonary embolism severity index，PESI）结合患者是否存在休克，是否有心肌损伤，是否有右心功能受损等关键指标来进行危险度分层评估，见表 14 - 5 和 14 - 6。

表 14 - 5　PESI 评分

参数	原版	简化版（sPESI）
年龄	年龄	1 分（年龄 > 80 岁）
男性	+ 10 分	–
恶性肿瘤	+ 30 分	1 分
慢性心衰	+ 10 分	1 分
慢性肺部疾病	+ 10 分	
心率 ≥ 110bpm	+ 20 分	1 分
体循环收缩压 < 100mmHg	+ 30 分	1 分
呼吸频率 > 30bpm	+ 20 分	–
体温 > 36℃	+ 20 分	–
精神状态改变	+ 60 分	–
动脉血氧饱和度 < 90%	+ 20 分	1 分
30 天死亡风险危险分层		
Ⅰ 级	≤ 65 分	0 分
Ⅱ 级	66 ~ 85 分	
Ⅲ 级	86 ~ 105 分	
Ⅳ 级	106 ~ 125 分	
Ⅴ 级	> 125 分	≥ 1 分

表 14 – 6 基于 30 天死亡风险的急性 PE 患者严重程度分层

早期死亡风险		危险分层			
		休克或低血压	PESIII – V 级或简化 PESI≥1 分	影像评估右心功能不全	心脏标记物
高		+	+	+	+
中等	中高	–	+	均为阳性	
	中低	–	+	其中一项阳性或均阴性	
低		–	–	–	–

【治疗原则】

1. 血流动力学和呼吸支持

对于存在急性右心衰竭的高危 PE 患者，建议给予少中量补液治疗（500ml），增加患者心输出量。此外，应酌情使用升压强心药物，如多巴胺、多巴酚丁胺和去甲肾上腺素等来提升心输出量和血压。由于缺乏肺血管选择性，应避免使用硝酸酯类药物。对于存在低氧血症的 PE 患者应给予吸氧治疗，严重者可考虑行无创或机械通气。但机械通气导致的胸内压增高时会导致静脉回流减少，可能诱发右心衰竭加重。因此，应谨慎应用 PEEP。

2. 机械循环支持

对合并循环崩溃或发生心源性猝死患者的极危重 PE 患者，如溶栓治疗无效或存在绝对禁忌，可应用静脉 – 动脉体外膜肺氧合（ECMO）来进行循环支持，有助于提高这类患者的生存率。

3. 抗凝

抗凝是 PE 治疗的基石，能有效改善临床症状，减少早期死亡和血栓复发。抗凝时程应至少 3 月，是否延长抗凝时程需根据患者血栓复发风险和出血风险进行个体化、动态评估。

（1）静脉或皮下注射抗凝药物

①肝素 肝素抗凝机制较复杂，主要通过与 AT – Ⅲ结合，从而增强后者对活化的Ⅱ、Ⅸ、Ⅹ、Ⅺ和Ⅻ凝血因子的抑制作用。肝素起效迅速，静脉注射即刻发挥最大抗凝作用；而且半衰期短、抗凝效果可被鱼精蛋白快速中和。肝素需要静脉泵入使用，需调整剂量使得 APTT 升高至正常值的 1.5 ~ 2.5 倍以达到抗凝效果。合并严重肾功能不全（CrCl < 15ml/min）或重度肥胖的患者可考虑应用肝素抗凝。肝素诱导血小板减少（HIT）是静脉泵入肝素的主要并发症之一，用药过程中需严密监测 APTT 和血小板指标。

②低分子肝素（LMWH） LMWH 抗 Xa 因子活性高于抗 IIa 因子（凝血酶）。目前有多种 LMWH 应用于 VTE 抗凝治疗，包括依诺肝素、那曲肝素和达肝素钠等。LMWH 需根据体重调整剂量。急性 VTE 治疗剂量为 100U/kg 皮下注射，每日 2 次，无需常规监测凝血功能。严重肾功能不全患者需酌情减量。LMWH 也可导致 HIT，但发生率明显低于普通肝素。此外，转氨酶增高也是 LMWH 常见的不良反应。LMWH 应用过量或发生严重出血时可使用鱼精蛋白中和，但中和效果不如普通肝素，因鱼精蛋白无法完全中和抗 Xa 因子活性。

③磺达肝癸钠 磺达肝癸钠是一种人工合成的选择性 Xa 因子抑制剂，通过增强抗

凝血酶 III 活性而加强对 Xa 因子的中和活性。磺达肝癸钠不能灭活凝血酶，对血小板没有影响，因此不会发生 HIT。对于 PE 患者，磺达肝癸钠国内常用剂量（2.5～5mg，每日 1 次）明显低于欧洲指南推荐剂量（5～10mg，每日 1 次）。该药禁忌用于严重肾功能不全的患者（CrCl＜30mL/min），应用过量可使用重组 VIIa 因子中和。

（2）华法林　华法林通过抑制维生素 K 环氧化酶还原酶复合体，阻碍凝血因子的合成而发挥抗凝作用，可用于 PE 患者抗凝维持治疗。目前推荐华法林起始剂量 1～3mg，每日 1 次，通过监测 INR 调整华法林维持剂量。不论是从 LMWH 还是直接口服抗凝药切换至华法林抗凝，都建议至少重叠应用 3～5 天，待 PT 国际标准化比值（INR）达到 2.0 以上后改用华法林单药抗凝。华法林的安全治疗窗较窄，且存在较多的食物和药物相互作用，因此服用期间必须定期监测 INR。服用华法林期间一旦发生严重出血事件，需立即停药，必要时可使用凝血酶原复合物和维生素 K_1 逆转抗凝。

（3）直接口服抗凝药（DOACs）

DOACs 是近年来 VTE 治疗领域最重要的进展之一。包含随机对照试验和系统性分析在内的大量循证医学证据显示，DOACs 治疗 VTE 和华法林效果相似，但大出血风险显著低于华法林。而且，DOACs 抗凝治疗期间无需常规监测凝血功能。鉴于其安全性及便捷性的优势，DOACs 越来越多的作为 VTE 患者初始或维持抗凝治疗首选药物。

①达比加群酯（dabigatran）　达比加群酯是一种直接抑制凝血酶的抑制剂。目前推荐达比加群酯在 VTE 患者中的治疗剂量为 150mg，每日 2 次，二级预防剂量则为 150mg，每日 2 次（美国）或 110mg，每日 2 次（欧洲）。对于患者年龄超过 75 岁、中度肾功能不全（CrCl 30～50ml/min）或合并其他增加出血风险的疾病，治疗剂量减量至 110mg，每日 2 次。达比加群酯治疗 VTE 时需使用肝素或 LMWH 桥接 1 周。达比加群酯的特异性选择性逆转剂为依达赛珠单抗（idarucizumab）。

②利伐沙班（rivaroxaban）　利伐沙班是首个上市的直接 Xa 因子抑制剂。和华法林相比，利伐沙班预防 VTE 复发效果和华法林相似，但大出血事件，尤其是颅内出血事件，显著低于华法林。利伐沙班治疗 VTE 无需使用肝素桥接，起始剂量为 15mg，每日 2 次，使用 3 周后，改为 20mg，每日 1 次维持治疗。重度肾功能不全患者（CrCl 15～29ml/min）需慎用，而对于极重度肾功能不全患者（CrCl＜15ml/min）和中、重度肝功能损害患者（Child – Pugh B 和 C 级）禁忌使用利伐沙班。评价利伐沙班抗凝效果需监测 Xa 因子活性。

③阿哌沙班（apixaban）　阿哌沙班也是一种直接口服 Xa 因子抑制剂。现有研究显示阿哌沙班治疗 VTE 疗效不劣于华法林，而大出血事件则显著低于华法林（0.6% vs. 1.8%）。阿哌沙班治疗 VTE 亦无需肝素桥接，起始剂量为 10mg，每日 2 次，5 天后改为 5mg，每日 2 次。

④依度沙班（edoxaban）　依度沙班同样是一种新型口服 Xa 因子抑制剂，其治疗症状性 VTE 疗效不劣于华法林，但依度沙班组大出血和临床相关非大出血发生率显著低于华法林（8.5% vs. 10.3%）。依度沙班治疗 VTE 需使用普通肝素或 LWMH 桥接 5 天，起始剂量为 60mg 每日 1 次，治疗期间无需调整剂量。对于 CrCl 在 30～50ml/min 之间或体重＜60kg 患者则减量至 30mg 每日 1 次。

上述 3 种直接 Xa 因子抑制剂的抗凝作用，均可使用特异性 Xa 因子抑制剂逆转药物 Andexxa（andexanet alfa）来进行逆转。

4. 溶栓治疗

溶栓比抗凝能更快恢复肺动脉血流灌注，快速改善右心功能。但溶栓也会造成出血事件，尤其是大出血事件显著增加。因此，目前指南仅推荐无绝对溶栓禁忌的高危 PE 患者行溶栓治疗。有溶栓相对禁忌的高危 PE 患者可在充分评估出血风险情况下进行溶栓治疗。对于无血流动力学障碍的中高危 PE 患者是否溶栓治疗存在争议，应在综合评估溶栓获益和出血风险后酌情个体化评估。但需要强调的是，溶栓治疗相比单纯抗凝治疗并不能降低 PE 患者的远期并发症发生率，如慢性血栓栓塞性肺高血压等。

目前临床常用溶栓药物包括尿激酶、重组组织型纤维蛋白激活物（rt - PA）和重组人组织型纤溶酶原激酶衍生物（瑞替普酶），见表 14 - 7。PE 患者在症状出现后 48 小时内溶栓获益最大，但在 6～14 天溶栓依然有效。部分患者反复血栓脱落导致病情加重，如明确存在新鲜血栓，尽管病程超过 2 周仍可根据病情使用溶栓治疗。溶栓过程中多数患者 D - 二聚体会出现快速而急剧的上升峰值（基础值的 5～10 倍），提示纤维蛋白短时间内被大量溶解，溶栓效果一般较好。如 D - 二聚体上升幅度较低，需考虑存在慢性机化血栓或非血栓因素所致 PE。

表 14 - 7　治疗 VTE（PE 和 DVT）常用溶栓药物用法及溶栓禁忌证

rt - PA　（1）常规给药：50mg 或 100mg 2 小时泵入 （2）快速给药（多用于抢救情况）：0.6mg/kg 15 分钟泵入，最大剂量 50mg	绝对禁忌证 　有出血性卒中病史或不明来源的卒中 　6 个月内发生过缺血性卒中 　重大创伤，手术或 3 周内的头部外伤 　各种易出血体质 　活动性出血
尿激酶　2019 欧洲心脏协会指南推荐 （1）常规给药：负荷量 4400IU/kg 10 分钟泵入，维持量 4400IU/kg 12～24 小时泵入 （2）快速给药：3000000 单位 2 小时内泵入 2015 中华医学会心血管病学分会指南推荐： 20000 IU/kg 在 2 小时内泵入	相对禁忌证 　6 个月内有短暂性脑缺血发作（TIA）病史 　正在口服抗凝药 　怀孕或产后 1 周内 　存在非可压迫性穿刺（如肾穿、肺穿等内脏器官 　　穿刺或锁骨下动静脉等难以压迫的位置） 　经过创伤的复苏 　未控制的高血压（收缩压 >180mmHg）
瑞替普酶　负荷量 18mg（10 MU）推注（>2 分钟），30 分钟后同样方法再次推注 18mg	严重肝脏疾病，存在自发抗凝倾向 　感染性心内膜炎 　活动性消化道溃疡

5. 经导管肺动脉介入治疗

经导管肺动脉介入治疗是中高危 PE 患者的重要选择之一，在有经验的中心可适用于有溶栓禁忌或溶栓治疗无效的患者。介入治疗包括机械性取栓、碎栓和导管内溶栓，整体成功率（定义为经治疗后患者血流动力学稳定，低氧血症改善以及存活出院）为 87%。详细内容见第 23 章第 2 节。

6. 肺动脉血栓切除术

对有溶栓禁忌证或溶栓治疗失败的高危 PE 患者或存在右心血栓或卵圆孔骑跨血栓的患者均可选择行肺动脉血栓切除术治疗。在血流动力学恶化前行肺动脉血栓切除术的围术期死亡率约为 6%，部分中心报道的死亡率更低；而在恶化后再行抢救性血栓切除术，死亡率则高达 20% ～30%。但鉴于外科手术创伤大，风险高，绝大多数中心将肺动脉血栓切除术作为高危 PE 患者的抢救性治疗措施。

7. PE 多学科团队建设

近年来，国际上越来越多中心开始组建和急性心肌梗死绿色通道类似的 PE 多学科快速反应团队（PERTs）。PERTs 一般包括多个临床相关学科，如心内科、呼吸科、急诊科、影像科、血液科、心外科、麻醉科和重症医学科等，通过面对面或网络讨论的形式评估确定中高危 PE 患者和特殊 PE 患者的治疗策略。这种形式有助于建立救治标准体系，有效协调调动各个学科的力量，提高救治效率。有研究显示，PERTs 团队建立可提高中高危 PE 患者救治的整体成功率。

8. 下腔静脉滤器

下腔静脉滤器植入的目的是为了减少致死性 PE 的发生，指征主要为存在绝对抗凝禁忌的近端 DVT 患者，以及在充分抗凝情况下仍有 VTE 复发的患者。下腔静脉滤器虽可有效减少 PE 相关死亡，但会增加 DVT 发生风险。详见第 7 章第 3 节静脉血栓栓塞症和第 23 章第 1 节下腔静脉滤器置入。

9. 特殊患者的抗凝策略

（1）妊娠患者　在产前和产后 6 周内均应选择 LMWH 抗凝，在孕期和哺乳期均禁忌使用 DOACs。

（2）肿瘤患者　对处于肿瘤活动期的患者，应使用 LMWH 或利伐沙班或依度沙班抗凝治疗；对处于肿瘤缓解期的患者，则可以使用 DOACs 或华法林作为延长抗凝治疗的药物。

10. 抗凝治疗的时程

抗凝治疗的时程主要取决于患者 VTE 发生的潜在因素是否会导致其易出现 VTE 复发，以及拟启用抗凝时患者的出血风险情况。是否需要延长抗凝，临床需个体化、动态的进行评估。

（1）对于所有 VTE 患者，均推荐至少 3 个月的抗凝治疗时程。

（2）对于那些首次发生的 VTE 事件，如果合并有重要的一过性或可逆转的危险因素的患者，抗凝治疗 3 个月后可考虑停药。

（3）对于复发性 VTE 患者（既往至少发生过 1 次由非重大暂时性或可逆性危险因素所致的 VTE 事件）推荐使用超过 3 个月的抗凝治疗。

（4）对于那些由较小的暂时性或存在可逆性 VTE 危险因素的患者，或未发现任何 VTE 危险因素（unprovoked）的患者，或合并有持续性 VTE 危险因素患者（易栓症）需要考虑延长抗凝治疗时程（至少 6 ～12 月）。

11. 慢性血栓栓塞性肺高血压的治疗

慢性血栓栓塞性肺高血压（CTEPH）被认为是急性 PE 的远期并发症，以肺动脉广泛地被机化血栓和增生内膜堵塞为主要病理特征，进而出现肺动脉压力增高，长期发展导致右心衰竭甚至死亡。研究显示，急性 PE 患者 2 年内发生 CTEPH 的风险约为 3.8%，而且随访发现 PE 转变为 CTEPH 的过程均发生在急性 PE 事件发生后 2 年内。包括复发性 PE、相对年轻的年龄、更大血流灌注缺失和无诱因 PE 是急性 PE 患者转变为 CTEPH 的危险因素。不过，临床也有至少 1/4 患者无任何 VTE 病史，提示可能有其他独立于 VTE 的机制导致 CTEPH 发生。

12. 基于是否存在休克的临床诊断治疗策略

（1）疑诊 PE 患者处于休克和低血压状态　伴随休克和低血压状态的疑似高危 PE 患者，超声心动图的诊断价值尤其重要。高危 PE 患者如超声心动图发现右心功能不全即可启动溶栓或取栓治疗，而无需等待 CT 等其他确诊性影像检查结果。

（2）疑诊 PE 患者无休克或低血压状态　无休克症状的疑似非高危 PE 患者首选检测 D-二聚体，对于 D-二聚体增高患者行 CTPA 检查予以明确。如修订 Geneva 评分判断为 PE 高度可能患者，则应直接行 CTPA 检查。对存在 CTPA 检查禁忌证的患者，可考虑先行 CUS 检查。一旦 CUS 发现腘静脉以上的近端 DVT。如无禁忌，应立即启用抗凝治疗。

CTEPH 治疗近年有显著进展，主要治疗措施包括肺动脉内膜剥脱术（PEA）、球囊肺动脉成形术（BPA）和肺动脉高压药物治疗（利奥西呱等）。PEA 手术可直接切开肺动脉，剥离出机化血栓和增生内膜，但手术难度较大，需要深低温和反复停循环，国内能规模开展此手术的单位较少。PEA 主要适合病变在肺动脉近端（肺动脉主干、叶和段一级血管近端病变），无其他严重并发症并发症的患者。BPA 技术作为一种微创介入治疗手段，经过近年的改良和提升，已成为 CTEPH 治疗的重要选择，尤其适用于病变位于肺动脉中、远端的患者（段和亚段一级血管）。我国荆志成教授团队自 2016 年率先在国内开展改良 BPA 技术治疗 CTEPH，效果显著。截止 2020 年初，全国已有超过 30 家单位开展 BPA 技术治疗 CTEPH。对于血管病变复杂的患者，还可将 PEA 和 BPA 技术进行杂交治疗，进一步提升治疗效果。在有经验的中心，PEA 和 BPA 均可大幅降低患者肺动脉压力和肺血管阻力，并显著提高患者运动耐量，改善长期预后。对于初治的 CTEPH 患者，以及外科或介入技术治疗以后肺动脉压力仍高的患者，可选择肺动脉高压靶向药物治疗。目前唯一具有 CTEPH 治疗适应证的靶向药物为鸟苷酸环化酶激动剂利奥西呱。

对于所有 CTEPH 患者，如无禁忌，均需要终身抗凝治疗，目前指南推荐使用华法林抗凝。尽管已有越来越多中心开始使用 DOACs 替代华法林作为 CTEPH 抗凝治疗药物，但 DOACs 在 CTEPH 中的疗效和安全性尚不明确，近年研究尚未得到一致结果。

（蒋　鑫　荆志成）

第十五章 特殊心电图检查

第一节 动态心电图与心电监测

动态心电图（AECG）主要用以监测常规心电图不易检出的心律失常及其相关的症状，例如：晕厥、头晕、胸痛、心悸或气短等。此外，AECG还可以用于指导抗心律失常药物治疗以及一些特定临床疾病的诊疗与预后风险评估。

（一）动态心电监测的模式、技术与设备

1. 动态心电监测的不同模式与类型

体外动态心电记录仪主要用于监测、记录和标记心脏电活动异常，是对常规12导联心电图功能的延伸。其优势在于无创、使用方便、相对便宜、获得方便。随着无线网络技术的发展，特别是蓝牙技术的广泛应用，动态心电监测仪器越来越小型化。此外，动态心电监测的应用范围也延伸到生物信号的监测，可同时记录多导联心电图、呼吸频率、外周血氧饱和度、体力活动与身体运动、皮肤温度、动脉血压等各项参数。现代动态心电图的功能已经从单纯心电监测扩展到生命体征监测。随着功能越来越强大，对设备制造商和临床医师也提出更大挑战。监测仪器在满足记录安全性与可靠性的同时，还需要能够存储和快捷传输大量数据信息。随着监测时间逐渐延长到数周、数月甚至数年，患者对监测电极系统的耐受性、发生皮肤不良反应的风险及患者的依从性均构成挑战。同时，面对大量心电信息，临床医师需要借助于人工智能技术对心电信息进行筛选与甄别。

目前常见的动态心电监测设备包括以下类型。

（1）连续的单导联或多个导联导线体外记录仪器（动态心电监测仪）传统的动态心电监测记录仪体积较小，重量为200~300g，广泛采用软导线电缆和标准湿性凝胶电极，连续记录心电数据。根据心电记录通道数量的不同，分为2通道、3通道、12通道或采用ESAI导联形式记录。动态心电图通常可以连续记录24~48小时，而新的设备可以连续记录长达30天。传统的动态心电图设备需要患者主动参与，进行手工日志记录或在有症状时按压记录仪器上事件开关。仪器记录完成后需要将数据传输到专用工作站进行分析。

（2）连续的单导联或双导联的外部记录仪器（贴片式心电监测仪）贴片式心电监测仪器采用内嵌式电极、数据无线传输。这类设备免去了对记录电缆电极和电极片的需要，可以实现单导联或二导联持续监测长达14天。贴片通常粘贴在患者左侧前胸区。由于体积较小、具有防水功能，故不影响患者的日常生活、不受淋浴或运动的干扰。患者可以通过设备上的按钮来记录症状发作时的心电图。通过长达7~14天的动态监测，可以明显提高心律失常的识别能力。最新的贴片式心电监测仪还可以记录患者的体温、活动、呼吸和皮肤肌电活动等。此外，粘附式电极可以内置到带有纺织

电极的衣衫上，改善患者的依从性和体验度。

（3）间歇性患者激活或事件激活的体外记录仪（体外持续循环记录仪） 该类型设备通常是由单一双极导联设备。记录时间较长，从数周至数月不等。该设备通常配备一个自动触发功能的按钮，用来捕捉"事件发生前后"的心电信号。该类设备可以是外部循环记录仪（ELR），也可以是置入式循环记录仪（ILR）。ELR 和 ILR 主要用于监测、记录和存储发作频率较少的心律失常事件。事件监测时心电图数据存储到预定义的事件，包括事件发生前和发生后时间范围内的心电信息。

（4）间歇性患者激活或自动激活的体外记录仪（体外间歇心电记录仪） 该类型设备不是持续运行，而是通过患者在出现症状时记录一段短时间的心电信号。最近，基于智能手机终端，心电数据可以通过蓝牙技术传输到数据中心进行及时分析，通过警报系统传输到患者。

（5）实时心电监测遥控系统 移动心脏遥测设备（MCT）是结合了动态心电图记录仪、外部事件记录仪和非循环记录仪的优点。通常，MCT 与传统的动态心电图电极一样，采用嵌入式放在贴片、项链吊坠或前胸带包中。MCT 可采用单导联心电记录。MCT 可连续不断使用，并将数据无线、实时传输到数据读取中心。最新一代设备还可以通过 WiFi 进行数据传输，三导联多通道记录心电信息。MCT 在读取中心进行信号处理，并经过有经验的技术人员对心律失常事件进行分析和发送报警信息。两代体外动态心电监测设备。见图 15 – 1。

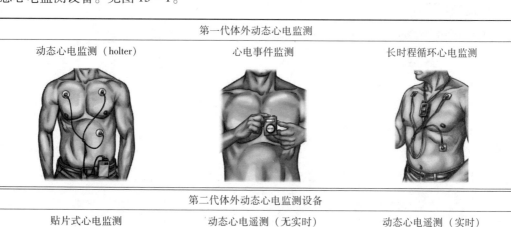

第一代体外动态心电监测

动态心电监测（holter）　　　心电事件监测　　　长时程循环心电监测

第二代体外动态心电监测设备

贴片式心电监测　　　动态心电遥测（无实时）　　　动态心电遥测（实时）

图 15 – 1 两代体外动态心电监测设备

引自 2017 年 ISHNE 和 HRE 动态心电图和体外心电监测/遥测指南。

不同监测技术的临床合理应用不仅需要考虑到诊断能力、监测方式和风险分层的准确性进行选择，还需要考虑到成本 – 效益、患者的接受度、自动化程度、本地的可用性与经验、患者症状发生的频率、患者整体临床状况以及危及生命的心律失常发生的概率。例如，MCT 可以提供实时、全面的数据，无需患者参与数据的传输，可以即时显示心电信息。然而，MCT 给临床医师带来严重的负担，需要查看大量心电信息。相反，标准动态心电图记录仪和循环记录仪器的价格相对低廉、容易获得。不同类型动态心电图监测设备，见表 15 − 1。

表 15 − 1　不同类型动态心电图监测设备

监测时限	<1 分钟	24~48 小时	3~7 天	1~4 周	≤36 月
监测仪器类型	体外事件记录仪	标准 holter 记录仪	贴片式/背心式/腰带式记录仪	贴片式/背心式/腰带式记录仪	植入式心电监测
	智能手机记录仪	移动心脏遥测	移动心脏遥测 体外事件记录仪	体外事件记录仪 移动心脏遥测	
记录模式					
事件记录	√	√	√	√	√
持续记录		√	√	√	
自动触发记录			√	√	√
记录导联数量					
单导联（2 个电极）	√	√	√	√	√
二导联（3 个电极）		√	√	√	
三导联（5~7 个电极）		√	√	√	
十二导联（10 个电极）		√			
记录系统类型					
粘附式有线电极					
贴片式/背心式/腰带式无线系统			√	√	
内置电极	√				√
可利用的分析					
心律失常分析	√	√	√	√	√
ST 段分析		√	√	√	
HRV 心率变异性		√	√	√	
QT 动态变化		√	√	√	
HRT – 心率震荡		√	√	√	
HDR – 基于 holter 的呼吸分析		√	√	√	
QRS 晚电位		√			
P 波信号平均		√			
T 波电交替		√			
运动水平		√	√	√	

2. 动态心电监测的信号采集、分析处理与阐释

（1）记录电极的重要性　通常 AECG 监护设备采用有线、嵌入式电极采用湿性凝胶单极。如今，AECG 可以采用嵌入衣衫/背心载体的极化银纺织电极。所有电极标准均应符合 ANSI/AAMI EC 12：2000（R 2010）标准，并接受监督与监管。在新的电极中，AECG 信号记录伪影可能持续存在，特别是运动员和受损皮肤与电极接触的表面。为了确保记录心电信号的保真度，电极记录时应注意以下几点：①必要时备皮。②采用粗糙的纸或布擦拭电极记录区的死皮细胞。③采用气密闭封装的电极。④注意电极包装上的有效保质期。

（2）导联记录位置　理想状态下，所有 AECG 均采用 12 导联记录。然而，出于技术、患者的耐受性和经济原因，只有少数 AECG 监护仪具有 12 导联记录体系。不同通道记录仪电极放置的位置，见图 15 - 2。通常 12 导联动态心电图采用改良的标准 Mason - Linkar 导联体系。采用 EASI 导联体系可以减少到 5 个记录电极。由于 EASI 系统没有肢体电极，非常适合于 AECG 的应用。大多数贴片式心电监测仪、ELR、事件记录仪和 MCT 监测仪通常采用单个有线电极的导联。最常见的是改良胸前导联 V_5、胸前导联 V_3 和下壁导联。需要注意的是，任何情况下，动态心电图不能等同于标准的 12 导联心电图，不能与标准心电图进行序列比较。例如：诊断长 Q - T 综合征的检查工具是标准 12 导联心电图，而不是动态心电图。

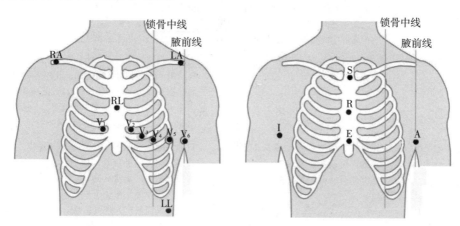

图 15 - 2　心电监测系统电极贴片位置

（3）数据处理　现代 AECG 仪器是数字化，并接受监管准则监督。AECG 检测仪器前端采用高度集成芯片系统，负责波形保护、预防除颤电能冲击、模数转换、数值滤波和校准。AECG 数字信号必须通过放大和低通滤波防止出现混叠误差。波形的准确性高度依赖于多导联体系中包含信息的冗余度。一般来说，导联数目越多检测精准的复杂程度越高。

（4）数据传输　MCT 设备可在 2G 和 3G 蜂窝通信系统上使用分组导向的移动数据服务，或者使用蓝牙技术或与 WiFi 中继站结合。无论采用何种数据传输，安全性仍是最重要的。

（5）数据分析与阐释　目前心电图算法有很多种，大多数仪器都有自己的专用算法。研发人员可通过心律失常数据库在 physionet. org 上获取或使用已经标注的 MIT -

BIH ECG。所有 AECG 数据采用专门的计算机工作站采用离线方式进行处理，而 MCT 数据始终在专用阅读中心进行处理。

（6）数据解读的缺陷　心电图信号容易受到人工干扰。常见的干扰信号包括 2 大类。第 1 类是与身体运动、皮肤电极接触的暂时性损伤、电极连接松动、功能障碍的导线、骨骼肌电位和环境噪声相关的人工干扰。这些干扰产生的误差可以模拟各种心律失常，通常称为假性房性心律失常或伪室性快速性心律失常。第 2 类人工干扰可能与老化的记录系统的电极接触或记录仪间断损伤的问题有关，这可以导致记录磁带减速或间隙停止。这些伪差可以模拟窦性停搏导致假性停搏、起搏器故障导致高度房室传导阻滞。大多数的伪差可以通过多通道同步心电图识别出来。另外，临床医师或技术人员识别误差可以导致更加严重的影响，特别是在医院内远程心脏遥测中更加明显。因此，需要对相关人员进行 AECG 的监测和解读的培训。

（7）各种心电图记录技术的优势和局限性，见表 15 - 2。

表 15 - 2　各种心电图记录技术的优势和局限性

监测技术	优势	局限性
Holter 监测	①在日常活动情况下连续记录 3 ~ 12 导联心电信息，同时还能记录各种其他生物信息。 ②广为医生熟悉的分析软件，而且具有广泛的第三方读图服务，可以外购相关设备和生成初步的的诊断报告	①常与症状日志事件标识不符 ②容易发生电极脱位 ③由于皮肤粘贴的伪差导致信号问题，导线缠绕，电极凝胶所致皮炎 ④不能实时数据分析 ⑤患者对导线电极系统接受度差
粘附式心电记录仪	①记录时间长达 14 天或更长 ②病人接受度好	①由于电极空间小，记录的有效心电图包括 P、Q、R、ST 和 T 波的电压幅度低，没有空间方向的信息，因而缺乏定位心律失常起源部位的能力 ②因患者体型变化，不能获取理想、一致的 ECG 信息
体外循环记录仪	①在事件发生之后自动或病人手动记录的固定长度的 ECG 片段 ②探测到事件可立即报警	①只能记录单导联 ECG，没有 P、Q、R、ST 和 T 波的空间方向的信息，因而不能定位心律失常起源部位，可能看不见 P 波 ②不能连续检测心律变化 ③记录期间需要病人连续粘贴电极
事件记录仪	①能记录病人发生事件之后的固定长度的 ECG 片段 ②探测到事件可立即报警 ③病人对检查的接受程度较好	①只能记录单导联心电信号，不能识别心律失常的起源部位 ②不能连续检测心律变化 ③诊断结果高度依赖于病人正确识别症状的能力
移动心脏遥测仪	①多导移动心脏遥测仪可以纪录类似标准的或三导联心电图。因此，和单导联相比，探测心律失常部位的敏感性和特异性更高。 ②能够连续发送信息数据，兼备传统的 3 导 Holter 和在一定时间内自动传送事件的功能（如每 10 分钟 1 次） ③一旦探测到事件立即报警，而不需要病人手工触发	心脏遥测仪的电极 - 导线每日需要更换电极。因此，需要长期监测的患者的接受度会降低

（二）动态心电监测的适应证：临床诊断

1. 晕厥

晕厥可能是原发性心律失常导致的。动态心电图可用于识别缓慢型心律失常（如窦性停搏、房室阻滞）或快速型心律失常（持续性室速或室颤）。大多数晕厥患者需要进行动态心电图，主要目的是：①捕捉到足以引起晕厥的严重心律失常事件或者能够预测更加严重的心律失常事件有关。②确定反复发生的临床症状与心律失常事件的相关性，且该心律失常事件可以指导治疗。有研究发现4%患者在症状发生时出现心律失常，而17%患者有症状而没有心律失常事件发生。另外，采用延长监测时间可以提高明确诊断率。一项研究发现：与48小时动态心电图相比，采用为期1月的ILR监测后症状与心律失常相关的可能性从22%提高到56%。另一项研究中，采用循环心电记录仪器，记录到症状-心律失常相关性的中位数为16天，而监测1月后87%患者建立了症状-心律失常的相关性。

2. 心悸

心悸是动态心电图的最常见适应证，也是当初研发动态心电图的主要原因之一。门诊患者中20%的患者表现为心悸，大多数是良性原因。尽管1/3患者可以通过问诊、体格检查和12导联心电图明确诊断，但是大部分患者采用动态心电图检查则是最经济有效的临床工具。对于不能解释的心悸患者需进行动态心电图检查，例如：当患者的病史、体格检查和12导联心电图提示存在心律失常可能性；或者已确诊结构性心脏病患者、具有心源性猝死的家族史、患有已知心律失常风险的离子通道疾病。对于不能解释的、耐受性较好且反复发作的心悸，动态心电图监测是诊断的关键工具。选择不同类型的监测设备需要根据患者心悸发作的频率，见表15-3。

表 15-3　不同的动态心电图仪器预计可能应用的诊断范围

记录时间	记录仪类型	心悸（%）	晕厥（%）	隐源性晕厥（%）（静默型房颤）
<60 秒	事件记录仪	50~60	无数据	无数据
24~48 小时	标准 Holter	10~15	1~5	1~5
3~7 天	Patch/Vest/Belt/MCT/ELR	50~70	5~10	5~10
1~4 周	ELR/Patch/Vest/Belt/MCT	70~85	15~25	10~15
≤36 个月	ILR	80~90	30~50	15~20

Patch：贴片式，Vest：背心式，Belt：腰带式，MCT：移动心脏遥测仪，ELR：体外循环记录仪，ILR：植入式循环记录仪

3. 胸痛和心肌缺血

动态心电图可用于胸痛病因的诊断，识别那些常规心电图没有显著表现的不典型胸痛，评估缺血负荷（即缺血事件与 ST 段压低程度的乘积）。大部分冠心病患者的缺血发作通常是无症状的，因此采用动态心电图可以判断日常生活中缺血的严重性。动态心电图诊断心肌缺血需要 ST 段压低至少 0.5~1.0mV 且持续至少 1 分钟。对于已知冠心病患者进行连续心电监测所测得 ST 段压低的敏感性（62%）和特异性（61%）与应用相同位置导联性平板运动试验所得的敏感性与特异性相似。采用动态心电图监测发现接近一半的稳定性冠心病患者存在一过性 ST 段压低。动态心电监测还可以用于变

异型心绞痛的诊断和处理，尽管血管痉挛的有效性依赖于心导管检查中冠状动脉痉挛激发试验。对于急性 ST 段抬高型心肌梗死患者尽早进行经皮冠状动脉介入治疗（PCI）非常关键。由于 PCI 只能在特定医疗机构进行，故院前诊断、及时转运非常重要。急诊转运系统必须能够记录 12 导联心电图并将心电图上传到能够娴熟解读心电图的中心。采用快速分诊系统可降低 30 天死亡率。

4. 儿童患者的特殊性

儿童患者进行动态心电图检查的适应证与成年人相似，但是也有特殊之处。例如 10% ~ 15% 心悸患者可以在动态心电检查时记录到心悸 – 心律失常的相关性。然而，相同的症状能在 50% 患者中监测到窦速。由于儿童（<5 岁）不能配合事件驱动的监测，医生通常会让患者的父母、看护者、甚至老师来帮忙触发记录。但在时间敏感性的事件中，监护人的替代总是不可行的。晕厥的发生限制了患者激活的动态心电图及其对病因的诊断。儿童人群中心源性胸痛发生率极低。对于无症状性预激综合征患者，指南推荐采用运动负荷试验来进行风险评估。但是儿童可以通过动态心电图来完成。动态心电图是先天性心脏病患者进行一系列常规检查的一部分。例如，先心病术后患者或者有明显血流动力学异常患者，动态心电图检查是 Ⅰ 类推荐，而成人先心病患者检测心律失常和/或传导阻滞是 Ⅱa 推荐。

（三）动态心电监测的适应证：临床疾病的预后与危险分层

1. 缺血性心肌病与心肌梗死后患者

通常认为室性早搏（PVC）和非持续性室速（NSVT）与急性心肌梗死患者的风险增加有关。非 ST 段抬高型心肌梗死（NSTAMI）患者确诊 48 小时后发生 NSVT（≥3 跳，≥100 次/分）则提示死亡风险增加。陈旧性心肌梗死患者，无论是短阵（4 ~ 7 跳）还是长程（≥8 跳）NSVT 均可导致心源性猝死（SCD）风险增加 2.3 ~ 2.8 倍。而确诊心肌梗死的患者 48 小时以后发生的短阵 NSVT 不存在相似的风险。在急性心肌梗死晚期（>24 小时）发生的 NSVT 与持续性室速的发生率及死亡率升高有关。出院后 NSVT 对心肌梗死后的预后的意义有限。另外，对于射血分数保留的心肌梗死患者，NSVT 是 SCD 的预测因素，且独立于糖尿病、年龄、左心室射血分数等。因此，对于接受了再灌注治疗和 β 受体阻断剂的心肌梗死患者，考虑到左心室射血分数等其他协变量，NSVT 不是远期 SCD 的独立危险因素。缺血性心力衰竭患者的研究中，动态心电图检查记录的不规律室性心律失常的价值尚未确定。然而，长程（>8 跳）及快室率（>120 次/分）的 NSVT 可能成为 SCD 危险分层的依据。

2. 非缺血性扩张型心肌病

非缺血性扩张型心肌病（NIDCM）可能是由多种原因，包括病毒介导、自身免疫性疾病、毒物、代谢性、遗传性和心动过速引起的疾病。动态心电监测可以有效评估心率仪器异位起搏的频率和复杂情况，以便明确诊断和（或）评估消融等有创检查的适应证。NIDCM 患者多死于心源性猝死或心力衰竭的进展。理论上动态心电图发现的 NSVT 以及其他基于动态心电图建立的心电学相关指标可以用于危险分层。然而，临床试验发现，与缺血性心肌病相比，动态心电图的预测价值相当低且仍有很多争议。NIDCM 患者中 NSVT 的发生率较高，33% ~ 79%。尽管有研究发现 NSVT 会导致心律失常事件发生风险增加 3 倍，但是 Marburg 心肌病研究中，NSVT 与心律失常事件风险增加并无相关性。荟萃分析显示 NSVT 的阳性预测值仅有 20%，而阴性预测值高达 90%。

3. 肥厚型心肌病

晕厥和心悸是肥厚型心肌病患者最常见的症状。动态心电图发现高达 30% 的肥厚型心肌病患者伴有 NSVT。晕厥是肥厚型心肌病发生 SCD 的危险因素。因此美国指南推荐这些患者需要进行包括动态心电图在内的详细检查。欧洲指南对这些患者的初始危险评估中进行更长时间的 48 小时动态心电图检查，以监测患者是否存在房性或室性心律失常（IB 类）。高达 38% 非肥厚型心肌病患者可以出现包括房颤在内的阵发性室上性心动过速。欧洲指南要求左心房内径 ≥45mm 和肥厚型心肌病患者应每隔 6~12 个月进行一次 48 小时动态心电图，以检出心房颤动。此外，动态心电图在肥厚型心肌病患者的 SCD 危险分层中起到至关重要的作用，特别是年轻患者。NSVT 的阴性预测值很高（95%），但阳性预测值很低。动态心电图与临床病史、超声心动图均是推荐的一线评估指标。动态心电图发现的 NSVT 严重性指标（心率 × 持续时间/100 > 28）阳性的患者置入 ICD 的可能性增加 5 倍。有心律失常症状的患者需要定期复查动态心电图，以评估 NSVT 发作或无症状性心房颤动事件发生。

4. 致心律失常性右心室发育不良/心肌病（ARVC/D）

致心律失常性右心室发育不良/心肌病（ARVC/D）与 SCD 和（或）进行性心力衰竭的风险有关。患有该病的病人可能无症状或出现心悸、头晕或晕厥，可能与频繁的室性异位节律或室性心动过速有关。重要的是，SCD 可能是疾病的第 1 个表现，尤其是年轻的运动员。对于所有疑诊 ARVC/D 患者，初始评估均应包括 24 小时动态心电图检查。对于置入 ICD 患者，动态心电图发现 NSVT 或 PVC > 1000 次/24 小时患者 ICD 放电风险增加 3 倍。房性心律失常也会导致 ICD 不适当放电，并且与心脏移植、SCD 具有一定的相关性。由于 ARVD 具有家族遗传倾向，所有 ARVD 患者的一级家属的病情评估均需要进行动态心电图检查。对 ARVD 患者进行 4 年的随访发现，心电学异常早于心脏结构变化异常，甚至在体表心电图正常情况下，可以发生复杂室性心律失常。

5. 预激综合征

预激综合征患者进行动态心电图可用于评估旁路传导性。如果旁路不应期较短，房室旁路的快速传导可导致 SCD，尤其是在发生房颤时。在持续性动态监测时，间歇性预激或预激转为窦性心律往往提示患者为低危。动态心电图对预激综合征合并阵发性房颤也有一定意义。

6. 遗传性原发性心律失常

心脏离子通道病由多种遗传病组成，如长（短）Q-T 间期综合征、Brugada 综合征、儿茶酚胺多形性室性心动过速、早复极综合征和特发性心室颤动等，这些疾病通常是由编码离子通道或调控蛋白的基因突变引起的，并可导致室颤等恶性心律失常及心源性猝死。动态心电图最重要的作用是心律失常的监测与危险分层。

（1）长 Q-T 间期综合征 长 Q-T 间期综合征（LQTS）是一种遗传性离子通道疾病，其特点是 Q-T 间期延长、晕厥倾向，可以发生心脏骤停或猝死。这些临床表现均与 Q-T 间期延长的多形性尖端扭转型室速有关，这种室速可以恶化为室颤。Q-T 间期通常在体表心电图上测量，动态心电图可以发现一过性 Q-T 间期延长和（或）心率不匹配的 Q-T 间期变化。动态心电图可以监测到 T 波异常、R on T 现象、T 波电交替、持续性或非持续性室速（特别是尖端扭转性室速）、Q-T间期延长。对于Q-T间期＞500ms患者可以确诊为长Q-T间期综合征，而QTc＜500ms患者则建议行动态心电图或运动心电图试验。如果心率＜100次/分时QTc＞500ms则提示LQTS，而QTc＜500ms则是在正常生理范围。Q-T间期不随心率变化而相应改变，甚至Q-T间期一过性延长，都是有助于临床诊治的发现。尽管心电图是诊断LQTS的金标准，动态心电图可用于评估药物疗效及可能的药物不良反应。

（2）短Q-T间期综合征　短Q-T间期综合征（SQTS）也是一种离子通道疾病，Q-T间期≤340ms，患者临床易发房颤和SCD，但无心脏结构性异常。动态心电图对短Q-T间期综合征患者出现晕厥、心悸的病因进行诊断，特别是对房颤发作的监测大有裨益，而对疾病诊断与治疗的作用相对较小。

（3）Brugada综合征　Brugada综合征是一种原发性遗传性电活动异常，以心电图右心导联异常复极和致命性室性心律失常倾向为特征。标准12导联心电图是诊断的标准检查。但是部分患者的心电图改变可以自发出现，也可以通过激发试验诱发。采用12导联动态心电图有助于揭示疑诊brugada综合征患者的心电图动态变化。Cerrato等分析了251例Brugada综合征患者的动态心电图发现，Ⅰ型brugada波30%为自发出现，70%为药物诱发后出现。药物诱发的Brugada患者中20%可在后续的监测中间断自发出现Brugada波。短暂的Brugada波主要集中在下午12点至18点。作者认为12导联动态心电检测可以作为一线诊断流程的筛查试验，从而避免药物诱发带来的风险。此外，动态心电图还能检测到其他类型的心律失常或心电学表现，例如房颤、ST-T电交替、自发性左束支传导阻滞或早搏等心律失常。

（4）儿茶酚胺敏感性多形性室速　儿茶酚胺敏感性多形性室速（CPVT）是一种少见的但死亡率非常高的遗传性离子通道疾病，表现为运动或情绪诱发的心悸和（或）晕厥为特征，患者无心脏结构异常，好发于青春期早期。CPVT患者发生SCD的风险与肾上腺素诱发的双向性多形性室速有关。鉴于静息心电图对诊断CPVT没有帮助，通常建议进一步进行心电图激发试验明确诊断。动态心电监测可以发现日常活动或情绪变化应激下的室速发作。室性心律失常通常在心率达到110～130bpm时出现，而且随着心率加快，发作次数和复杂程度也会相应增加。此外，动态心电图可以用于监测CPVT患者药物治疗的有效性，而无症状性室早并非预后不良的指标。

（5）早期复极综合征　早期复极综合征一直被认为是一种良性心电图改变，但是现代理论认为下壁或侧壁导联出现J点抬高可见于特发型室颤患者。然而，这种表现在普通人群中发生率高达31%。专家共识指出动态心电图有助于记录早复极现象，尤其是室颤幸存者发生心动过缓时。

（6）特发性室颤　特发性室颤是个排他性诊断。对于心脏骤停患者的详细评估包括心电图、平均信号心电图及动态心电图在内的不同心电学检查。特发性室颤患者的一级家属应进行动态心电图检查进行病情评估。

7. 透析和慢性肾脏疾病

终末期肾病（ESRD）的死亡率极高（每年大约20%），并且患者的心血管疾病死亡率是一般人群的100倍，SCD是透析患者最常见的死因。22%的透析患者动态心电图可以发现心肌缺血，并且心肌缺血的发生与透析期间和透析后的室速和室颤密切相关。接受腹膜透析的患者发生房颤的风险显著降低，而采用血液透析期间房颤发生的频率可明显增加。因此，透析期间进行动态心电图监测可以帮助无症状性房颤患者尽早确诊，有助于开展包括抗凝在内的合适的房颤治疗。

8. 神经与肌肉疾病

动态心电图通过对心率变异的分析可以对自主神经系统进行研究。心率变异性减低通常与交感神经活动兴奋或副交感神经活动减弱有关。癫痫与心律失常密切相关。癫痫发作期的心电监测显示癫痫发作之前常常出现窦性心动过速，且常伴有房性或室性早搏。然而，癫痫发作期发生致命性心律失常和猝死非常罕见，大约为0.2%。此外，强直性肌营养不良是一种主要影响骨骼肌的渐进性遗传性疾病，常伴随严重的心脏并发症。该类患者可以观察到各种缓慢型心律失常，包括窦房结功能障碍、束支传导阻滞和各种房室传导阻滞和快速型心律失常，包括房颤和室速。部分患者还有心脏骤停和室颤导致猝死的报道，这些患者可以通过安装起搏器或 ICD 获益。

9. 睡眠呼吸暂停综合征

睡眠呼吸暂停综合征是一种常见的呼吸系统障碍，发病率 2%～4%，男性是女性的 2 倍。最近的研究表明，睡眠呼吸暂停综合征患者常常合并多种心律失常和传导障碍。多导睡眠图是诊断睡眠呼吸暂停的基础，可以监测多种心律失常。由于多导睡眠图尚未普及，有学者提出应用动态心电图特定的算法可以发现呼吸暂停。例如：呼吸相关的窦性心律变化受到自主神经系统调节。利用胸壁呼吸运动导致的心电图电极间距的细微变化可以发现 R 波的振幅变化。不过，这些技术仍有待于进一步验证。

10. 运动员及其赛前筛选

运动员进行心律失常监测在某些方面与其他情况下的监测是不同的。运动员极少出现心律失常导致 SCD 的症状。在以下情况中，运动员进行动态心电检查的获益是明显的：①运动员被诊断患有心血管疾病，但尚未引起活动受限。②其他方法无法确诊或明确症状产生的原因。③体育运动诱发症状，并可能诊断为心律失常。心电监测的类型取决于症状发生的频率、严重程度、持续时间和症状发生的环境。此外，还取决于参与的运动类型以及被评估的心律失常和症状类型。

（四）基于动态心电图分析技术评估自主神经张力等参数

按照现行指南 ICD 置入患者仅有 20% 得到了治疗。另一方面，大部分 SCD 患者左心室射血分数正常。因此，对于射血分数保留的患者进行自主神经功能评估有助于提高治疗的特异性。

1. 心率变异性

通过 Holter 进行心率变异性检查是最早最广泛应用的危险分层工具之一。通过分析每次心搏 R–R 间期的变化可以监测自主神经张力。已有很多研究证实 HRV 减低与死亡风险增加有关，但是与 SCD 不相关。HRV 的测量方法包括频域分析、时域分析和非线性分析。频域分析参数需要数据稳定，可以短时程记录，也可以采用 24 小时数据，全周期计算每 5 分钟时段的平均值。时域分析通常基于 1 个长时程记录下的正常 NN 间期的变化，通常包括清晨和夜间在内的 18 小时时程。时域分析参数中应用最早、最简单、最常用的指标是全部窦性心搏间期的标准差（SDNN）。非线性 HRV 分析极少依赖预处理，而且能够更好体现 R－R 间期变化的复杂性。很早医学界就意识到 HRV 异常与临床的相关性，即交感神经张力的增加和（或）迷走神经张力降低可作为全因死亡率的预测指标。大量研究证实了 HRV 在全因死亡和心力衰竭进展中的预后价值。但是，REFINE 研究观察了 322 例 LVEF＜50% 的急性心肌梗死患者，结果未能证实 SDNN 减少在心源性死亡或复苏后心脏骤停中的预测作用。尽管大量数据显示 HRV 减低与死亡率高密切相关，但是基于 HRV 的 ICD 置入临床随机研究并未证实 HRV 对预测 ICD 治疗获益中的价值。HRV 受损患者更多死于心力衰竭恶化，并非心律失常事件。

2. 窦性心率震荡

窦性心率震荡（HRT）是压力感受器介导的窦房结对室性早搏后的反应，即室早后心率加速，之后心率减速的变化。这是压力感受器敏感性的一个指标。继发于室早后 R－R 间期改变的细微变化需要专用软件计算。只有 holter 记录到 ≥5 个室早才能认为 HRT 计算的可靠性。HRT 广泛应用于许多疾病，包括心肌梗死后患者、心力衰竭或其他心脏或非心脏疾病，例如糖尿病、阻塞性睡眠呼吸暂停综合征、结缔组织疾病。然而，很对临床因素和心电图会影响 HRT，例如年龄、LVEF、NYHA 分级、心率、室性早搏数量、药物和有创治疗策略都会影响 HRT 的结果。

3. Q－T 间期变异性

对于评估心脏复极，Q－T 间期变异性（QTV）的测量在长度的变化意义大于形态学的变化。目前大约有 15 种不同 QTV 测量方法。QTV 评估技术的难点在于 T 波终点的确定、导联间的差别以及 T 波振幅的影响。QTV 研究是连续测量 R－R 间期和 Q－T 间期，避免用相关性推断。目前 QTV 尚缺乏标准化，包括技术需求、记录时长、最适合测量的导联及处理自主神经系统、呼吸、昼夜节律和药物影响的方法。

（五）特定情况下心律失常相关治疗的有效性与安全性评估

1. 室性心律失常

（1）室性早搏　动态心电图有助于对室性早搏进行检测、量化和形态学评估。通过评估室早负荷以寻找"心动过速性心肌病"的潜在原因以及症状与心电图表现之间的关系。3 导联动态心电图可以进行室性早搏的负荷检测和定量分析。然而，12 导联记录仪可以更加有效地诊断出室早的来源，这有助于指导射频消融手术治疗。

（2）室性心律失常的药物治疗　室性心律失常的治疗有时旨在缓解症状和（或）抑制频发室性早搏引起的左心室功能障碍。从 20 世纪 80 年代由 Holter 监测的抗心律失常药物疗效评价的数据表明，抗心律失常药物治疗的有效性标准是单发或成对的室性早搏减少 75% 或室速减少 90%。然而，这些观察是基于重复的 24 小时 holter 记录。最新的研究显示，由于重复性差，24 小时监测不足以可靠地证实抗心律失常的效用。对于怀疑有快慢综合征或临床怀疑副作用与自律性和传导性降低有关的患者，应在药物治疗前或随访期间常规型 AECG 监测窦房结自律性和（或）房室传导阻滞。

（3）室性心律失常的射频消融手术疗效评估　在有症状的频发室性心律失常的患者中，导管消融被推荐为Ⅱa 类指征（证据水平 B），尤其是对于那些左心室功能障碍但又没有其他明确心室损害原因的患者。室性心律失常专家共识建议在导管消融术后进行 AECG 评估导管消融的疗效。为了监测术后无症状心律失常复发，建议每 6 个月进行下列监测：①随访 4 周进行 AECG 监测，包括症状触发记录和无症状记录。②24～72 小时动态心电图检查。③30 天自动触发事件监测或 AECG。

2. 心房颤动

（1）心电图记录方式　由于心房颤动的症状大多是非特异性的（或无症状），故 AECG 记录有助于明确是否需要额外的治疗（如心脏起搏器），并预测长期预后。尽管房颤定义为至少持续 30 秒以上，但这并不是基于任何房颤持续时间和病人预后的数据分析。临床实践中，同样需要考虑房颤发作频率、持续时间和症状。AECG 可以量化房颤持续的时间、房颤负荷、房颤时的心率反应以及房颤起始与终止的模式。短时程的 holter 适合于频发的阵发性房颤或持续性房颤患者。对于发作不频繁的房颤患者，患者激活事件和循环记录仪一次可以使用数个星期，这些设备在记录有症状时及原因不明或症状不明显的心律失常，特别是发作不频繁的心律失常非常重要。只依赖症状可能会导致误诊，包括高估或低估房颤发作。对于大多数患者没有置入心律监测设备，通过延长 AECG 有助于精确定量分析房颤。

（2）不明原因性卒中　25% 的缺血性卒中在初期全面评估（包括十二导联心电图、在院遥测和神经系统全面检查）后仍然无法解释，称之为"不明原因性卒中"。与房颤相关的血栓形成是最常见的心源性卒中病因。因此，隐匿性卒中患者进行房颤识别非常重要。出院后 30 天的心电图记录可以识别高达 20% 的房颤患者。一项研究发现采用 30 天记录与 24～48 小时记录比较，长时间 AECG 可将检出率从 3.2% 提升至 16.1%，而持续时间超过 2.5 分钟的房颤检出率从 2.5% 提升至 9.9%。

（3）急性治疗评估——"pill‑in‑the‑pocket"方案　对于发作不频繁但有致残的房颤病人，急诊治疗的另一种选择是"pill‑in‑the‑pocket"策略。AECG 监测可以为门诊病人提供重要的有效性和安全数据，在使用抗心律失常药物之前确认房颤发生但没有自发终止；或在自行用药后确认成功或失败。如失败则需其他的治疗手段。AECG 还可以捕获可能的并发症（例如，房颤终止后的心脏停搏）。

（4）药物和消融治疗后评估

①室率控制：控制心率的这些药物通过房室结阻滞以降低心室率从而缓解症状，目标范围是静息状态下不超过 80 次/分，而 Holter 监测平均心率 < 100－110 次/分。

②节律控制：节律控制的目标是抑制或减少与症状性房颤的发生率。许多治疗房颤的药物会加重房室结功能不良，门诊患者在启用抗心律失常药物时使用 AECG 进行监测，可对药物治疗的安全性进行监测。导管消融术后的监测对评价是否治疗成功并决定未来的治疗方案是必要的。

3. 临床药物试验与安全性

药物引起的 Q‑T 间期延长已被公认为是许多常用药物的副作用。Q‑T 间期延长易引发室性心动过速，如尖端扭转型室速和室颤，这可能导致晕厥、心脏骤停或心脏性猝死。在临床实践中，标准 12 导联心电图可以用来评估 Q‑T 间期延长，而心电遥测、心电监测、心电事件记录仪或动态心电监测可以评估心律失常事件。制药企业在研发新型药物需要在临床前期和临床研究的早期阶段评估潜在的致心律失常作用。很多情况下 Q‑T 间期的研究是必要的。动态心电图技术可以提取 12 导联心电图信息的同时，还能对心率和心律进行更加深入的持续评估。动态心电监测可以在早期的I期和II期临床研究中以较小的样本量对 Q – T 间期延长进行有效的评估，而无需进行额外的昂贵费用的研究。采用动态心电监测可进一步增强对药物暴露的 Q – T 间期反应的分析。

4. 心脏置入设备携带者的动态心电监测

AECG 监测在建立心脏起搏器植入的适应证方面起着至关重要的作用。对于拟行 CRT 置入术的患者如果怀疑其合并一过性左束支传导阻滞，可以进行动态心电图监测。对于房颤病人进行 CRT 植入前需要仔细分析心室率反应，以确保将来双室起搏治疗的有效性。动态心电监测可提供有关置入起搏器类型的有价值的建议，比如选择单腔起搏器还是双腔起搏器。起搏器置入术后常见急性心电图监测并非必要。当患者出现症状且怀疑起搏器故障时可进行动态心电图监测。

（六）院内心脏远程监测与持续心电监测

院内心脏远程监控和持续性心电监测是应用心律失常检测和治疗的重要医疗资源。尽管广泛应用，但是除了对最近的报警疲劳的风险识别之外，其在筛选风险患者和预警管理方面的应用仍缺乏证据。

1. 相关技术方面

硬导线的持续心律监测系统是通过以数字或模拟信号传递数据的电缆连接到监测设备上的，此类设备适用于重症监护室中无法活动的危重症患者。院内远程监测通常采用 3/5/6 导联，比传统 12 导联少。导联数量的减少主要是简化连接流程，减少护理的工作量，以及缩小体积，但却削弱可通过其持续 ST 段监测心肌缺血的能力。注意备皮、电极位置和设备连接是关键的第 1 步，研究发现临床使用中 26% 的电极位置是错误的，而通过教学培训可以立竿见影地改善上述错误对监测信号质量的影响。

2. 报警疲劳

标准的报警配置默认设定值一般相当高敏，以免遗漏重要的临床事件，但也会导致其特异性下降。报警疲劳定义为大量的仪器报警中只有一少部分是临床事件相关的，从而导致应答人员脱敏，可能会产生潜在的严重不良临床后果。对报警疲劳的危险反应包括对临床报警充耳不闻、不适当的应用报警暂停，以及调整报警参数来避免警报。解决报警疲劳可以改善临床预后。

3. 标准化的心脏远程监测

选择患者很重要，监测心律失常发生率很少的低危患者可能产生比例过高的假警报，包括噪声伪影和心电图导联故障。例如，有研究发现主诉胸痛但常规心电图无阳性发现的低危患者，住院期间心律失常阳性检出率仅为 1.5%。另一项研究发现 20% 非 ICU 心脏停搏发生在未被监测的患者。

4. 中央监控系统

既往的研究已经证实，一个专注于持续性心律监测系统的"观察者"可提高识别真实心律失常事件的准确率，包括减少持续性室速事件的发生。然而，对于多个屏幕进行持续人力监测可行性欠佳且花费较高，并使得护士分身于患者护理与宣教。采用中央监控室可以提供连续 24/7 小时的监控，其优势在于很少干扰正常的医院活动、人员和监控资源的集中化，并在多家医院间使用监控标准化。远程监控在 ICU 和急诊科对急性失代偿患者进行迅速反应具有潜在的优势。它可以减少患者不必要频繁转运从而减少住院费用。

智能手机移动设备的进步带来了一些新的消费级别的可穿戴监护设备。随着技术的进步，心电监测设备的时长不断增加，检测出的心律失常可能呈指数增长。随着新型设备在更长监测时间中可以发现越来越短的心律失常事件，而这些事件的临床意义可能并不明确，而医生也会因治疗方案比如是否启动抗凝治疗而困扰。目前大多数监测方法提供给临床医生的数据和解读只是一个报告，而不是结构化的原始数据。这些数据将来可与其他结构化电子病历相结合，进一步提高临床诊治能力。

准确及时地描述心律失常对直接治疗至关重要，并对病人的护理及医疗服务均有重要影响。从大量的 AECG 记录系统中获得的节律信息可以引导适宜的、病人特异性的医疗和介入操作。AECG 对临床实践、研究以及临床人员均大有作用。了解 AECG 本身的优点、局限性以及具体实施的技术，以优化这些结果对病人护理的影响。

动态心电图与体外心电监测（遥测）指南的推荐意见，见表 15 - 4。

表 15 - 4 2017 年 ISHNE 和 HRE 关于动态心电图与体外心电监测（遥测）指南的推荐意见

A. 动态心电图的选择	推荐级别	证据级别
①当症状事件频繁出现时建议进行 24~48 小时动态心电图监测	I	B - NR
②当症状事件较少或不确定时，建议延长动态心电监测（如，15~30 天）	I	B - R
③12 导联动态心电图可以进行 QRS 形态定性分析（如 PVC、CRT）、ST 段模式（Brugada 综合征、缺血）和 QT 动力学分析	I	C
④连续监测（1~14 天）有助于量化心律失常的负荷和模式，并显示其趋势（如室性心律失常、窦性心动过速）	I	B - NR
B. 特殊情况	推荐级别	证据级别
①对于不明原因的晕厥，如果怀疑心动过速或心动过缓病因或需要排除，建议进行动态心电监测	I	B - R
②对于不明原因的心悸采用动态心电监测	I	B - R
③对于预激综合征合并房颤患者，如需评估旁路传导特性，建议采用动态心电监测	I	B - NR
④动态心电监测有助于检测和量化房颤及相关心室率，触发心律失常（心房异位起搏、心房颤动、心房扑动和心动过缓）和终止后的心脏停搏	IIa	B - NR
⑤对于不明原因脑卒中患者应延长动态心电监测时间以检测未确诊的房颤策略	I	B - R
⑥对于新诊断的非缺血性心肌病，如果怀疑心律失常引起的心室功能障碍，建议采用动态心电监测策略	I	B - NR
C. 危险分层	推荐级别	证据级别
①动态心电监测可以用于评估药物或介入干预心律失常的有效性	IIa	B - NR
②动态心电监测可用于非缺血性心肌病患者的危险分层和预后评估	IIb	B - NR
③动态心电监测可以监测心肌梗死合并 LVEF 35%~40% 发生 NSVT 和进一步危险评估	IIa	B - R
D. 是否需要置入 ICD 和电生理检查	推荐级别	证据级别
①急性心肌梗死后进行 24~48 小时动态心电图监测 NSVT 与评估 SCD 风险，特别是 LVEF 降低的患者	IIb	B - NR
②ARVC/D 患者进行动态心电图监测定量分析室早和 NSVT 进行诊断和危险分层	I	B - NR

续表

③肥厚型心肌病患者进行动态心电图监测 NSVT 和危险分层	I	B－NR
④门诊患者开始抗心律失常治疗后进行动态心电图监测,以发现致心律失常的药物副作用	I	C
⑤CIED 患者出现症状时可进行动态心电图监测以排除器械障碍	Ⅱa	B－NR

（刘　俊）

第二节　运动平板试验

运动平板试验是检测心肌缺血最常用的实用技术,经验证方法,可确定冠状动脉性心脏病（CHD）的诊断和预后,评估运动能力（即功能容量）。冠心病患者尽管发生了单支、双支或三支严重狭窄,在安静状态下,冠状动脉血流量仍能维持生理需求,不发生心肌缺血,心电图正常或基本正常。但是,对于冠状动脉病变患者,给予负荷试验,由于冠状动脉狭窄,冠状动脉血流量不能随运动负荷量的增加而相应增多,心肌缺血是心肌供氧量（冠状动脉血流量）和心肌需氧量（心肌做功）不匹配而导致的生理结果,即发生病变相关部位心肌缺血与损伤。而运动负荷心电图能间接地检测到心肌缺血,通过运动心电图可以提供缺血的程度、发生的部位及持续时间。

对于临床已确诊的冠心病,运动试验心电图可以筛选高危患者,确定多支血管病变的"罪犯"血管,选择患者做冠状动脉造影,根据造影结果,选择 PCI 或冠状动脉旁路移植术（CABG）。

心电图运动试验还广泛应用于心脏病药物治疗、PCI 或 CABG 的疗效的评价、预后、心肌梗死患者出院前心功能的评估和冠状动脉病变程度的了解及治疗决策的确定、心功能的评估、心肌梗死患者出院前心功能的评估和冠状动脉病变程度的了解及治疗决策的确定、心功能的评估、客观安排患者活动量和体育疗法运动处方的确定。

对于可疑或已知的心血管病,特别是冠心病进行临床评估的最重要和最有价值的是无创性诊断试验。

心电图运动试验,特别是结合超声心动图、运动核素心肌显像、运动血池扫描和冠状动脉造影等,对运动员体力状态鉴定、飞行员体检,以及临床诊断与鉴别诊断疾病提供重要证据。

运动负荷试验心电图的临床意义还在于:

1. 运动负荷试验心电图检查诊断目的

①帮助诊断不明原因的胸痛。

②早期检出高危患者中隐性冠心病。

③了解各种和运动有关的症状（如晕厥、心悸、胸闷等）的病因。

④了解运动引起的心律失常。

⑤帮助检出无痛性缺血发作。

⑥检出早期不稳定性高血压。

2. 运动负荷心电图还可评价疾病预后或治疗效果

①了解冠心病的预后，检出高危患者。

②了解心肌梗死患者的预后。

③了解冠心病的药物治疗，介入治疗和外科治疗效果。

④了解冠心病缺血阈值，冠状动脉储血及心功能情况。

3. 用于研究目的（如评估）

抗心律失常药物疗效及了解各种心血管病变对运动的反应。

4. 用于指导康复治疗目的

①心肌梗死后患者运动处方的制定。

②指导有心肌缺血的患者选择运动方式和运动量。

③指导其他心血管患者的康复治疗。

【适应证与禁忌证】

运动试验能为临床提供重要信息。应当引起重视的是运动中常常引起严重的缺血反应、室性心动过速、心脏停搏或心室颤动，甚至引起猝死，为减少并发症，确保运动试验的安全性，必须选择好适应证和禁忌证。

（一）**适应证**

许多患者可使用运动负荷心电图试验确定诊断或判断预后，包括：

1. 用于查体目的

男性 30 岁以上、女性 50 岁以上的人群，这部分人群数量少，无明显器质性疾病，运动试验并发症发病率很低。是安全性最大的群体，但也不可掉以轻心。

2. 用于诊断目的

（1）症状提示心肌缺血，帮助诊断胸痛原因，了解各种和运动有关的症状（如胸闷、心悸）的原因。

（2）排除急性冠脉综合征（ACS）和心肌梗死的急性胸痛的原因。早期检出冠心病中的高危人群。

（3）已知有 CHD 且临床状态发生改变。

（4）既往冠状动脉血运重建，鉴别 PTCA 或 CABG 术后再狭窄。

（5）鉴别多支冠状动脉病变中的"罪犯"血管。

（6）鉴别心肌梗死后有无存活心肌。

（7）检出早期高血压及运动后异常血压反应。

（8）了解运动引起的心律失常。

3. 用于研究目的

（1）评估抗心律失常药物的疗效。

（2）评估抗心肌缺血药物的疗效。

（3）评估冠状动脉再血管化的疗效。

（4）了解各种心血管病对运动的反应。

4. 用于评估目的

（1）评估冠心病预后。

（2）检出冠心病中高危患者。如近期经治疗的，但未行冠状动脉造影的 ACS，筛选冠状动脉造影患者。

(3) 评估冠心病药物及再血管化治疗效果。

(4) 评估心肌梗死患者的预后。

(5) 评估冠心病缺血阈值、冠脉储血及心功能状况。

(6) 在非心脏手术前有心脏评估指征。

5. 用于康复治疗

(1) 制定心肌梗死后患者运动量。

(2) 制定心绞痛患者治疗后运动量。

(3) 制定其他心血管患者的康复治疗情况。

(二) 禁忌证

1. 绝对禁忌证

(1) 急性心肌梗死 (2~5 天以内)。

(2) 持续不稳定型心绞痛 (5 天以内反复发作)。

(3) 严重且未被控制的引起症状或血流动力学异常的各种类型的窦性心动过速,心脏停搏、心室颤动等心源性心律失常。

(4) 急性心脏炎、心肌炎、心包炎、风湿热或感染性心内膜炎。

(5) 有症状的重度瓣膜狭窄。

(6) 失代偿性心力衰竭。

(7) 急性主动脉夹层。

(8) 急性肺栓塞、肺梗死或深静脉血栓形成。

(9) 未能控制的严重高血压或显著低血压。

(10) 身体残疾,导致试验无法安全充分开展。

(11) 运动引起加重或影响运动的非心源性疾病 (如多种感染性疾病、肾功能不全、甲亢)。

(12) 患者拒绝接受运动试验。

2. 相对禁忌证

(1) 左主干病变。

(2) 中度狭窄的瓣膜疾病。

(3) 严重贫血。

(4) 控制不佳的严重高血压或肺动脉高压。

(5) 心动过速 (150bpm 以上) 或心动过缓 (<35bpm)。

(6) 高度房室传导阻滞或希氏束远端阻滞。

(7) 洋地黄用药期或中毒。

(8) 电解质紊乱。

(9) 饮酒后,镇静止痛药、雌激素等药物作用。

(10) 预激综合征并发极速型心房颤动等。

(11) R on T 现象室性早搏。

注:静息时心电图异常改变会干扰运动试验的缺血诊断,包括:

心室预激综合征 (Wolff – Parkinson – White)、室性起搏心律、左束支传导阻滞

（LBBB）、静息时 ST 段压低超过 1mm、使用地高辛伴相关 ST－T 异常、左心室肥厚伴 ST－T 异常和低钾血症伴 ST－T 异常。

【诊断与鉴别诊断】

临床上，运动试验最常见的 2 种形式是电动平板运动试验和固定踏车运动试验。运动试验形式的选择因当地的专业能力和可用设备而异，踏车运动试验用于难以负重的患者。

平板运动试验是目前世界上最常用的运动心电图试验，因其参与做功的肌群多，包括双下肢、躯干部和双臂，是最接近理想的生理运动形式。在每级增加运动量过程中，有一充分的"温醒"阶段。结合超声心动图试验或核素检查，可以进一步提高试验的阳性率和准确性。运动量可由改变平板机转速及坡度而逐渐增加，每级运动时间为 3 分钟，运动中连续监测 12 导联心电图和动态血压，安全性较高。

准确把握运动终点和及时终止运动量是保证运动试验安全性的最重要措施。普遍采用终止运动试验的标准，有达到目标心率（极量运动试验和次极量运动试验）和出现症状（症状限制性运动试验）2 类。

（一）**极量运动试验和次极量运动试验**

目标心率反映人类能够达到的最大氧耗量。我国普遍采用的是简化的修订标准，即目标心率 = 220－年龄；次极量（85%）目标心率 = 195－年龄。90% 极量运动试验的目标心率 = [（220－年龄）×90%]。美国和中国预期最大心率表（非运动员），见表 15－5。

表 15－5 美国和中国预期最大心率（次/分钟）表（非运动员）

年龄/岁	20	25	30	35	40	45	50	55	60	65	70
预期最大心率（美国）	197	195	193	191	189	187	184	182	180	178	176
85% 最大心率（美国）	167	166	164	162	161	160	156	155	153	151	150
预期最大心率（中国）	200	194	188	182	176	171	165	159	153		
85% 最大心率（中国）	170	165	160	155	150	145	140	135	130		

达到目标心率以后即可终止运动试验。身体素质较好，又能耐受的受试者，可适当继续增加运动量。

患者运动试验前，应询问是否使用以下几类药物：β 受体阻断剂、非二氢吡啶类钙通道阻滞剂（即地尔硫䓬和维拉帕米）和某些抗心律失常药物（如胺碘酮和索他洛尔），因为这些会降低可达到的最大心率。地高辛也可能降低患者能达到的最大心率，会降低对 CHD 缺血诊断的特异性。硝酸酯类药物能降低冠状动脉疾病患者对运动的缺血反应。根据患者病情权衡利弊，可否酌情暂停上述药物。

（二）**症状限制性运动试验**

1. 普通患者运动终止指标

（1）达到目标心率。

（2）出现典型心绞痛。

（3）出现 ST 段水平型或下斜型下降 ≥0.15mV 或损伤型 ST 段抬高 ≥2.0mV 且该导联无 Q 波。

（4）新发束支传导阻滞，且不能与室性心动过速区分。

（5）出现恶性心律失常，如持续性室性心动过速、心室颤动；出现 R on T 室性早搏、多源室性早搏频率增加。

（6）出现新发高度房室传导阻滞（即二度莫氏Ⅱ型或三度房室阻滞）

（7）出现窦性停搏及逸搏心律。

（8）出现室上性快速性心律失常发作。

（9）收缩压不升或降低至伴低血压引起的全身反应。或血压超过 220mmHg（1mmHg＝0.133kpa）。

（10）明显症状和体征：呼吸困难、苍白、紫绀、头晕、眼花、步态不稳、运动失调、缺血性跛行。

（11）患者要求结束运动。

2. 心肌梗死后运动终止指标

（1）患者要求结束运动。

（2）明显症状和体征：呼吸困难、苍白、紫绀、头晕、疲劳、胸痛、中枢神经系统症状等。

（3）出现恶性心律失常：室性心动过速、心室颤动、R on T 室性早搏、室上性心动过速、心房颤动、频发多源室性早搏。

（4）最大心率≥120bpm（应用 β 受体阻断剂者心率≥110bpm）。

（5）运动时血压低于运动前血压。

（6）心率随运动量增加而下降。

（7）ST 段下降≥0.20mV 或非穿壁性心肌缺血的导联上 ST 段抬高≥0.20mV。

（8）运动引起室内传导阻滞。

（三）运动试验阳性判断标准

1. 阳性标准

（1）ST 段水平型或下斜型下降（J 点后 80ms 处）≥0.1mV，如果静息心电图上已有 ST 段压低，则运动中、运动后在原来压低水平上，再下降≥0.1mV，持续≥1 分钟。

（2）ST 段凸面向上型抬高（J 点后 80ms 处）≥0.1mV（1mm）。

（3）运动中及运动后出现典型的心绞痛症状。

（4）运动中诱导发生急剧血压下降（收缩压下降 10mmHg 以上）。

2. 运动诱发

T 波高尖或运动中及运动后急性心肌梗死。

3. 可疑阳性标准

（1）ST 段水平下斜型下降，在 0.05～0.10mV 之间，持续≥1 分钟。

（2）ST 段在 J 点后 80ms 处下降≥0.15mV 或 ST 段斜率＜1mV/s，持续 1 分钟。

（3）孤立性 U 波倒置。

4. 阴性标准

凡是不能满足上述阳性和可疑阳性标准的均为运动试验阴性。

（四）运动试验的安全性

运动试验已被证明是一种安全的无创性检查。有极少数情况，如发生冠状动脉小粥样斑块脱落或心内膜下出血、导致冠状动脉血管堵塞、心肌梗死或死亡是难以预测和预防的。从 80 个医疗中心总结近 26 万人次试验资料分析，运动试验的死亡率约为 0.1%，并发症发生率约为 0.24%，在 9 万例人次运动试验中发生非致命性心肌梗死 13 例，死亡 3 例。严格选择患者，掌握终止运动的指征，严密的心电及血压监护以及严密注意患者的主观症状和表现，有效的预防并发症的发生。

（五）运动负荷试验的临床应用

1. 运动试验对冠心病诊断和预后的评价

（1）怀疑冠心病的患者　运动试验结果阳性，本身就是冠心病的危险因素，而对于临床上可疑冠心病的患者进行运动试验，结合运动核素、超声心动图试验对于鉴别冠心病有着特殊意义。根据心电图运动试验和冠状动脉造影的对比研究，运动心电图诊断单支病变的敏感性是 37%~60%，双支病变为 69%，左主干或三支病变的敏感性可达 90% 以上。

（2）冠心病患者

①无症状心肌缺血：临床上无症状心肌缺血发生心源性猝死的几率较高。对无症状心肌缺血的患者及时采取有效的治疗，降低病死率，提高患者生活质量。

②心绞痛：临床上已明确有心绞痛的患者，运动试验有其特殊的意义。运动试验可以帮助筛选高危患者、评价临床药物或手术治疗效果、确定患者运动耐量及了解患者预后等。平板运动试验阳性而运动耐量低于 5METs 的患者，预示多支病变或左主干病变，这类患者应进行冠脉造影，选择进行 PCI 或 CABG 术。运动试验出现血压不升或下降的患者，50% 存在左主干病变或多支病变。文献报道对冠状动脉显著狭窄的 2290 例患者进行运动心电图试验，并随访 4 年，发现运动试验阳性者病死率是阴性者的 3 倍。心绞痛患者，冠状动脉明显狭窄、运动心电图试验 ST 段下降≥2mm，随诊发现生存率与运动时间密切相关，能完成 Bruce 方案 4 级者 5 年存活率是 100%，完成 3 级者存活率是 86%，完成 2 级者存活率是 73%，完成 1 级者存活率是 52%。

③PCI 术：近年来，我国 PCI 的患者数量激增。术后 6 月再狭窄率是 30%~40%，运动试验不仅可以为 PCI 术前多支病变患者确定"罪犯"血管，而且还可以检测 PCI 术后再狭窄、预测术后心脏病事件的发生率。特别是结合运动核素和超声心动图，运动试验价值更大。

④CABG 术：运动试验对于 CABG 术前患者的选择和术后疗效的评价及术后是否发生桥或原有血管的再狭窄有着非常重要的意义。CABG 后如果冠脉再通良好，术后运动试验明显改善，主要表现为运动耐量增加，心绞痛减少，缺血的程度减轻，结合运动心肌核素，可以显示心肌灌注也明显改变，CABG 术后运动耐量≥9METs，显示有良好预后。相反，如果移植血管阻塞则运动试验无改善或加重，预后严重。

⑤心肌梗死：心肌梗死后进行运动试验的目的是检测有无缺血心肌或存活心肌；制定运动量，鉴定劳动能力；检测高危患者，预测心脏病事件的发生率；选择药物治疗方案；选择再血管化治疗的患者；评价心功能。

心肌梗死后无严重并发症，2~3 周进行运动试验是安全的。但是需要严格掌握适应证，病例应该选择急性期无严重并发症（休克、心力衰竭、梗死后心绞痛、严重心律失常、严重高血压），无二尖瓣关闭不全、重度主动脉瓣关闭不全，已下床活动的患者。

心肌梗死后运动心电图试验出现 ST 段下降、心绞痛发作和严重心律失常，属于高危患者，心脏病事件的发生率较高，预后较差。

2. 运动试验对心律失常的评价

运动试验已成为心律失常的诊断和预后判断的有效方法之一。

（1）对室性心律失常的评价　运动试验可用于评价室性心律失常，在已知冠心病患者及其他心脏病变患者中，运动诱发的室性早搏的分级（lown 分级）越高，出现室早时间越早，提示预后越差或越严重。

运动试验时引起的室性心动过速，可发生在各种器质性心脏病患者及健康人中。一部分由于运动而引起的室性心动过速，如分支型室性心动过速、右心室源性室性心动过速及一些多形性室性心动过速等，其机制可能是由于诱发了触发机制所致，这类由运动诱发的室性心动过速常可发生在心脏正常的青年人中，且可导致猝死，运动试验对检出这部分高危患者有特殊意义。

运动诱发心室颤动的发生率很低。已报道的几例运动诱发室颤的患者，大多数发生于多支血管病变的患者，但亦可发生于正常人。室颤大多发生在运动后，但亦可在运动早期（2 分钟）或运动峰值时发生。

（2）对抗心律失常药物疗效的评价　运动试验尚用于抗心律失常药物疗效的评价、室上性心律失常的检测、慢性心房颤动患者的治疗，以及揭示抗心律失常药物的致心律失常作用。服用ⅠA类抗心律失常药物患者在运动时 QTc 增加 10 毫秒，常提示该抗心律失常药物可能发生致心律失常效应；如果服ⅠC类抗心律失常药物治疗的患者在运动时 QRS 波群增宽，则有发生折返性室性心动过速的可能，这都是药物引起室速的可靠预测指标。

3. 心脏瓣膜疾病

45 岁以上的风心病患者大约有 40% 合并冠心病。外科手术前进行运动试验筛选出需要做冠状动脉造影的患者是非常重要的。

（1）主动脉瓣病变　运动性晕厥是诊断主动脉瓣狭窄的重要依据，临床上将中重度主动脉瓣狭窄作为运动试验的相对禁忌证，因为可能会出现晕厥或心脏停搏。

主动脉瓣狭窄的患者运动时收缩压反应异常，或症状出现时收缩压比静息时下降的患者应该选择外科手术治疗。

对于主动脉瓣关闭不全患者，运动中出现 ST 段下降，心率下降、高峰氧耗量降低预示左心功能不全。

（2）二尖瓣狭窄　二尖瓣狭窄患者运动时心率可明显增加，心输出量减少，常出现低血压。运动时二尖瓣狭窄患者出现胸痛或 ST 段下降的原因可能是冠状动脉灌注不足或者是肺动脉高压。ST 段下降可能是由于心输出量降低引起冠状动脉灌注不足，右心室负荷过重引起心肌耗氧量增加造成的。45% 的病例合并冠状动脉粥样硬化，运动引起 ST 段下降也可能是心肌缺血的表现。

（3）二尖瓣关闭不全　二尖瓣关闭不全患者，运动时由于乳头肌缺血造成二尖瓣关闭不全，患者可能出现收缩压降低。重度二尖瓣关闭不全运动时常出现心输出量降低和运动耐量降低。因为，二尖瓣关闭不全患者心肌耗氧量并无明显增加，所以很少出现 ST 段下降。但是可能会出现低血压和心律失常。

（4）二尖瓣脱垂　运动试验中二尖瓣脱垂患者 ST 段下降的原因有乳头肌缺血、冠状动脉异常、左前降支心肌桥、冠状动脉痉挛及原发性心肌病等。

4. 高血压

高血压有心电图异常和左心室肥大，运动试验假阳性率较高，分析运动试验的结果时应该考虑高血压的影响。

5. 心肌病

运动试验可以确定扩张型心肌病患者运动耐量，评估左心室功能不全对肺循环的影响及治疗效果。

运动可以引起梗阻性肥厚型心肌病患者猝死。临床上常伴有胸痛、常规心电图异常及运动引起的 ST 段下降。运动可以诱发心律失常、心肌缺血、左心室流出道梗阻的杂音及晕厥前征兆。

心尖肥厚性心肌病临床上没有任何症状，仅仅表现心电图 ST 段下降、巨大倒置 T 波，运动试验常有 ST 段明显降低，多无任何症状，结合心肌核素和超声心动图可以明确诊断。

（邵春丽）

第十六章　心脏常用操作技术

第一节　心包穿刺术

【适应证】

1. 大量心包积液有心脏压塞症状时放液治疗，化脓性心包炎穿刺排脓。

2. 诊断性穿刺。抽液化验检查，以明确液体性质及病因。

3. 心包腔内给药治疗。

【禁忌证】

超声心动图证实积液位于后心包腔，无穿刺窗口，粘连性、局限性心包积液或心包积液过少，拟穿刺部位有感染者或合并菌血症或败血症者为绝对禁忌证。出血性疾病、严重血小板减少症及正在接受抗凝治疗者为相对禁忌证。

【方法】

1. 术前准备

（1）有条件时术前患者取心包穿刺常用体位（半卧位），行超声定位。

（2）药品　消毒碘酒、乙醇或碘，1%利多卡因及各种抢救药品，静脉切开包1个。

（3）10ml和50ml无菌注射器各1副、消毒手套、纱布及试管、量杯等。

（4）如需持续引流，应备导管盒1个，包括特制心包引流管（或硅胶管、单腔或双腔静脉导管）、导丝、扩张管、穿刺针、尖刀片1把。

（5）备用心电图机、心脏复律除颤器和气管插管等急救设备。

（6）向患者说明穿刺目的，签署手术同意书。

2. 操作方法

（1）患者取半卧位，建立静脉输液通路，行心电监护和血压监护。

（2）严格消毒心前区皮肤，铺无菌孔巾，选择心尖或剑突下穿刺行局部麻醉。

（3）诊断性穿刺　将穿刺针连接注射器，在麻醉部位进针。若已行超声检查则根据超声定位方向及深度，保持负压进针，待抽出液体后停止进针，抽取积液留标本，术毕拔出针头，覆盖消毒纱布后胶布固定。

（4）心包引流　进针方法同诊断性穿刺。待抽出液体后，沿穿刺针送入导丝，取出穿刺针，在导丝入皮处切3mm小口，沿导丝送扩张管至心包腔，撤出扩张管，再沿导丝钢针送入引流管至心包腔内后撤出导丝。抽液留标本化验，导管与引流袋相连。若为双腔导管，另端以肝素帽封堵备用，缝针固定导管。引流结束后，拔出引流管，无菌纱布包扎。

【注意事项】

1. 穿刺，送导丝、扩张管和引流管时，动作要轻柔，遇阻力不可强行送入。

2. 若抽出血性积液，与血液无法鉴别时，应急查抽出液的血红蛋白，并观察抽出液是否凝集，以资鉴别。

3. 术中应持续心电、血压监测，观察引流的数量和性质。导管留置如无特殊情况不需应用抗生素，如可疑有感染则使用。

4. 液体引流速度不宜过快，应适当控制。如有血压下降，应注意有无并发症，并明确有无心脏压塞。如有上述情况应立即停止放液或用升压药物治疗，待血压稳定后再行放液。

5. 穿刺引流时，要备好抢救物品，一旦出现意外，应立即停止操作，进行抢救。

第二节　心内膜心肌活检术

【适应证】

1. 心脏移植术后判定有无排斥反应，指导治疗。
2. 确定继发性心肌病的病因。
3. 协助心肌炎的诊断和随访。

【禁忌证】

1. 急性感染期间。
2. 出血性疾病或在抗凝治疗中。
3. 心脏显著扩大，心壁薄者。
4. 心力衰竭和严重心律失常。
5. 心室有附壁血栓。

【方法】

1. 术前准备

（1）药品　消毒碘酒、乙醇或碘伏、1%利多卡因、肝素溶液（300ml 液体内含肝素 25mg）及各种抢救药品。

（2）穿刺针及静脉穿刺鞘、导引钢丝、心肌活检钳。经股静脉途径时还要活检长鞘和右心导管。

（3）盛有 4% 甲醛液小瓶以固定活检的组织。

（4）心脏监护仪、心脏电复律除颤仪和氧气、气管插管、心包穿刺包等。

（5）向患者说明手术中需要与医生配合的事项，签署手术同意书。

2. 手术方法

（1）采用经皮股静脉穿刺方法置入与活检钳相匹配的静脉鞘，在 X 线透视下送入套有右心导管的活检钳长鞘到右心室，退出右心导管，留置内含有肝素液体的活检长鞘在右心室腔内。经颈内静脉穿刺途径可直接经相匹配的静脉鞘送入活检钳。

（2）将 104cm 长的心肌内膜活检钳送入引导管，轻轻推送活检钳直抵距导管尖端 1cm 处。

（3）将活检钳导入右心室，取左前斜位，确认引导管没有误入冠状静脉窦后，将引导管轻度顺时针方向放置使导管口朝向室间隔，向前推送活检钳使钳头伸出导管并接触室间隔右心室面，抵室间隔右心室面，快速关闭活检钳，撤出体外。

（4）打开钳口，用小针挑取出活检的组织，置入4%甲醛液中固定。然后将钳身和钳口用肝素液浸洗后重新操作，每例在不同的部位取3~5块活组织送检。

（5）检查结束后，拔出鞘管，局部压迫止血、加压包扎。

（6）术后静卧12小时，严密观察脉搏、呼吸、血压情况。

【注意事项】

1. 术中注意事项

术中应监测心率、心律和血压，注意患者主诉，观察心影大小、搏动的强弱、心包有无积液。

2. 并发症处理

（1）室上性或室性心律失常　在活检钳接触心房和心室壁、钳取活组织时出现，脱离接触后即消失。若仍持续存在，应按照治疗心律失常方法治疗，必要时终止检查。

（2）心力衰竭或肺水肿、晕厥、休克应终止检查，进行抢救。

（3）空气栓塞　注意避免空气进入心导管和静脉。

（4）心肌穿孔　立即终止手术。行超声心动图检查，并根据情况做相应处理，若有心脏压塞时做心包穿刺抽液，若破口较大出血不止，应紧急手术修补。

第三节　血流动力学监测

【适应证】

1. 急性心肌梗死合并心泵衰竭或疑有心泵衰竭者，心源性休克或低血压疑有血容量不足者。

2. 心脏外科术后监护者。

3. 其他各科危重患者需了解其血流动力学变化者。

4. 观察药物对急慢性心功能不全治疗的血流动力学效应。

【禁忌证】

1. 急性感染期间。

2. 出血性疾病或在抗凝治疗中。

3. 心脏显著扩大，心壁薄者。

4. 心室有附壁血栓。

【方法】

1. 术前准备

（1）手术器械的准备

消毒碘酒、乙醇或碘伏、1%利多卡因、肝素溶液（300ml液体内含肝素25mg）及各种抢救药品。备无菌手术包1个（内含手术刀1把、止血钳2~4把、大小镊子各1个、大小剪刀各1把、弯盘1个、不锈钢手术碗2个、小方巾8~10张、中单及大单各1张、手术衣2套）、几双无菌手套及口罩帽子若干个。

（2）气囊漂浮导管的准备

导管消毒：常用环氧乙烷熏蒸24小时，然后散气5~7天后即可使用，如急用，也可用福尔马林熏蒸，导管使用前用生理盐水反复冲洗表面和各腔道，尔后各腔道内注入含 0.01% 肝素生理盐水。用 2ml 干燥空针吸 1.2 ~ 1.5ml CO_2 气或空气充盈气囊，反复多次，以检查气囊是否漏气或气囊有否偏移及其回缩性能等，然后抽空气囊使其内成负压。

（3）紫外线照射病室 30 分钟。

（4）患者准备 手术部位备皮，多取左上肢贵要静脉切开术，亦可取右上肢，如上肢血管不明显，可选锁骨下或股静脉穿刺法。

（5）心电及血流动力学监护系统调试 根据所选用的监护系统或仪器性能进行调试，固定压力转换器使之与患者心脏中轴线水平同高，然后校正零点。

（6）心脏监护仪、心脏电复律除颤仪和氧气、气管插管、心包穿刺包等。

（7）向患者说明手术中需要与医生配合的事项，签署手术同意书。

2. 手术方法

常规无菌操作和局麻，切开静脉，导管插入该静脉内，缓缓推进至 45cm 时，即将端孔管与压力转换器相连接进行压力监测，并同时向气囊内注入 CO_2 气体 1.2ml，然后在压力监护下继续缓缓插入导管，此时，由于气囊的漂浮作用，导管顺血流向前推进，压力监测依次可见右心房、右心室及肺动脉压、肺毛细血管楔压等图形，然后抽空气囊气体，继之，端孔管连接于压力转换器并通过三通接头与 0.01% 肝素生理盐水相连接，中心静脉压管可做输液用，气囊抽空并保持负压。术后静卧 12 小时，严密观察脉搏、呼吸、血压情况。

热稀氏法测定心输出量：从右心房水平快速均匀注入一定量（5ml/3s，一般为 5ml）冰水（0 ~ 5℃），导管尖端热敏电阻即可感知注射冰水前后血温之差，这个温差与心输出量间存在着一定的关系，这样通过心输出量测定仪的计算机便可直接显示心输出量。

3. 各监测指标及计算参数的临床意义

通常监测中心静脉压（CVP，实为右心房压）、肺动脉压（PAP）、肺毛细血管楔压（PCWP）、动脉压、心排血量（CO）及心排血指数（CI）等。

（1）中心静脉压（CVP） 代表右心房或上、下腔静脉近右心房处的压力，它反映右心室充盈压的变化。血容量、静脉张力、静脉回流量、右心室功能、胸腔内压力和心包腔内压力等变化均可影响其测得值。所以，它不是反映右心室充盈压或循环血容量的可靠指标，更不能反映左心室充盈量或左心功能状态。在某些情况下 PCWP 已高至 20 ~ 30mmHg，但 CVP 仍可正常或低于正常。当增加血浆容量时，二者数值成比例上升，因此，在无条件进行 PCWP 测定时，CVP 对输液量的适度与否的监测仍有一定价值。在右心衰（包括右心室梗死）、三尖瓣关闭不全、心包填塞等情况下 CVP 均可增高；在血容量不足，或血容量充足但无右心衰者，虽有左心功能不全，CVPP 亦可不高。一般说，CVP 降低反映血容量不足。归纳起来，CVP 升高见于：右心衰（右心室梗死等）、三尖瓣关闭不全、心包填塞（积液、缩窄）、补液量过快过大。CVP 降低主要为血容量不足。

（2）肺毛细血管楔压（PCWP）与肺动脉舒张末压（PAEDP） 一般情况下，PCWP 可较好地反映左心房平均压及左心室舒张末压（LVEDP），两者相差 ±2mmHg

这是因为 PCWP 水平与左心室容量负荷有关。在急性心肌梗死时，监测 LVEDP 非常重要，它能反映左心室收缩功能受损的程度、射血功能及左心室壁心肌的顺应性。监测 PCWP 的目的在于给左心室选择最适宜的前负荷，使之维持在低于可能导致肺充血的范围内，但又需达到最大限度地利用其 Frank - Starling 原理维持足够的前负荷使心肌纤维适当地伸长以维持足够的心输出量，这个充盈量的最佳量是把 LV-EDP 维持在 15 ~ 20mmHg。实验证明，急性心肌梗死时，心室长度 - 张力曲线的顶峰发生在左心室充盈压 20 ~ 24mmHg 范围内，超过此值，心功能极少改善反而有害。故有时在急性心肌梗死时，在血流动力学监测指导下可使 PCWP 增到上述范围。

PCWP 不同程度升高所产生的后果如下：

PCWP <18mmHg   罕见发生肺充血

        18 ~ 20mmHg   开始出现肺充血

        21 ~ 25mmHg   轻 - 中度肺充血

        26 ~ 30mmHg   中 - 重度肺充血

        >30mmHg   可发生急性肺水肿

有时导管气囊不能满意地嵌入肺小动脉，而不能准确地记录到 PCWP。此时，可将测得的 PAEDP 减去 1.69mmHg 或平均肺动脉压减去 5.96mmHg 即相当于 PC-WP。但在某些肺血管病变（肺栓塞等）患者，其 PAEDP 可明显超过 PCWP；而在某些继发性和原发性肺动脉高压者，PAEDP 和 PCWP 均会显著升高，此时的 PC-WP 已不能代表左心房压。在急性二尖瓣关闭不全，由于二尖瓣返流产生较大的 V 波，使平均 PCWP 可超过 PAEDP。在二尖瓣狭窄者，虽 PCWP 相当于左心房压，但此时的左心房压亦不能代表左心室充盈压。当左心室顺应性降低（如心内膜弹力纤维增生症、原发性限制性心肌病、缩窄性心包炎等），LVEDP 高于 PCWP。心率过快致左心室舒张期过短，其 PCWP 可大于 PAEDP。心源性休克时 PAEDP 和 PCWP 均升高。PCWP 升高见于左心功能不全、心源性休克、二尖瓣狭窄、二尖瓣关闭不全、左心室顺应性下降、血容量过多。PCWP 降低见于血容量不足。平均肺动脉压升高见于肺血流量增加（左向右分流型先天性心脏病等）、肺血管阻力增加（各种继发性或原发性肺动脉高压）、二尖瓣狭窄、左心功能不全。平均肺动脉压降低则见于肺动脉瓣狭窄。

（3）动脉压   动脉压是维持各组织器官血液灌注的基本条件。在冠状动脉硬化者，冠状动脉僵硬，其阻力比较固定，因而冠状动脉血流主要靠动脉压。收缩压维持在 90 ~ 100mmHg，平均动脉压 80mmHg 时，冠状动脉血流基本能保证。然而，血压过高可增加心脏后负荷及心肌耗氧量，从而扩大心肌梗死范围，甚至造成心脏破裂穿孔等。因此，急性心肌梗死时既要考虑到维持冠状动脉循环血流量又要注意心肌耗氧量。研究证明当主动脉平均压低于 65 ~ 75mmHg 时，冠状动脉微循环血流曲线趋于垂直下降，降至 30mmHg 时，冠状动脉微循环则关闭。当急性心肌梗死患者收缩压在 60 ~ 70mmHg 时，其平均动脉压相当于 40 ~ 45mmHg，接近于微循环关闭水平，这样低的血压位于曲线垂直下降部分的开始处，此时只要平均动脉压轻微下降，冠状动脉的灌流量就急剧减少，产生严重心肌缺氧。故在急性心肌梗死患者，对轻微的血压下降都是非常敏感的，因而维持一定血压十分重要。

用血管升压药时，使平均动脉压保持在 70～80mmHg，约相当于收缩压 90mmHg 对冠状动脉血流量最为有利。在本来有高血压的患者，宜将其收缩压维持在 100～110mmHg。在休克状态，由于外周小血管剧烈收缩，袖带式血压计测压有时不准确，此时做动脉插管测压甚为重要，以免盲目加大血管收缩剂用量。

（4）心输出量　心输出量是左心功能的最重要指标，在没有分流的情况下，左、右心输血量是相等的。心输出量显著减少 [CI 1.8～2.2L/（min·m）] 表现为组织的低灌注状态，可以出现或不出现低血压；心输出量极度减少 [CI<1.8L/（min·m）] 时出现心源性休克；然而仅有轻度心输出量减少的患者 [CI 2.3～2.6L/（min·m）] 可以没有低灌注临床表现且血压正常（亚临床抑制）。在某些高动力性心衰如甲亢、贫血等，心输出量仍可高于正常。每搏量（SV）与每搏输出量指数（SVI）：可分别用公式 CO÷HR（心率）和 CO÷HR÷BSA（体表面积）。每搏输出量指数正常值是 41～51min/m。

（5）周围血管阻力（SVR）与阻力指数（SVRI）　SVR 表明心室射血期作用于心室肌的负荷。当血管收缩剂使小动脉收缩或因左心室衰竭、心源性休克、低血容量性休克等使心搏血量减低时，SVR 均增加。相反，血管扩张剂、贫血、中度低氧血症可致周围血管阻力降低。SVR 增高可加重心脏负荷及其氧耗量，并使 CO 下降，进一步减少组织内脏的血流灌注及供氧。所以，在周围血管阻力增高的情况下，过度使用血管收缩药升压，在理论上和实践上都不够正确。周围血管阻力增高在临床上表现四肢及末梢苍白、紫绀、发凉、潮冷、尿少、动脉压低和脉压小。在心梗早期，由于急性心输出量减少，周围小动脉反射性收缩可维持血压在正常水平或偏高。

计算公式：SVR=（ABPm－CVP）/CO×80（达因·秒·厘米）

正常值：770～1500（达因·秒·厘米）（注：ABPm 指平均动脉压）

（6）肺血管阻力（PVR）及阻力指数（PVRI）　正常情况下，PVR 只及 SVR 的1/6，当肺血管病变时，PVR 增加，从而大大增加右心室负荷。

计算公式：PVR=PAPm－PCWP/CO×80（达因·秒·厘米）（注：PAPm 指平均肺动脉压）。

正常值：100～250（达因·秒·厘米）

（7）左心室心搏做功指数（LVSWI）　指左心室每次心搏所做的功。心室做功常用重量单位来表示 [千克·米/（分·米²）体表面积，亦可用（克·米/米²）体表面积表示]。

正常值：3.4～4.2 [千克·米/（分·米²）] 或 [50～62（克·米/米）]

计算公式：LVSWI=[CI（L/Min/m）×1.055]·[（平均动脉压－LVEDP）×13.6]/1000

以左心室舒张终末压（LVEDP）为横坐标及心搏功率（LVSW）或其指数（LVSWI）为纵坐标，将其变化绘出心室功能曲线。如 LVEDP 接近正常（<12mmHg），可用容量负荷试验进一步了解左心储备情况（当 PCWP>20mmHg，CVP>12mmHg 时不宜做容量负荷试验）。

具体方法：

①PCWP 或 PAEDP < 15mmHg 或 CVP < 9mmHg，此说明左右心室的前负荷尚可增加，可作容量负荷试验，即在 5 分钟内输入右旋糖酐 100ml，如临床情况好转（血压上升、尿量增加、肺部湿啰音不增加），或 PCWP 不变或上升不大于 2mmHg（或 CVP 上升不大于 2～3mmHg），此表明左心室的前负荷尚未达到高限，可于 10 分钟内再输液 200ml，再观察其症状、体征及压力指标，如 PCWP 上升不大于 2mmHg 或其绝对值不大于 16mmHg（或 CVP 不超过 11mmHg），可再于 1 小时内输液 500～1000ml，以使 PCWP 维持在 15～18mmHg（CVP11mmHg）若第 1 或第 2 次快速输液负荷试验结果 PCWP 增至 16mmHg 以上（或 CVP 1 次增加 3～4mmHg），提示循环血量不是主要问题而是心脏泵衰竭，应停止快速输液；若给液前 PCWP 在 5mmHg 以下或 CVP < 3mmHg，肯定有血容量不足。根据负荷试验可绘制心室功能曲线：容量负荷试验使 LVEDP 升至 18～20mmHg 可得到 3 条线：即①心功能好，曲线向上，幅度大（即随 LVEDP 逐渐升高，SW 逐渐增加）。②心功能较差，曲线平坦（即 SW 不随 LVEDP 升高而增加，仍处在试验前水平）。③心功能极差，曲线向下（即随 LVEDP 逐渐升高，SW 逐渐下降，提示心功能极差）。

②如 LVEDP 高于 15mmHg，则不能用容量负荷试验的办法，因有发生肺水肿的危险，此时可用止血带扎于四肢，减少静脉回流，使 LVEDP 下降，同样可以得到 3 条曲线：a. 心功能好，曲线向下，幅度大（即随 LVEDP 下降，LVSW 减少）。b. 心功能较差，曲线向下幅度小。c. 心功能极差，曲线平坦（即 LVSW 不随 LVEDP 下降而变化）。左心室心搏做功指数减低可能需要加强心肌收缩力，而左心室心搏做功指数增加则意味着氧耗量增加，有冠状动脉供血不足者，可诱发心绞痛，对急性心肌梗死的恢复亦不利。

（8）右心室心搏做功指数

$RVSWI = [CI(L/(min \cdot m) \times 1.055] \cdot [(平均肺动脉压 - 右心房平均压) \times 13.6]/1000$

正常值：0.54～0.86（7.9～9.7 克·米/米^2）

右心室心搏做功指数是右心室收缩功能的反映，其意义与左心室心搏做功指数相似。

【注意事项】

1. 术中注意事项

（1）术中监测心率、心律和血压，注意患者主诉，观察心影大小、搏动的强弱、心包有无积液。

（2）压力转换器应与压力计隔膜紧密接触，压力室内充满液体，不能有空气。

（3）参考零点：右心房水平为标准零点，仰卧时该点在腋中线。

（4）导管端与左心房水平相应的位置：研究证明当导管尖端置于左心房水平以下（即肺下区）时，能较正确地反映左心房压的水平。然而当导管尖端高于左心房水平（肺中央或以上区域）时，其测得的 PCWP 值可能高出实际的左心房压。这是因为肺中上区域在呼气终末正压通气的各个阶段肺泡压均超过实际的左心房压，此肺泡压传至导管尖端所致。

（5）气囊问题：导管位于较小肺动脉分支时可出现气囊偏心充气而损伤血管壁，

理想的位置是位于较大的肺动脉内，充气时向前嵌入，放气后又退回原处。

（6）呼吸对肺动脉压的影响　深吸气时测得肺动脉压低于平静时，测压时应嘱患者平静呼吸。

（7）保持各监测管腔通畅　导管端孔宜持续缓慢 0.01% 肝素生理盐水滴注，且每 2 小时冲 1 次。如管腔已堵塞，切不可用力推注液体，以免栓子脱落造成栓塞。

（8）手术侧肢体不宜过度活动，以防止导管脱落移位。

术中应监测心率、心律和血压，注意患者主诉，观察心影大小、搏动的强弱、心包有无积液。

2. 并发症及处理

（1）局部血管痉挛　插管时导管刺激血管导致血管痉挛。此时可在伤口局部滴入数滴 1% 利多卡因或奴夫卡因注射液，也可滴入少许氯丙嗪溶液或经导管注射 1% 利多卡因 2～3ml，可使血管痉挛缓解。

（2）血栓和栓塞　操作过程中，由于肝素用量不足，可在导管顶端形成血栓，血栓脱落造成肺循环栓塞。术中应保持导管内充满肝素盐水，如发生栓塞可行溶栓治疗。

（3）心律失常　由于导管刺激心脏可引起各种心律失常，偶可发生心脏停搏或心室颤动等严重并发症，应立即撤除导管。

（4）心肌穿孔和心包填塞　由于操作不当，导管尖端刺破心壁造成心肌穿孔或心包填塞。轻度的心房肌穿孔较少发生心包填塞，可不做处理。如穿孔较大、临床表现心包填塞症候，则应立即行心包穿刺引流或外科开胸手术修复。

（5）导管打结或折断　由于操作不当或导管质量问题，导管可在心腔内打结或折断。若发生导管打结或折断，应在 X 线透视下松解结扣或用心腔内取异物导管取出断离的残留导管。

（6）静脉血栓形成　多见于穿刺血管，由于静脉鞘管或导管损伤血管壁内膜而发生局部的血栓形成。可予溶栓或用取血栓导管取栓。

（7）感染　局部伤口感染较多见，全身性感染罕见。术后应给予抗生素预防感染。

第四节　右心导管术

【适应证】

1. 各种类型的先天性心血管疾病的诊断并决定其手术治疗指征和方案。

2. 临床怀疑某种先天性心血管疾病的确诊。

3. 心脏瓣膜病（二、三尖瓣，肺动脉瓣）的血流动力学研究，决定其手术指征。

4. 心包疾病（缩窄性心包炎、心包肿瘤等）的诊断。

5. 某些类型的心肌疾病（限制性心肌病、心内膜弹力纤维增生症、心肌淀粉样变等）的血流动力学和心肌活组织检查。

6. 研究心脏的排血功能、心肌生化代谢以及药物对心脏和循环的影响。

7. 病窦综合征及其他类型的心脏传导系统病变的心内电生理研究。

8. 预激综合征和各种阵发性室上性心动过速和室性心动过速的心内膜心电图

标测。

【禁忌证】

1. 急性感染期间。

2. 出血性疾病或在抗凝治疗中。

3. 心脏显著扩大，心壁薄。

4. 心力衰竭和严重心律失常。

5. 亚急性细菌性心内膜炎须在痊愈后 3 个月以上才可做此项检查。

6. 风湿病活动期和心肌炎活动期。

7. 显著肺动脉高压合并严重的右心功能不全或有晕厥发生者，晚期缺氧性肺源性心脏病及二尖瓣狭窄合并急性肺水肿发作者。

【方法】

1. 术前准备

（1）药品 消毒碘酒、乙醇或碘伏、1% 利多卡因、肝素溶液（300ml 液体内含肝素 25mg）及各种抢救药品。

（2）右心导管检查 如从贵要静脉或其分支切开插管，应将双上肢肘部以肘正中线为中点上下 20cm 范围备皮。如选股静脉穿刺插管，则应以腹股沟韧带为中心上下 20cm 范围及会阴部备皮，剃除备皮范围内的全部皮毛或阴毛。

（3）心脏监护仪、心脏电复律除颤仪和氧气、气管插管、心包穿刺包等。

（4）向患者说明手术中需要与医生配合的事项，签署手术同意书。

2. 心导管的选择

常用的右心导管管口开在顶端，长约 100cm，儿童适用 4~6F 等型号，成人则多用 6~8F 大小的导管。右心造影管有 3 种类型：端侧孔造影管、侧孔造影管和猪尾型造影管

3. 手术方法

（1）静脉穿刺法 主要从股静脉穿刺，选右或左股静脉在腹股沟韧带下约 1 厘米处做穿刺点，股静脉平行地紧贴近股动脉内侧，故触摸到股动脉后用 16 号或 18 号穿刺针，取与皮肤约成 45° 角沿股动脉内侧穿刺股静脉。穿入股静脉后，见有暗红色静脉血流出，即可向针腔内插入导引钢丝，拔出穿刺针并保留导引钢丝，先在皮肤上作一小切口，再沿导引钢丝插入 6~8F 特制静脉鞘管。拔出鞘管内芯，即可从鞘管的外套管内插入诊断或造影用心导管进行心脏的压力测定、抽血标本或进行选择性心腔造影。检查完毕，拔出静脉鞘管，局部加压 10 余分钟止血，无需缝合伤口。

（2）压力测定法 目前常用电压力计测定法，电压力计通过压力转换器、放大器和记录器将测定的压力以毫米汞柱为单位显示记录，并同时描记出压力波的波型。测压时，将心导管尾端接一延长管与压力转换器相连接，调整压力转换器于零点位置（患者仰卧时此点相当于腋中线）并校正零点。然后，即可测定和记录压力值和波型，记录速度一般为 25mm/s。

①各心血管腔压力正常值，见表 16-1。

表 16 - 1　心血管腔压力正常值

部位	压力 kPa（mmHg）	
	平均值	范围
上腔静脉		0.40 ~ 0.80（3 ~ 6）
下腔静脉		0.67 ~ 0.93（5 ~ 7）
右心房平均压	0.53（4）	0.27 ~ 0.93（2 ~ 7）
右心室收缩压	3.20（24）	2.40 ~ 4.00（18 ~ 30）
右心室舒张压	0.53（4）	0 ~ 1.07（0 ~ 8）
肺动脉收缩压	3.20（24）	2.90 ~ 3.73（15 ~ 28）
肺动脉舒张压	1.33（10）	0.67 ~ 2.13（5 ~ 16）
肺动脉平均压	2.13（16）	1.33 ~ 2.53（10 ~ 19）
肺动脉楔压	1.20（9）	0.80 ~ 1.60（6 ~ 12）

②各心腔压力波形识别及压力异常的意义

右心房压力波：右心房压力波基本上由 3 个向上和与之相应的 3 个向下波（凹）组成。依次为 a 波：右心房收缩而产生；x′波：右心室收缩时房间隔向下动作反射波；c 波：在 a 波的下降支上一较小的向上波，由房室瓣关闭反射所致。X 凹：右心室收缩期，右心房舒张所产生；V 凹：右心室收缩后期，腔静脉血回流到右心房形成；Y 凹：右心室舒张，三尖瓣开放，血流向右心室、右心房内压力下降而形成 Y 倾斜。右心房压力增高见于右心衰竭、三尖瓣狭窄或关闭不全、缩窄性心包炎、心包积液、心内膜弹力纤维增生症等。肺动脉高压或肺动脉口狭窄引起右心室压力显著增高时，亦可引起右心房压力升高。

右心室压力波：在右心房等张收缩期中，压力曲线逐渐上升，至右心室收缩期压力曲线迅速上升，而在整个收缩期压力曲线仍维持在高水平而形成高原型。收缩完毕，右心室舒张开始，故压力曲线开始下降，至等张舒张期压力曲线迅速下降、往往到达零点。此后由于心室迅速充盈，压力曲线略有回升，然后维持此水平直到下次心室收缩。右心室压力升高主要见于继发或原发性肺动脉高压及肺动脉瓣狭窄。右心衰竭时右心室舒张压升高。缩窄性心包炎时，舒张早期压力曲线下降后又迅速上升，并维持较高水平直至下次心室收缩，呈现舒张早期下陷和晚期高原波的特征性右心室压力曲线。

肺动脉压力波：肺动脉压力波曲线于右心室收缩和肺动脉瓣开放迅速上升到一定高度后略回降，然后又上升至一较圆钝的收缩期顶峰，在右心室收缩期的后期，压力逐渐下降，当肺动脉瓣关闭时，压力略回升，在压力曲线上形成一小切凹。随之，右心室舒张，压力平稳地下降，但不降至零点水平。平均肺动脉压升高见于肺血流量增加（左向右分流型先天性心脏病）、肺血管阻力增加（各种继发或原发性肺动高压）、二尖瓣狭窄和左心功能不全。肺动脉压降低见于肺动脉瓣狭窄。

肺动脉楔压（肺毛细血管压）：肺动脉楔压压力曲线类似右心房压力曲线，但 a、c 波融合，V 凹明显。肺动脉楔压升高见于二尖瓣狭窄、左心功能不全或心源性休克。二尖瓣关闭不全时，V 凹显著增高，可致平均肺动脉楔压升高。

③正常人心腔及血管腔内氧含量分析，见表16-2和表16-3。

表16-2　正常人心腔及血管腔内血氧饱和度

部位	血氧饱和度（%）	
	平均值	范围
上腔静脉	77	67～87
下腔静脉	83	77～89
右心房	80	74～89
右心室	79	71～87
肺动脉	78	73～83
动脉	98	96～100

表16-3　正常人各心血管腔血液标本含氧量差

部位	氧饱的度差（%）	氧含量差（容积%）
右心房与上腔静脉间	<8	<1.9
右心房与下腔静脉间	<4	<1.0
右心室与右心房间	<3	<1.0
肺动脉与右心室间	<2	<0.5

【注意事项】

1. 术中应监测心率、心律和血压

注意患者主诉，观察心影大小、搏动的强弱、心包有无积液。

2. 并发症及处理

（1）局部血管痉挛　插管时导管刺激血管导致血管痉挛。此时可在伤口局部滴入数滴1%利多卡因或奴夫卡因注射液，也可滴入少许氯丙嗪溶液或经导管注射1%利多卡因2～3ml，可使血管痉挛缓解。

（2）静脉血管撕裂或断离　静脉插管时，由于操作不当可造成静脉撕裂或断离。如损伤的血管较小，局部压迫止血即可。如损伤血管较大，则应进行手术修复。

（3）血栓和栓塞　操作过程中，由于肝素用量不足，可在导管顶端形成血栓，血栓脱落造成肺循环栓塞。术中应注意保持导管内充满肝素盐水，如发生栓塞可行溶栓治疗。

（4）心律失常　由于导管刺激心脏可引起各种心律失常。如窦性心动过缓或过速、房室传导阻滞或束支传导阻滞、心房颤动或扑动、室上性心动过速、室性早搏、室性心动过速等，偶可发生心脏停搏或心室颤动等严重并发症，应立即撤除导管。

（5）心肌穿孔和心包填塞　由于操作不当，导管尖端刺破心壁造成心肌穿孔（心房肌多见）或心包填塞。轻度的心房肌穿孔较少发生心包填塞，可不做处理。如穿孔较大，临床表现心包填塞症候，则应立即行心包穿刺引流或外科开胸手术修复。

（6）肺血管痉挛致休克或心脏骤停　重度原发或继发性肺动脉高压、重度紫绀型先天性心脏病患者在行右心导管或肺动脉造影过程中，较易发生血管痉挛而致休克或心脏骤停。如果一旦发生应积极抢救，异丙肾上腺素能解除肺血管痉挛，可做为首选急救药品。

（7）导管打结或折断　由于操作不当或导管质量问题，导管可在心腔内打结或折断。若发生导管打结或折断，应在 X 线透视下松解结扣或用心腔内取异物导管取出断离的残留导管。

（8）静脉血栓形成　多见于穿刺血管，由于静脉鞘管或导管损伤血管壁内膜而发生局部的血栓形成。可予溶栓或用取血栓导管取栓。

（9）感染　局部伤口感染较多见，全身性感染罕见。术后应给予抗生素预防感染。

（郭　军）

第十七章　冠心病介入诊断和治疗技术

第一节　选择性冠状动脉造影

冠状动脉造影（CAG）是确定有无冠状动脉疾病的主要检查方法之一，通过冠状动脉造影可以明确冠状动脉解剖和冠状动脉管腔的狭窄程度。目前临床上冠状动脉造影主要用于下述情况：判断冠状动脉病变是否存在并对其进行评价；各种血运重建术前评价及判断不同治疗方法的可行性；评价治疗效果与冠状动脉粥样硬化的进展和转归。

【适应证】

1. 诊断方面的适应证

（1）有或疑有冠心病的无症状患者。

（2）有或疑有冠心病的有症状患者。

（3）原因不明的不典型胸痛，不能解释的心功能不全和（或）心律失常者。

（4）怀疑有冠状动脉畸形者。

2. 治疗或评价方面的适应证

（1）临床上已明确诊断的冠心病，需行经皮冠状动脉介入治疗（PCI）或外科搭桥术（CABG）者。

（2）急性冠状动脉综合征（ACS）者。

（3）陈旧性心肌梗死并发室壁瘤，需了解病变程度决定治疗方案者。

（4）PCI 术后或 CABG 术后需了解血运重建情况者。

（5）45 岁以上患者需行瓣膜置换术或其他大手术，术前需要了解冠状动脉情况者。

（6）先天性心脏病，疑有冠心病或冠状动脉畸形者。

（7）肥厚性梗阻型心脏病，疑合并冠心病或准备经皮室间隔心肌消融术和拟行外科手术治疗者。

【禁忌证】

一般情况下，冠状动脉造影和左心室造影无绝对禁忌证，相对禁忌证如下：

1. 尚未控制的心力衰竭和严重心律失常。

2. 未纠正的电解质紊乱和酸碱平衡失调等，如低钾血症。

3. 严重肝、肾功能不全者及其他不能控制的全身疾病（如晚期肿瘤）。

4. 不能解释的发热，未治疗的感染。

5. 造影剂严重过敏反应史。

6. 急性心肌炎。

7. 出血性疾病和凝血功能障碍。

8. 经桡动脉途径穿刺还存在以下禁忌证：无桡动脉搏动、Allen 试验阴性、肾透析患者的桡动 – 静脉短路、已知桡动脉近端存在阻塞性病变。

【方法】

1. 术前准备

（1）物品准备

①设备：心导管室配有 X 线机、影像增强装置、电影摄像设备、导管检查床、多导生理记录仪和血压心电监测系统等设备。

②手术器械：用于介入性操作的穿刺针、鞘管、导丝、电极导管、导引导管和临时起搏器及主动脉内球囊反搏装置（IABP）等。

③救护设备：除颤器、氧气供给设施、简易人工呼吸器和气管切开器械等，由专人定期检测其功能状况，并保持其功能完好状态。

④药品准备：用于抗过敏、抗心律失常、扩张冠状动脉、升压和抗栓等常备药及各种抢救药品。

（2）术前检查及与患者谈话

①了解上、下肢动脉搏动情况：了解桡动脉以及股动脉手术、外伤史。在做桡动脉导管手术前，需做 Allen 试验，即双手同时压迫尺动脉和桡动脉使手掌变白，松开对尺动脉的压迫，继续压迫桡动脉，观察手掌颜色变化，若手掌颜色 10 秒钟内迅速变红或恢复正常，表明尺动脉和桡动脉间存在良好的侧支循环，即 Allen 试验阳性，可以经桡动脉进行介入治疗，若手掌颜色 10 秒钟后仍为苍白，则 Allen 试验阴性，表明手掌侧支循环不良，不应选择桡动脉行介入治疗。

②了解过敏史（尤其造影剂过敏史）：了解患者的临床病史、体格检查、辅助检查结果及目前治疗情况。

③向患者及家属交代手术注意事项，帮助患者消除恐惧心理，并签手术同意书，向患者说明手术中需要与医师配合的注意事项。

2. 造影方法

（1）经股动脉途径冠状动脉造影

①选择穿刺点：最可靠的标志是股骨头中下 1/3 处，此处对应的是股总动脉，体表位置是腹股沟韧带下 2~3cm 处股动脉搏动最强点。

②穿刺部位局部麻醉：消毒铺洞巾后 1% 利多卡因 5~10ml 在穿刺点处局部麻醉。

③穿刺并置入动脉鞘管：采用单壁穿刺技术经皮穿透股总动脉前壁，见搏动性血流从穿刺针流出，送入导丝，移除穿刺针，切开穿刺点皮肤后，沿导丝将扩张套管和动脉鞘管送入股动脉。将导丝和扩张套管一并退出，外鞘管留于股动脉内。

④分别送入相应的导管行左、右冠状动脉和桥血管的多体位造影。

（2）经桡动脉途径冠状动脉造影

①选择穿刺点：因心血管造影机按照医生站在患者右侧操作设计，故多选择患者右桡动脉，左侧也可进行操作。穿刺前仔细摸清桡动脉走行，选择桡动脉搏动最强，行走最直的部位做为穿刺处，一般距腕横纹 2~3cm 处。

②1~2% 利多卡因 1~2ml 在选择穿刺处局部行表浅麻醉。麻醉药不宜过多，否则穿刺处肿胀，易导致穿刺不成功。

③穿刺时进针方向与桡动脉走行方向一致，见血喷出后左手固定穿刺针，右手轻柔送入导丝。另一种方法为穿刺针穿透后壁，再缓慢退针至尾部有动脉血喷出时停止

退针，左手固定穿刺针，右手送入导丝并轻轻向前推送。

④导丝应保持在透视视野范围内，经桡动脉－肱动脉－腋动脉－锁骨下动脉－升主动脉路径前进，不可盲目送入导丝，可使用多功能造影导管同时行左、右冠状动脉造影而不必更换导管。

【注意事项】

1. 穿刺股动脉时尽量不要损伤后壁，否则容易形成血肿。动脉血呈喷射状时才能送入短导丝；导丝推送遇到阻力时应停止推送，在荧光屏下观察局部和判明原因，股动脉过于迂曲时更换泥鳅导丝在 X 线下小心向前推送，切忌遇到阻力时用力推送导致动脉夹层或斑块脱落造成动脉栓塞等并发症。

2. 整个造影系统应始终保持密闭状态，时刻注意排除气泡，持续监测心电和血压。

3. 右冠状动脉造影要特别防止导管尖端插入过深、超选或口部痉挛引起血压下降或室颤。

4. 桡动脉造影时推送导管动作要轻柔，以防止沿途动脉段发生痉挛。如果发生痉挛导致导管不能推送或转动时，应停止操作，自鞘管或造影导管内给予 100～200μg 硝酸甘油或异搏定注射，也可舌下含服硝酸甘油。待痉挛解除后再行操作。

5. 冠脉造影操作与对结果的解释应当力求完美。完整的检查包括左心室造影，以确定左心室功能以及是否存在室壁运动异常。检查左冠状动脉的体位通常有 6 个，以保证能最佳显示某一段冠状动脉。右冠状动脉检查体位至少有 2 个。对血管造影结果的评价包括描述冠脉病变的形态与严重程度，以及是否存在侧支循环。

6. 术中注意压力监测和心电监测。

7. 术后注意观察患者的血压、心率、心电图、尿量情况、观察伤口渗血情况、血肿、足背动脉搏动及皮肤温度变化。

8. 常见并发症

（1）穿刺部位并发症　相对较多见，常见的有局部出血、血肿、假性动脉瘤、动静脉瘘等。

（2）栓塞　除冠状动脉外，也可发生于脑动脉或周围动脉。

（3）动脉夹层　可发生于冠状动脉或外周动脉。

（4）严重心律失常　如室性心动过速、心室颤动及传导阻滞等。

（5）低血压　预防低血压的关键是及时发现原因和处理血管迷走反射、大量出血、心包填塞等并发症。

（6）造影剂相关并发症　造影剂过敏、急性肾功能不全。

（7）桡动脉穿刺并发症　桡动脉血管较细小，介入诊疗过程中桡动脉及肱动脉或锁骨下动脉可发生痉挛，术前应给患者做好解释工作，消除紧张情绪，如穿刺失败宜休息片刻待痉挛缓解后再行穿刺。桡动脉穿刺后若压迫过紧、时间过长，宜导致术后桡动脉闭塞。

第二节　经皮冠状动脉介入治疗

经皮冠状动脉介入治疗（PCI）包括经皮冠状动脉腔内成形术（PTCA）、冠状动脉内支架置入术、旋磨术、激光血管成形术等。近年来介入技术发展迅速，PCI 的适应证和禁忌证也在发生着变化。

【适应证】

1. 慢性稳定型心绞痛

PCI 是缓解慢性稳定型冠心病患者症状的有效方法之一。有证据表明，在有较大范围心肌缺血的患者中 PCI 比药物治疗具有优势。因此，PCI 应主要用于有效药物治疗的基础上仍有症状的患者以及有明确较大范围心肌缺血证据的患者。

2. 非 ST 段抬高型冠脉综合征（NSTEMI）

包括不稳定型心绞痛和非 ST 段抬高型心肌梗死，这些患者的 PCI 是建立在危险分层的基础上。危险分层的指标是将患者症状、体征、心电图、心肌生物标志物及其他辅助检查指标进行分析，权重后总结而来。危险度越高的患者越应尽早行 PCI，术前、术中的用药如抗血小板治疗、抗凝治疗等也随着危险度的增加应适当的加强。

3. 急性 ST 段抬高型心肌梗死（STEMI）

直接 PCI 是降低 STEMI 死亡率最有效的方法，在有条件的医院应大力提倡。及时（<12 小时）、有效（PCI 后 TIMI 血流 3 级）和持久（较低的再闭塞率）地开通梗死相关动脉（IRA）是手术成功的关键。对所有发病 12 小时内的 STEMI 患者采用介入方法直接开通梗死相关血管称为直接 PCI，对于 STEMI 患者直接 PCI 是最有效降低死亡率的治疗。越危重的患者获益越显著（如心源性休克），但年龄 >75 岁，发病时间 >12 小时以及伴随疾病越多其风险也随之显著增加，应权衡利弊。对于胸痛基本已缓解，冠状动脉残余狭窄轻，TIMI 血流 3 级的患者冠状动脉再发事件的概率较低，应十分慎重选择 PCI。

【禁忌证】

1. 稳定的无保护左主干的患者，其冠脉解剖不适合行 PCI 者。

2. 对 STEMI 患者，不应对非梗死相关动脉进行 PCI，对症状发生 >24 小时血流动力学及电稳定且无严重缺血证据的 STEMI 患者，不应行 PCI。

3. 若患者不能接受双重抗血小板治疗，则不应行 PCI 治疗。

【方法】

（一）术前准备

1. 知情同意

作为一种有创性治疗手段，PCI 术前介入医生需和主管医生讨论手术的指征和风险，并与患者及其家属讨论介入治疗、CABG 及药物治疗的优劣，并阐明效果与风险，包括手术中、术后可能出现的各种并发症，以征得患者理解和同意，并签署知情同意书。

2. 术前用药

术前至少 5 天开始应用氯吡格雷和阿司匹林。

3. 对比剂的选用

肾功能不全或肾病高危的患者选用对比剂，术前需要水化，建议患者使用对肾功能影响相对较小的对比剂。

（二）操作过程

1. 球囊扩张成形术　由于冠状动脉内支架术可明显减少靶病变再次血管重建，仅在某些冠状动脉病变和临床情况时选择单纯球囊扩张术。简要操作步骤如下：

（1）手术入路选择　见冠状动脉造影部分，目前认为选择桡动脉入路可降低入口处并发症风险，但用6F或7F鞘管不能完成的治疗更适合经股动脉途径。

（2）进行基础冠状动脉造影。

（3）导引导丝的送入　送入导引导丝通过拟扩张的病变血管，直至远端。

（4）球囊扩张　球囊扩张可以是置入支架的准备，即预扩张，也可以作为单独的血管成形的手段，即单纯PTCA。预扩张的目的在于扩张高度狭窄的病变，减小置入支架时的阻力；根据预扩张时的反应，估计支架置入后是否可以充分打开。另外，也有助于判断支架的直径和长度。单纯PTCA通常用于不准备置入支架、较小、较次要的血管。

通常选择比参照血管直径小0.5mm直径的球囊进行预扩张，为置入支架做准备。对于不计划置入支架的病变，则可以按照参考血管直径决定球囊直径。对于高度狭窄的病变或者慢性完全闭塞的病变，则需要从更小直径的球囊开始。

（5）扩张完毕，退出球囊导管进行重复冠脉造影。

2. 支架置入术

充分预扩张病变后，即可准备置入支架，有些病变也可直接支架置入。支架置入过程和球囊类似，支架到达病变部位后，行多体位造影以充分评估支架置入部位的准确性。释放支架时，应根据支架球囊的充盈压及病变情况决定扩张压力的大小及扩张时间。释放支架后需要行多体位造影或应用其他方法（如血管内超声）评价支架贴壁情况及有无血管内膜撕裂等并发症。必要时应用非顺应性球囊进行后扩张。

3. 旋磨术

冠状动脉斑块旋磨术是用物理的方法将动脉硬化斑块祛除，是临床上应用较多的一种祛除粥样硬化斑块的手段。

（1）适应证　在血管内膜呈环形表浅严重钙化、导引钢丝已通过病变但球囊导管不能跨越，或者在支架置入前预扩张球囊不能对狭窄病变作充分扩张时，可考虑使用冠状动脉斑块旋磨。

（2）禁忌证　血栓性冠状动脉病变或急性心肌梗死（有溃疡或血栓的病变，旋磨可加重血栓倾向，易发生慢血流或无血流现象）；退行性变的大隐静脉桥病变旋磨治疗易发生血管内栓塞或无复流现象；严重的成角病变（＞60°）；有明显内膜撕裂的病变。

（3）操作过程　①置入导引导管。②经导引导管将导丝送至冠状动脉病变血管的远端。③准备旋磨头及推进器。④体外测试。开启操纵控制台的开关，测试并调节旋磨头的转速。⑤将旋磨导管沿导丝经导引管送至距靶病变1～2cm的正常血管段处，松开旋磨器控制手柄的调节锁，开始旋磨。

（4）冠状动脉斑块旋磨对操作者的技术和介入中心的软硬件条件要求较高，并发症发生率较高。①冠状动脉痉挛：如硝酸甘油不能缓解冠状动脉血管痉挛，必要时可经静脉或冠脉给予维拉帕米或地尔硫䓬，但需要密切注意患者的血压及心率，避免发生低血压及心动过缓。②无血流或慢血流现象：旋磨产生的细小斑块碎粒阻塞冠状动脉循环下游，可产生慢血流或无血流。无血流或缓慢血流现象发生时可采用如下方法处理：冠状动脉内给予硝酸甘油或其他血管扩张剂（钙离子通道阻滞剂或腺苷类药物）；从病变血管远端开始低压力短时间球囊扩张；在整个治疗过程中均应维持有效的冠状动脉灌注压。③内膜撕裂：一旦证实有内膜撕裂发生，则不宜继续增大旋磨头；内膜撕裂的处理与球囊扩张术相同，可酌情置入支架。④冠脉穿孔：一旦确认已发生冠脉穿孔，应立即将旋磨头退出，保留导引钢丝在病变血管内；根据冠脉穿孔的严重程度和患者血流动力学状态进行相应处理。各种并发症的处理详见下面的注意事项。

【注意事项】

1. 术后处理

（1）严密观察患者的心率、血压和尿量情况。

（2）观察患者有无胸痛，描记心电图，进行心电监测。

（3）定时观察患者穿刺处有无出血、血肿及穿刺动脉的搏动情况。

（4）置入支架的患者，双重抗血小板治疗。

2. 并发症

因经皮冠状动脉介入治疗的一切操作均在有病变的冠状动脉内进行（包括导引钢丝的通过、球囊扩张和支架置入等），对冠状动脉损伤产生严重并发症的风险比冠状动脉造影明显增加，并发症的严重程度也较冠状动脉造影明显加重，一旦出现应积极处理。

（1）冠状动脉痉挛　冠状动脉检查、治疗过程中均可诱发冠状动脉痉挛，特别是在冠脉介入治疗过程中（PTCA、旋磨、激光治疗等）更易发生。持续、严重的冠状动脉痉挛常可导致急性冠脉闭塞，引起急性心肌梗死，甚至死亡。及时发现和处理常可使冠脉痉挛迅速缓解，一般不会造成严重后果。若发生首先予硝酸甘油（200~300μg）经冠状动脉内注入，常使痉挛迅速缓解；钙离子通道阻滞剂维拉帕米或地尔硫䓬冠状动脉内注射可使应用硝酸甘油后再次发生的血管痉挛解除。

（2）冠状动脉内膜撕裂（夹层）　冠状动脉内膜撕裂是一种血管非闭塞表现，在冠状动脉支架广泛应用之前，内膜撕裂造成的急性冠状动脉闭塞是住院期间死亡、急性心肌梗死和紧急CABG术的主要原因。冠状动脉支架的应用使其发生率大大降低。但冠脉内膜撕裂依然是急性缺血并发症的重要原因，常表现为支架边缘的内膜撕裂而造成支架内血栓形成。

冠状动脉内膜撕裂的防治：操作导管要规范，切忌粗暴，特别是在使用一些特殊类型导管时尤显重要；避免将导引导管过深插入冠状动脉内，对一些确实需通过深插导管以增加主动支撑力的情况，应轻柔操作，当球囊、支架到位后，应迅速轻柔回撤导管。一旦出现内膜撕裂等情况，应及时置入冠状动脉支架以覆盖撕裂的内膜。

（3）急性冠状动脉闭塞　是发生在冠脉介入治疗过程中或之后的病变靶血管的完全闭塞。复杂的冠状动脉夹层是急性冠脉闭塞的独立预测因子。为防止急性冠状动脉闭塞，操作应轻柔规范，以避免导引导管、导引钢丝、球囊及支架直接损伤冠状动脉，造成夹层。充分了解病变血管的特点，选择适合病变血管特征的手术器械（导丝、球囊、支架）。

（4）支架内血栓　冠状动脉支架置入可以降低急性血管闭塞的发生率，减少 PTCA 术后再狭窄。但是尽管术前术后辅助积极的抗栓治疗，急性、亚急性支架内血栓仍时有发生。为预防支架内血栓的发生，应充分应用抗血小板、抗凝药物治疗，包括阿司匹林、氯吡格雷等的应用。若发生支架内血栓需即刻进入导管室进行冠脉造影，再次扩张病变，同时加强抗栓治疗如血小板Ⅱb/Ⅲa受体阻断剂的应用。

（5）冠状动脉穿孔　是冠脉介入治疗中少见但非常严重的并发症，发现和处理不及时，常可危及患者生命。冠状动脉穿孔关键在于预防：使用具有亲水涂层的导丝处理慢性闭塞病变时，应轻柔操作以避免损伤血管内膜，特别是分支部位血管。切忌在未证实导丝在血管真腔情况下，盲目进行扩张，造成冠状动脉严重破坏。应根据病变特点及血管直径选择合适的球囊导管，忌用大球囊、高压力反复扩张病变血管。

冠状动脉穿孔一旦发生，应及时发现并积极处理。冠状动脉穿孔的处理措施包括：持续低压力球囊扩张；若持续的低压球囊压迫仍不能使破孔封闭，应立即于破孔处置入 PTFE 带膜支架；冠状动脉穿孔常引起急性心包填塞，X 线透视及超声可以迅速明确诊断。心包压塞一旦发生，应立即心包穿刺引流，若仍出血不止，需紧急手术治疗。

第三节　冠状动脉血管内超声检查术

血管内超声（IVUS）通过导管技术将微型超声探头送入血管腔内，显示血管横截面图像，从而提供在体血管腔内影像。IVUS 不仅可以了解管腔的形态，还能直接显示管壁的结构，了解管壁病变的性质，进行定量测量和定性分析，被认为是血管检查的新的"金标准"。目前采用的超声换能器频率为 20 ~ 60MHz，轴向分辨率为 100 ~ 200μm，侧向分辨率为 200 ~ 250μm。

【适应证】

1. 准确判断冠状动脉狭窄程度

评价临界病变、左主干病变及血管造影不能明确诊断的病变，如临床表现高度提示冠心病，但冠状动脉造影却未发现冠状动脉有明显的狭窄。

2. 明确病变形态

血管内超声可准确分析斑块的形态和组成，尤其对钙化的识别非常敏感，亦可帮助识别易损斑块。因此它可以指导选择合适的技术治疗特定的病变，以达到更好的效果。

3. 评价治疗效果

评价支架置入后的效果，协助诊断冠状动脉介入过程中的并发症。

4. 远期随访性研究

血管内超声可用于研究支架置入后的远期效果，并可用于评价动脉粥样硬化斑块的进展与消退。

【禁忌证】

血管内超声没有绝对的禁忌证，心导管检查的禁忌证亦可以说是血管内超声的禁忌证。

【方法】

在进行血管内超声检查前，动脉鞘管内推注肝素（100U/kg），冠状动脉内注入硝酸甘油 100～200μg 避免导管诱发的冠状动脉痉挛，并真实反映冠状动脉直径。机械旋转型导管需在体外用生理盐水预先冲洗，排除保护鞘内气泡。相控阵型超声导管无需排除空气，但在送入冠状动脉前需要去除导管周围的环晕伪像。同时避免导管打折，在血管内超声机器上标记冠状动脉名称。然后沿着导引钢丝将超声导管送入要检查的冠状动脉病变的远端，采用自动回撤装置，缓慢从远端以 0.5～1.0mm/s 的速度自动回撤超声导管至导引导管内，实时记录 IVUS 图像。

【注意事项】

血管内超声的常见并发症，处理详见第二节。

1. 血管痉挛

冠状动脉内超声检查中最常见的并发症即为冠脉痉挛。

2. 急性冠状动脉闭塞

冠状动脉的急性闭塞是血管内超声检查出现的严重的并发症。

3. 冠状动脉夹层及血栓形成

冠状动脉内超声检查的过程中可发生夹层及血栓形成。

4. 其他并发症

可在原有的严重狭窄基础上因血管内超声导管的插入而出现血管腔阻塞，引起缺血的其他症状，如心绞痛、窦性心动过缓、窦性停搏、频发室性早搏，甚至室性心动过速等。

第四节　冠状动脉血管腔内光学相干断层成像检查术

光学相干断层成像（OCT）是一种应用近红外光干涉的成像技术，其原理是通过记录不同深度生物组织的反射光，由计算机构建出易于识别的血管图像。OCT 的最大优势在于它的高分辨率，分辨率大约为 10μm。近几年，OCT 逐渐应用到冠心病的介入诊治中，在诊断临界病变、识别易损斑块、指导介入治疗、研究再狭窄机制、评价介入治疗效果等方面，均具有重要的应用价值。

【适应证】

1. 检测冠状动脉粥样硬化病变

OCT 技术提供的图像接近组织学分辨率，能识别血管壁和管腔的形态学改变，包括管腔大小、斑块情况、血管夹层、血栓、组织裂片等方面，比 IVUS 能提供更多的形态信息，可提高对各种斑块的特征认识。

2. 指导冠状动脉内介入治疗

对于介入治疗来说，管腔的评价是最重要的，OCT 可以清晰的显示管腔和血管壁以及支架间的界线，准确的评价最小管腔面积、管腔闭塞程度、支架的位置和扩张情况、管腔获得、晚期管腔丢失、新生内膜增生和再狭窄等，有助于选择合适的介入治疗方式和介入器械，可细致评价介入治疗的即刻效果和长期效果。

225

【禁忌证】

在检查过程中需阻断血流，术中可导致心肌缺血的发生，因此不能用于冠状动脉开口部位的病变。另外 OCT 的穿透性较差，不能用于显像直径较大的血管，也不适用于显像血管壁深层的结构，如深部的钙化、血管的外膜等。

【方法】

1. 成像前准备

在进行 OCT 成像之前，应常规进行肝素抗凝。如无禁忌证，应在冠状动脉内给予硝酸甘油 100~200μg，以防止导管诱发的冠状动脉痉挛。具备下列情况者行 OCT 检查时需谨慎：①严重左心功能不全或血流动力学不稳定。②多支病变，或仅剩 1 支有功能的冠状动脉。③对比剂过敏以及严重肾功能不全。对于次全闭塞或完全闭塞的冠状动脉，或血流 TIMI 分级在 2 级及以下者，最好恢复前向血流至 TIMI 3 级，再行 OCT 检查。

2. OCT 图像的获取

对 C7-XR OCT 成像系统进行初始设置及创建新病例后，即可准备 C7 Dragonfly 成像导管，并将成像导管连接至 DOC，获取测试图像及验证校准后即可开始图像采集。成像时将 OCT 导管通过指引导丝送至靶病变或支架远端，在 OCT 导管前端距离扫描光源 10mm 的位置有 1 个 X 线下可视的专用标记物，操作者可通过成像导管中的不透光光纤的位置定位扫描起始点。在临床操作中，OCT 应用的主要问题是无法穿透血流（红细胞）成像，因此操作过程中需要冲洗管腔中的血流，清除管腔中的红细胞。通过指引导管快速注射晶体溶液或对比剂（通常选择对比剂），以达到清除血液的目的。一般来说，左冠状动脉成像通常需推注 6~8ml 对比剂，右冠状动脉成像通常需推注 4~5ml 对比剂。术者和 OCT 操作者应做好密切配合，在快速推注对比剂之前，应推注少量对比剂以再次确认导管的同轴性，应尽量保证单次冲刷完成成像，避免多次对比剂冲洗，减少对比剂用量。

3. 影响成像质量的常见因素

影响 OCT 成像质量的常见因素如下：①指引导管未同轴。②推注对比剂速度缓慢或推注量不足。③术者推注对比剂与图像采集不同步。④C7 Dragonfly 成像导管内有血液或气泡残留。⑤推注的对比剂中掺有血液。⑥对比剂浓度过低。⑦导丝或导管弯曲和折断。⑧冠状动脉直径过大（直径 >5.0mm）和开口病变。⑨严重弯曲钙化病变成像导丝易损坏，并且成像有伪像。

【注意事项】

由于 OCT 在检查过程中会短时间、人为地阻断冠脉血流，操作过程中应严密观察患者的生命体征，特别是心电图和动脉压力的变化。

OCT 的并发症主要与操作有关，可出现与缺血相关的症状，患者可能发生胸痛和心律失常的表现，球囊压力过高可能导致血管损伤，出现冠状动脉痉挛、血栓栓塞等。

第五节　冠状动脉血流储备分数测定

冠状动脉血流储备分数（FFR）是评估冠状动脉血流的功能学和生理学指标，定义为存在狭窄病变情况下该冠状动脉提供给心肌的最大血流量与理论上无狭窄情况下心肌所能获得最大血流量的比值。在冠状动脉供血区域小血管最大化扩张、中心静脉压无明显升高的情况下，FFR 近似等于心肌最大充血状态下的狭窄远端冠状动脉内平均压（Pd）与冠状动脉口部主动脉平均压（kPa）的比值。

【适应证】

1. 稳定型冠心病

稳定型冠心病是 FFR 证据等级最高的适应证。中国和欧洲 PCI 指南都强调，造影检测 50%~90% 狭窄的稳定型冠心病患者，如果没有无创检查等缺血证据，推荐进行 FFR 检查。FFR 指导 PCI 可以降低患者主要不良心血管事件（MACE）及急诊血运重建发生率，降低医疗费用。

2. 急性冠脉综合征

（1）不稳定型心绞痛　以不稳定型心绞痛接受造影的患者，大部分缺乏无创检查缺血证据，仅根据病史、心电图和心肌酶标志物进行诊断。对于不稳定型心绞痛患者，FFR 测量等同于稳定型冠心病患者，FFR 可以帮助制定治疗方案。

（2）NSTEMI　NSTEMI 经常伴有多支血管病变，FFR 指导可以改善患者预后，且与稳定性冠心病患者获益类似。简而言之，对于 NSTEMI 患者，明确的"罪犯"血管可以行直接 PCI，非"罪犯"血管和无法确定的"罪犯"血管使用 FFR 等同于稳定型冠心病患者。

（3）STEMI　STEMI "罪犯"血管微循环损伤恢复时间不定，取决于"罪犯"血管以及心肌受损面积大小，一般为 1 周，短则 3 天，长则更长。因此 STEMI "罪犯"血管在发病 6 天内不建议进行 FFR 检测，此时测量 FFR 数值偏高，低估病变。FFR 可以评估怀疑缺血的非"罪犯"血管临界病变。

【标准操作】

1. 最大充血药物

多种药物可以使心肌达到最大充血状态，让微循环阻力降到最低，保持不变。最常用的药物是腺苷和 ATP。给药方式为静脉泵入和冠状动脉弹丸式注射。静脉给药剂量为 140~180μg/（kg·min），配制为 1 mg/ml，肘正中静脉或股静脉给药，速度计算公式：输液速度（ml/h）= 体重（kg）×8.4（或 ×10.8），相当于 140μg/（kg·min）或者 180μg/（kg·min），也可以按照千克体重乘 10 计算，其计算简单且剂量约等于 167μg/（kg·min），FFR 数值在临界值时，不需要加大剂量进行第 2 次测量。冠状动脉弹丸式注射 ATP/腺苷，推荐右冠状动脉 40μg/次（最大 120μg/次），左冠状动脉 60μg/次（最大 600μg/次）。欧洲《血流储备分数测量标准化》中推荐右冠状动脉 100μg，左冠状动脉 200μg，弹丸式注射，快速打药，快速冲洗，这个剂量可以达到最大充血状态，同时不良反应小，通常不需要增加剂量。

2. 器材选择

（1）指引导管　推荐可以使用任何尺寸的指引导管，只要避免对近端压力（Pa）的影响，大尺寸指引导管在 EQ 和测量时要离开冠状动脉开口，避免造成嵌顿，影响 Pa。不推荐使用带侧孔的指引导管，因为 Pa 会受到指引导管远端（冠状动脉口压力）和侧孔处压力双重影响。

（2）输液泵或推注泵　FFR 检测时静脉给药需要高流速输液泵或推注泵，按照最大剂量 180μg/（kg · min）计算。

（3）输液针 既往推荐使用 18G 针头，而导管室通常没有这么粗的输液针，部分患者血管偏细，容易引起局部并发症。临床实践中使用 20～22G 套管针，只要套管针包装上的最大输液速度满足需求即可。

3. 校零和均衡（EQ）

（1）Pa 校零 Pa 校零的关键是 Pa 传感器高度，传感器要位于患者腋中线水平，所以校零前需先核对传感器高度。传感器通大气后，可以先校零连接 FFR 设备的多导仪，然后 FFR 设备校零；多导仪不能连接 FFR 设备，则 FFR 设备直接校零，然后关闭压力传感器。Pa 传感器要和导管床固定在一起，避免校零后调整床的高度影响 Pa 数值。

（2）Pd 校零 将压力导丝套管水平放置，高度与患者腋中线齐平，用 50 ml 注射器冲洗导丝套管（导丝套管容量 25 ml），一次排空气体，连接 FFR 设备后 Pd 校零。校零后，使用全程不要关闭无线压力导丝开关，误关后需要重新校零。

（3）EQ 压力导丝传感器位于导丝头端显影区近侧，长度 2mm，不显影。压力导丝传感器刚出指引导管后，撤出导引针，关紧 "Y" 阀，用生理盐水冲洗指引导管，排出残留对比剂，再次透视确认压力导丝传感器位置。如果 Pa 和 Pd 平均压差值在 ±5mmHg 内，可以进行 EQ，消除 Pa 和 Pd 差值，使 Pd/Pa 等于 1。

4. 测量及记录

进行 EQ 后，建议将压力导丝传感器放置到血管尽可能远端，超过血管长度 2/3 处，至少在病变远端 2～3cm。导丝到位后，冠状动脉注射 200μg 硝酸甘油，等血压恢复后，静脉泵入 ATP/腺苷，开始记录。药物起效标志是血压发生变化，血压会下降 10%～15%，达到最大充血状态的标志是 Pa 平均压、Pd 平均压和 Pd/Pa 三条线平行，不再下降，维持至少 20s。根据 FFR 定义，此时的 Pd/Pa 才可以被称为 FFR 数值，之前的数值称为 Pd/Pa，未给药时称为静息 Pd/Pa（resting Pd/Pa）。心肌达到最大充血状态后，测量出 FFR 数值。

5. 压力导丝回撤

缓慢回撤压力导丝，全程约 15～20s。无病变部位可以稍快回撤，有病变部位慢速回撤，同时观察透视屏幕和 Pd 平均压力曲线变化，注意压力开始突然上升和消失对应血管的部位，最后回撤压力导丝传感器到指引导管口校验（Verify）。对应血管病变部位与压力阶差变化之间的关系有 2 种方法。

（1）开始回撤时按 "Mark" 键，打 1 个白色竖线标记开始位置，在压力导丝传感器回撤到血管 2/3、1/3 位置分别标记 "Mark"，这样在回撤波形上可以区分血管的不同部位。

（2）达到最大充血状态后停止记录，不停药，重新开始记录，数 5 下开始回撤，压力导丝传感器到血管 2/3 处，停止回撤数 5 下，继续回撤压力导丝传感器到血管 1/3 处，停止回撤数 5 下，回撤压力导丝传感器到指引导管口处，停止回撤数 5 下。回顾时可以根据回撤波形判断血管不同阶段。PCI 术后回撤中间的 2 次停顿要位于支架远端和近端位置。如果跨支架压力阶差很大，需要进行后处理，必要时可以使用腔内影像检查。

6. 校验（Verify）

FFR 数值测量完成后，把压力导丝传感器回撤到指引导管口最初进行 EQ 的位置，撤出导引针，拧紧"Y"阀，若 Pa 和 Pd 平均压差值在 ±3mmHg 内说明没有信号漂移，测量准确。如果超过上述范围，应重新进行 EQ，再次测量。

【FFR 数据解读】

FFR < 0.75 的病变可诱发心肌缺血，宜行血运重建；而 90% 以上 FFR > 0.80 的病变不会诱发心肌缺血，适合药物治疗；FFR 0.75 ~ 0.80 为"灰区"。有研究显示，FFR 数值在 0.76 ~ 0.79 的所谓灰区内，与口服药物相比，PCI 可以降低患者心肌梗死发生率，特别是供血区域大的近端（如前降支）病变。因此，对于重要供血血管，近端病变、年轻患者和男性患者要采取更积极的治疗手段，以 0.80 作为临界值；对于供血范围小的血管，分支血管和年龄大的患者，可以采用 0.75 作为临界值。FFR 结果是个数值，看起来非常简单，实际上需要对冠状动脉生理、影像学与功能学之间的关系有充分的理解才能准确解读。

（郭　军）

第十八章　心律失常的介入治疗和手术治疗

第一节　心脏电复律

(一) 快速性心律失常直流电复律

心脏电复律是利用高能电脉冲直接或经胸壁作用于心脏，使心肌各部位在瞬间同时除极，治疗多种快速异位心律失常并转复为窦性心律。该方法具有操作简单、安全、迅速和高效的特点，并可避免用大剂量抗心律失常药物所引起的各种毒性反应和副作用。所用的仪器称为电复律器或电除颤器。目前电除颤器均为直流电复律。根据电脉冲与心动周期的关系分为同步电复律和非同步电复律 2 种。同步电复律依靠心电图上自身的 R 波触发，放电与心搏同步，以避开心室的易损期，适用于心室颤动以外的快速心律失常。非同步电复律在任何时期放电，适用于心室颤动、心室扑动、快速的室性心动过速及预激综合征合并快速心房颤动，后二者发生时均有宽大的 QRS 和 T 波，除颤仪在同步工作方式下无法识别 QRS 波，而不放电，此时也可用低电能非同步电除颤，以免延误病情。

【适应证】

1. 无论何种原因引起的心室颤动或心室扑动都是非同步电复律的绝对适应证。

2. 室性心动过速持续发作而药物治疗无效，或已出现严重血流动力学障碍。

3. 药物治疗无效的阵发性室上性心动过速。

4. 心房扑动。

5. 心房颤动，持续时间不超过 1 年的心房颤动，既往窦性心率不低于 60 次/分；或药物控制不满意的心房颤动，并因此诱发或加重心力衰竭、心绞痛者；先心病修补术后 2~3 个月，风心病瓣膜置换或修复后 3~6 个月以上，心房颤动继续存在；甲状腺功能亢进症状已被控制，但其引起的心房颤动仍持续存在；预激综合征引起的快速心房颤动。

【禁忌证】

除了心室颤动、心室扑动及其他紧急除颤以外，择期除颤有以下禁忌证：

1. 风湿性心脏病伴巨大左心房者。

2. 心房颤动已持续 1 年以上者。

3. 有病态窦房结综合征或房室传导阻滞者，如必须做电复律，应先安装心脏起搏器。

4. 洋地黄中毒引起的快速异位心律失常者。

5. 严重水、电解质紊乱，特别是低钾血症或酸碱中毒时。

6. 合并风湿活动、感染或甲亢未控制者。

7. 不能耐受抗心律失常药物维持治疗者。

8. 严重心衰，心脏明显扩大，急性心肌炎，并且不稳定者。

【方法】

1. 电复律前的准备

（1）控制心力衰竭，纠正水、电解质紊乱，并确认无感染和风湿活动，停用洋地黄制剂24小时以上。

（2）心房颤动或心房扑动患者复律前1天开始口服奎尼丁（试验剂量后，每次0.2g，每6小时1次），或者在复律前3~5天开始口服胺碘酮（每次0.2g，每日3次）。

（3）正在抗凝治疗者，应测定凝血酶原时间和活动度。

（4）紧急电复律时无需上述准备。

2. 操作方法

（1）胸外电复律

①复律前禁食4~6小时，排空大小便，卸去假牙。

②患者应去枕仰卧，准备好抢救复苏器械和药品，建立静脉补液通道，擦拭清洁安放电极板的皮肤，测量血压、脉搏、呼吸，记录十二导联心电图。

③测试复律器同步性能，选择心电图上R波为主且较高的导联来检查同步性能，注意电脉冲应落在R波的下降支上。

④使用地西泮20~40mg麻醉，缓慢静注，使患者进入嗜睡状态，睫毛反射消失。或咪达唑仑0.3~0.35mg/kg，静脉注射时间不少于20秒，总量不超过20mg。

⑤在复律电极板上均匀涂上导电糊或用生理盐水纱布包裹，2块电极板分别置于胸骨右缘第2、3肋间与心尖区，之间距离不小于10cm，用力压紧皮肤。安装永久起搏器患者，2块电极板分别置于胸骨左缘第2肋间与心尖区，用力压紧皮肤，电极板距起搏器10cm以上。

⑥将复律器充电，充电量取决于心律失常类型。房扑：50~100J；室上速：100J；房颤：150~200J；室速：100~200J。

⑦按同步复律电钮，放电后立即心脏听诊，观察心电图有无窦性P波出现和测量血压。如果未转复，应立即充电，再次电复律。再次复律时应增加充电量。连续复律一般不要超过3次。

⑧心室颤动或心室扑动时按心脏骤停复苏处理，选择非同步复律，首次就使用较高电能360J。

⑨电复律后记录十二导联心电图并监测心电、呼吸和血压直到患者完全清醒。

（2）胸内电复律　用于治疗开胸手术时发生的急症心律失常，将消毒后的2块电极板用生理盐水纱布包裹，1个电极板置于右心室面，另1个电极置于心尖部，充电后直接电击，充电量20~30J，一般不超过70J。若1次电击无效，先继续按压心脏并准备行再次电除颤，必要时提高电能。

（3）经食管内低能量电复律　近年来，国内外学者尝试经食管低能量同步直流电复律心房颤动，取得成功。这种直流同步电复律技术所需电能较小（20~60J），患者不需要麻醉即可耐受，同时皮肤烧伤亦可避免。但仍需对食管电极导管段设计和安置进行不断改进，将来有望成为一种有前途的处理快速性心律失常的新方法。

（4）经静脉电极导管心脏内电复律　通常采用四极电极导管，在X线透视下将导管电极通过肘前或颈静脉插入右心，该导管可兼作起搏、程序刺激和电复律之用。经静脉心内房颤电复律所需电能一般为 2~6J，患者多能耐受，因而不必全麻，但患者可略感不适。初始电击从低能量开始，然后逐渐增加电能。主要适用于心内电生理检查中发生的房颤。目前亦有经静脉心内电复律用于室速、室颤的报告，但尚无成熟的经验。

【注意事项】

1. 电复律治疗引起的并发症

（1）心律失常　复律后可出现一过性的各种期前收缩、逸搏，一般无需治疗。频繁或多源室性期前收缩，可用利多卡因治疗。若出现持续室性心动过速、心室扑动或心室颤动时，应立即给予同步或非同步电复律治疗。复律发生严重心动过缓，甚至心脏停搏，多见有病窦或房室传导阻滞者，需紧急安置起搏器治疗。

（2）皮肤灼伤　电极板下皮肤发红或出现水泡，复律时将电极板贴紧皮肤可减轻局部灼伤。

（3）心肌损害　复律后可出现心电图上一过性 ST 段压低或抬高，心肌酶谱轻度升高，数小时后可恢复正常。

（4）肺或周围动脉栓塞　复律后从附壁脱落的血栓可引起动脉栓塞，有动脉栓塞史或可疑附壁血肿者，复律后应予华法林抗凝治疗 4 周。复律后应注意观察，注意有无晚期发生的栓塞。

（5）低血压或急性肺水肿　较少见，见于复律前已有左心功能不全的患者。

（6）起搏器功能异常及人工瓣膜损坏。

2. 电复律不成功时，可根据心律失常类型及血流动力学状况给予静脉抗心律失常药物，5~10 分钟后再予电复律，以提高复律成功率。

3. 电复律成功后，应继续病因治疗，维持内环境稳定，并根据心律失常类型及电复律前的用药继续抗心律失常治疗，以巩固电复律疗效。

（二）埋藏式心脏除颤起搏器

【适应证】

1. 非一过性或可逆性原因引起的室颤或室速所致的心脏骤停。

2. 伴有器质性心脏病的自发的持续性室速。

3. 原因不明的晕厥，在电生理检查时能诱发有血流动力学显著临床表现的持续性室速或室颤，药物治疗无效，不能耐受或不可取。

4. 伴发于冠心病、陈旧性心肌梗死和左心室功能障碍的非持续性室速，在电生理检查时可诱发持续性室速或室颤，不能被 I 类抗心律失常药物所抑制。

5. 无器质性心脏病的自发性持续性室速，对其他治疗无效。

6. 心肌梗死后 1 个月和冠脉血运重建术后 3 个月，LVEF≤30% 的患者。

【方法】

1. 术前准备

（1）设备　安装 ICD 需要具备一定条件和设备，包括手术间、专业人员、仪器（X 线机、起搏分析仪、心电图监护记录仪、除颤器、麻醉机及急救药品）。

（2）术前应和患者家属谈话　交代病情及安装 ICD 的适应证和并发症，并履行签字同意手续。

（3）术前 4 小时禁食，停用阿司匹林，如使用抗凝治疗，应保持 INR < 1.5，肝素术前 4 小时停用，避免伤口渗血，发生血肿。

（4）麻醉　植入 ICD 的麻醉不同于安装心脏起搏器，除了充分局麻外，还应配合适当的静脉麻醉，因不需气管插管，故不能麻醉太深。手术开始前给予少量镇静、镇痛剂，可减轻患者恐惧心理和制作囊袋时的疼痛。当需要诱发室速和室颤、进行除颤阈值测定时，应给予静脉麻醉，使患者处于昏睡状态。

2. 手术方法

（1）术区充分消毒，铺手术巾。

（2）ICD 的电极导线较起搏导线粗，一般选用锁骨下静脉穿刺。

（3）于锁骨下静脉下缘 5 ~ 8cm 做横切口，分离皮下组织至胸大肌筋膜，做一与脉冲发生器大小相适应的囊袋，充分止血。对于比较瘦、胸部脂肪少的患者可采取肌肉下埋植。大多数患者采用左前胸制作囊袋，放入 ICD，使除颤电流通过左心室面大，除颤效果佳。

（4）在 X 线透视下，操纵调整电极，使心室电极头端固定于右心室心尖部。

（5）应用起搏分析仪测定 ICD 起搏阈值和感知阈值；静脉麻醉下，测定除颤阈值。

（6）将电极导线尾端插入脉冲发生器相应孔中，旋紧固定。将脉冲发生器置入囊袋中，逐层对紧缝合皮下、皮肤组织。

（7）应用起搏器程控仪，设定室性心律失常的识别、诊断及治疗方案。

3. 术后处理

（1）回病房后应给予 24 小时心电监护，了解心律和心率变化，观察伤口有无渗血。

（2）术区沙袋压迫 8 ~ 12 小时，平卧 24 ~ 48 小时，禁下地 48 ~ 72 小时。

（3）术侧上肢避免剧烈活动、扩胸运动等 3 个月。

（4）预防性应用抗生素 3 ~ 5 天。监测体温、血象变化。

（5）定期门诊随访，ICD 放电后及时随诊。

【注意事项】

1. 为保证患者手术安全，减少并发症，手术室应做到消毒无菌，备有自动血氧饱和度和血压监测，有 1 ~ 2 台性能优良的体外除颤器。

2. 术中注意心影大小、搏动的强弱和有无心包积液。监测心率、心律和血压。

3. 术后观察有无胸痛和腹痛，警惕心肌穿孔和心脏压塞等症状。

4. 穿刺局部有无血肿和出血。

【并发症】

见永久性人工心脏起搏器并发症。

第二节　心脏起搏治疗

心脏起搏器是一种植入于体内的电子治疗仪器。应用脉冲发生器发放人工脉冲电流，刺激心脏使之激动和收缩，以模拟心脏的冲动发生和传导等电生理功能，起到治疗由于某些心律失常所致的心脏功能障碍的目的。自 1958 年第一台心脏起搏器植入人体以来，起搏器制造技术和工艺快速发展，功能日益完善。随着起搏工程技术的发展和对心律失常机制认识的深入，心脏起搏技术的发展经历了固定起搏器、程控起搏器、双腔起搏器和频率适应性起搏器等阶段。目前植入起搏器治疗已成为临床上一种常规治疗技术，成功挽救了无数患者的生命。

（一）临时心脏起搏器安置术

【适应证】

1. 药物中毒（洋地黄、抗心律失常药物过量）等引起的有症状的窦性心动过缓、窦性停搏等。

2. 可逆性的或一过性的房室阻滞或三分支阻滞，伴有阿－斯综合征或类似晕厥发作。

3. 潜在性窦性心动过缓或房室阻滞，需做大手术或分娩者，置入临时起搏器以作为保护性起搏。

4. 获得性尖端扭转型室性心动过速，药物治疗无效，置入临时起搏器以提高心率。

【方法】

1. 术前准备

（1）所需物品

①药品：消毒用碘伏或碘酒，70% 酒精，局部麻醉药（1% 利多卡因或 1% 普鲁卡因）。

②穿刺针及静脉穿刺鞘，双极临时起搏导管或临时起搏器。

③心电监护仪，心脏电复律除颤器，氧气和气管插管等。

（2）向患者说明手术中需与医师配合的事项，签署手术知情同意书。

（3）备皮，建立静脉通道。

2. 手术方法

（1）采用经皮股静脉或锁骨下静脉穿刺的方法，在 X 线透视下，将起搏导管置入右心室心尖部。

（2）确认电极导管接触右心室满意后，测定起搏阈值小于 1V，将导管的尾部与起搏器连接，以增加 3 倍阈值电压或更大电压按需起搏。

（3）将静脉鞘退出皮肤外，穿刺处缝一针或以消毒胶布固定导管，加压包扎。

3. 术后处理

（1）患肢尽量制动，平卧位或左侧斜位。

（2）心电图或心电监护仪监测起搏和感知功能。

（3）预防性应用抗生素。

【注意事项】

1. 术中注意心影大小、搏动的强弱和有无心包积液。监测心率、心律和血压。

2. 术后观察有无胸痛和腹痛，警惕心肌穿孔和心脏压塞等症状。

3. 穿刺局部有无血肿和出血。

【并发症】

1. 近期阈值增高

提高输出电压。

2. 导管移位

应在 X 线透视下重新调整导管位置。

3. 心肌穿孔

在 X 线和心电监测下渐退导管，重新调整导管位置。同时做好心包穿刺的准备，必要时行手术修补。

（二）永久性人工心脏起搏器安置术

【适应证】

1. 病态窦房结综合征，表现为症状性心动过缓；或必须使用某些类型和剂量的药物进行治疗，而这些药物又可引起或加重心动过缓并产生症状者。

2. 因窦房结变时性不良而引起症状者。

3. 任何阻滞部位的三度和高度房室阻滞伴下列情况之一者：①有房室阻滞所致的症状性心动过缓（包括心力衰竭）。②需要药物治疗的其他心律失常或其他疾病，而所用药物可导致症状性心动过缓。③虽无临床症状，但也已证实心室停搏≥3s 或清醒状态时逸搏心率≤40 次/分。④射频消融房室交界区导致的三度房室阻滞。⑤心脏外科手术后发生的不可逆性房室阻滞；⑥神经肌源性疾病伴发的房室阻滞。

4. 任何阻滞部位和类型的二度房室阻滞产生的症状性心动过缓。

5. 双分支或三分支阻滞伴间歇性三度房室阻滞。

6. 双分支或三分支阻滞伴二度 II 型房室阻滞。

7. 交替性双侧束支阻滞。

8. 反复发作的颈动脉窦刺激导致的晕厥，或在未使用任何可能抑制窦房结或房室传导药物的前提下，轻微按压颈动脉窦即可导致超过 3s 的心室停搏者。

【方法】

1. 术前准备

（1）设备　安装心脏起搏器需要具备一定条件和设备，包括手术间、专业人员、仪器（X 线机、起搏分析仪、心电图监护记录仪、除颤器、麻醉机及急救药品）。

（2）与患者及家属充分沟通，使其了解植入起搏器的必要性及风险，向患者说明术中需与医师配合的事项，签署知情同意书。

（3）术前停用一切活血药、抗血小板和抗凝制剂，以免囊袋内渗血形成血肿，继发感染。

（4）麻醉　除非不能配合手术的年龄太小的儿童和少数老人，经静脉插入心内膜电极导线安装起搏器一般均采用局麻。术前可给予少量镇静剂（如地西泮），特别是对于精神紧张的患者。

2. 手术方法

（1）术区充分消毒，铺手术巾。

（2）穿刺锁骨下静脉或切开头静脉建立导线插入的静脉通路。

（3）于左侧或右侧锁骨下第 1 肋间做一约 5cm 横切口，分离皮下组织至胸大肌筋膜，做一与脉冲发生器大小相适应的囊袋，充分止血。

（4）在 X 线透视下，操纵调整电极，使心房电极头端固定于右心房心耳部，使心室电极头端固定于右心室心尖部。

（5）应用起搏分析仪测定心房及心室电极的阈值电压、阻抗、P 波和 R 波振幅等，调整导线位置，直至各项测定值良好。

（6）将电极导线尾端插入脉冲发生器相应孔中，旋紧固定。将脉冲发生器置入囊袋中，逐层对紧缝合皮下、皮肤组织。

3. 术后处理

（1）术区沙袋压迫 8～12 小时，平卧 24～48 小时，禁下地 48～72 小时。

（2）术侧上肢避免剧烈活动、扩胸运动等 3 个月。

（3）预防性应用抗生素 3～5 天。监测体温、血象变化。

（4）术后连续心电图检查 3 天，观察起搏器工作情况。

（5）定期门诊随访，起搏器程控。

【注意事项】

1. 术中注意心影大小、搏动的强弱和有无心包积液，监测心率、心律和血压。

2. 术后观察有无胸痛、腹痛，警惕心肌穿孔和心脏压塞等症状。

3. 穿刺局部有无血肿和出血。

【并发症】

1. 血肿形成

对早期轻度血肿可采用局部压迫如沙袋加压，可使出血停止，血肿逐渐吸收；不主张引流以防增加感染机会，但应严密观察。如局部囊袋很紧，皮肤肿胀饱满，波动感明显，可在严格消毒无菌的条件下抽吸血液；但应避免重复抽吸，增加感染机会。

2. 感染

起搏器植入术后感染的发生率＜2%，临床上最常见的是脉冲发生器周围的局部感染，败血症并不多见。感染发生后，细菌可黏附于起搏系统的表面形成菌落，用抗生素治疗常难以奏效，最彻底的解决方法是将起搏系统全部取出。

3. 心肌穿孔

严密观察生命体征，做好心包穿刺的准备，必要时行手术修补。

4. 导线移位和微移位

必要时切开，在 X 线透视下电极复位。

5. 锁骨下静脉穿刺并发症

包括气胸、血胸、误入锁骨下动脉及静脉空气血栓等。

第三节　导管射频消融治疗快速性心律失常

（一）阵发性室上性心动过速经导管射频消融术

阵发性室上性心动过速常见于无器质性心脏病者，主要包括由房室结快径和慢径之间折返形成的房室结折返性心动过速（AVNRT），以及房室结和房室旁路之间折返形成的房室折返性心动过速（AVRT）。据不完全统计，2000 年一年我国完成射频消融病例已逾万例（136 家医院），成功率达到 96.6%，复发率和并发症发生率分别为 2.8%

和0.9%。

【适应证】

1. 明确适应证

（1）预激综合征合并阵发性心房颤动伴快速心室率者。

（2）房室折返性心动过速和房室结折返性心动过速呈反复发作性者。

（3）房室折返性心动过速和房室结折返性心动过速合并有心动过速心肌病者。

（4）房室折返性心动过速和房室结折返性心动过速有血流动力学障碍者。

2. 相对适应证

（1）预激综合征合并阵发性心房颤动且心室率不快者。

（2）预激综合征无心动过速但是有明显胸闷症状，排除其他原因者。

3. 非适应证

（1）预激综合征无心动过速或无症状。

（2）房室折返性心动过速、房室结折返性心动过速发作次数少、发作时症状轻。

（3）不适当的窦性心动过速药物治疗效果好。

【禁忌证】

1. 未控制的感染性心内膜炎与败血症、周身感染性疾病及局部脓肿。

2. 有出血倾向或出血性疾病。

3. 严重电解质紊乱及酸碱失衡。

4. 急性心肌梗死、心肌炎。

5. 严重肝肾功能不全。

6. 血管（四肢静脉、腔静脉）有静脉血栓栓塞症，超声心动图确诊心脏内有血栓。

7. 恶病质及疾病终末期。

8. 患者或家属拒绝心脏电生理检查。

9. 不具备进行心脏电生理检查和导管射频消融条件的医疗机构。

【方法】

1. 术前准备

（1）应详细了解病史，复习心电图（窦性心律与心律失常）并做出初步诊断。

（2）常规体检，生化检查、超声心动图和X线胸片等资料。

（3）停用所有抗心律失常药物至少5个半衰期。

（4）对有器质性心脏病的患者。应认真做好心脏病性质和心功能的评价，用药控制心绞痛和心力衰竭；了解心脏、主动脉和周围动脉病变情况（足背动脉搏动）。

（5）向患者和其家属说明手术过程，以取得患者密切配合，解释术中可能出现的并发症并签署知情同意书。

（6）需全身麻醉者应事先联系好麻醉科。

（7）手术医嘱和手术区备皮。

2. 环境及器械要求

（1）有符合放射防护条件的正规心导管室。

（2）心导管室具有手术室消毒条件。

（3）心导管室配备C臂或U臂X线造影机（并配有影像增强系统）或心血管造影

机、多导电生理记录仪、心脏程控刺激器、具有记录功能的心电及压力监测设备、心脏除颤器及心肺复苏设备。

（4）穿刺血管用穿刺针、导引钢丝、血管鞘及多极导管。

（5）氧气、输氧设备、气管插管设备、吸痰器及心包穿刺包。

（6）药物、消毒用聚维酮碘和乙醇溶液、利多卡因、肝素、异丙肾上腺素、阿托品、三磷腺苷及各种必要的抢救药品。

3. 房室结折返性心动过速的电生理诊断和导管消融术操作方法

（1）静脉穿刺和心腔内置管　常规消毒铺巾后，经皮穿刺右侧或左侧颈内或锁骨下静脉，并插入 6F 或 7F 动脉鞘管，经鞘插入 6F 10 极电极至冠状窦（CS）。经皮穿刺右侧和左侧股静脉并插入 2 根 6F 和 1 根 8F 动脉鞘管（右侧）。分别将 2 根 6F 4 极导管经鞘插入并放置于右心室心尖部、高位右心房，将 1 根 4 极 His 束导管经右侧 8F 鞘插入并放置于 His 束区。不同电极导管经尾线连接至多导生理记录仪，同步记录 I 、Ⅱ、aVF、V_1、V_6 导联心电图和高位右心房（HRA）、希氏束（HBE）、冠状窦（CS）、右心室（RVA）局部心腔内电图。

（2）电生理检查方法　电生理检查内容包括房室激动顺序、房室传导特性、房室逆行激动顺序、房室逆行传导特性及诱发心动过速，心房 S_1S_2 刺激不能诱发心动过速时可采用 $S_1S_2S_3$ 刺激或快速 S_1S_1 刺激诱发心动过速，必要时加用异丙肾上腺素诱发心动过速。尽管如此，仍有少部分病例不能诱发心动过速。

无论在射频消融前是否已明确诊断 AVNRT，均应放置冠状窦标测电极，原因有以下几个方面：首先，对于 AVNRT 的诊断具有参考价值；其次，在确定消融部位方面具有和希氏束电极同样重要的意义；另外，冠状窦电极记录的 A 波振幅较大，且图形稳定，判断放电过程中的房室关系最为简单可靠。

（3）AVNRT 分型和诊断　分为典型和不典型 2 种。典型的 AVNRT 又称为慢快型，占 AVNRT 的 95% 以上；不典型的 AVNRT 包括快慢型和慢慢型，应注意其与房性心动过速和顺向型房室折返性心动过速进行鉴别。

AVNRT 的诊断须符合如下电生理表现：①窦性心律时心房和心室刺激，其 A－V 和 V－A 传导均有频率和周期依赖性递减传导的特点。且心室和心房激动顺序正常。②心房程序期前刺激可显示房室结跃增性传导，即房室结双径传导（DAVNP）。不典型 AVNRT 者，心室程序期前刺激可显示房室结逆向双径传导。③心房和心室电刺激可重复诱发和终止心动过速，且有临界性刺激频率或周期。④AVNRT 的 A－V 传导比例多为 1∶1 关系，也可表现为 2∶1，多发生在心动过速的起始时。典型的 AVNRT 的 A 波和 V 波融合，不典型 AVNRT 的 A 波紧随 V 波（RP/RR <1）而类同于 AVRT，或 A 波远离 V 波（RP/RR >1）而类同于慢旁道参与的 AVRT，但心动过速时与 H 波同步刺激不改变心房激动周期和激动顺序。

（4）消融途径和导管选择与操作　常规采用股静脉途径标测与消融，可采用多种类型消融导管。对导管不易稳定贴靠于有效靶点部位者可采用 SR 0 号的 SWARTZ 鞘管加强支持，例如永存左上腔静脉畸形、冠状静脉窦口巨大者。

常用投照角度包括 RAO 30° 和 LAO 45°，RAO 30° 可精确判断消融电极的前（心室）、后（心房）、上（希氏束）、下（冠状窦）位置，LAO 45° 可判断消融电极的上、下和左（游离壁）、右（冠状窦）位置。LAO 45°的意义在于明确消融电极与间隔的位置关系，即明确消融电极是否贴靠于间隔，减少导管未贴靠间隔情况下的无效放电。

（5）消融靶点的确定　自希氏束至冠状静脉窦口依次分为上、中、下3个区，首先在中1/3段与下1/3段交界处附近标测，如果消融无效可向下或略向上寻找靶点，但是仍应满足以下条件：①局部双极心内膜电镜图呈碎、宽、小的 A 波和大 V 波。②局部心内膜电镜图无希氏束电位。③电极稳定贴靠于间隔。

（6）消融　一般采用温度控制消融，预设温度为60度。非温度控制消融时根据消融电极贴靠程度选择功率15～30W，放电过程中严密监测阻抗和心律。放电15秒后无交界性心律出现者应重新标测。放电方法有时间递增法、能量递增法和固定能量连续放电等方法，通常情况下采用固定能量连续放电法。放电过程中交界心律逐渐减少是消融成功的间接指标，放电时间一般在60秒以上，当然在有停止放电指征时应随时停止。

多采用在窦性心律下消融，放电过程中严密监测以下内容：①消融电极位置：要保持电极位置稳定，放电过程中因交界心律的影响电极易移位，因此需在持续 X 线透视下放电，并且需要适当动态调整以保持消融电极位置，当导管明显移位时应停止放电并重新标测，但在有效放电部位受心脏随呼吸的移动和交界心律的影响，导管如仅有一定程度的摆动，则可继续放电。②交界心律频率：交界心律频率过快（130bpm）提示消融部位邻近快径或希氏束，易发生 VA 阻滞，应立即停止放电，并在偏低部位标测与消融。③VA 阻滞：VA 阻滞是指交界心律 VA 间期明显延长或 A 波脱落。交界心律是消融有效的表现，其 V：A＝1：1 且 VA 间期在 0 左右，是因消融慢径后激动，同时沿希氏束下传和经快径路逆传，VA 阻滞说明消融慢径的同时阻断了快径，因此这种心电表现是发生房室阻滞的前兆，出现 VA 阻滞应立即停止放电，以避免造成不可逆性损伤。部分病例即使在远离希氏束的较低位置消融，也易造成 VA 阻滞，如果在多次放电中反复出现 VA 阻滞，而停止放电后房室传导完全正常，可逐渐延长每次放电时间至消融成功。④P－R 间期延长应立即停止放电。

（7）消融成功的标准　①房室结前传跳跃现象消失，并且不能诱发 AVNRT，心动过速诱发可不用异丙肾上腺素。②房室结前传跳跃现象未消失，但是用异丙肾上腺素后仍不能诱发 AVNRT。③无一度以上的房室传导阻滞。

4. 房室折返性心动过速的电生理诊断和导管消融术操作方法

（1）静脉穿刺和心腔内置管　同房室结折返性心动过速。

（2）房室旁路的电生理诊断　房室旁路的分区：房室旁路主要沿二尖瓣环和三尖瓣环分布，位于左侧或右侧游离壁，少部分位于间隔部，见图 18－1。①右侧房室旁路，在 X 线 ROA 45°～60°投照体位，将三尖瓣环想象成面对观察者的一个时钟面，CS 口处为 5 点，His 束处为 1 点左右，可将右侧房室旁路依次划分为右前间隔旁路、中间隔旁路、右后间隔旁路、右后壁旁路、右后侧壁旁路、右侧壁旁路和右前侧壁旁路。②左侧房室旁路，一般采用旁路距 CS 口的距离定位为左后间隔旁路、左后壁旁路、左后侧壁旁路、左侧壁旁路和左前侧壁旁路。

窦性心律和心房刺激下标测：在部分体表心电图上预激成分表现不明显的显性预

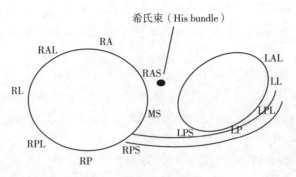

图 18 - 1　房室旁路定位示意图

RA：右前壁，RAL：右前侧壁，RL：右侧壁，RPL：右后侧壁，RP：右后壁，

RAS：右前间隔，MS：中间隔，RPS：右后间隔，LAL：左前侧壁，LL：左侧壁，

LPL：左后侧壁，LP：左后壁，LPS：左后间隔

激或隐性预激，可在窦性心律和心房刺激下，通过上述放置的电极，记录 His、RVA 和 CS 电极电图。分析各部位 A 波和 V 波的刺激顺序关系，找出最早心室激动及最短的 AV 间期，最早 V 波出现处即为心室预激部位。

心室刺激标测：在心室刺激时，可通过心墙各部位的电极导管记录到偏心心房激动顺序，根据最早心房激动部位和最短 VA 间期进行旁路定位，可作为隐匿性旁路的旁路诊断和定位。逆向性 AVRT 则与窦性心律下标测一样，通过记录到最早心室激动地点判断旁路部位。

（3）房室旁路的消融

①右侧房室旁路的消融　经股静脉插入 8F 加硬消融导管至右心房，在 LAO 45°投照体位下沿三尖瓣环依次标测，必要时可以辅助以 Swartz 鞘管稳定消融导管。显性右侧旁路可在窦性心率下标测，以 AV 融合并提前于体表心电图最早标测点作为消融靶点，必要时可应用心室起搏观察 AV 融合及是否提前来验证靶点；隐性旁路需在心室起搏下标测 VA 融合并将提前的标测点作为靶点，某些旁路可记录到旁路电位作为靶点，二者也均可在 AVRT 发作时标测。多采用温控消融，预设温度为 50℃～60℃。使用非温控消融，可以选择功率 20～30W，放电过程中严密监控阻抗和心率变化。显性旁路多在窦性心率下进行消融，隐性旁路多在心室起搏下消融。放电 5 秒内旁路阻断者为有效靶点，继续放电至 60～120 秒。对右侧间隔旁路消融时应注意观察消融靶点与 His 束的关系，避免损伤 His 束。

②左侧房室旁路的消融：经股动脉逆行插入消融导管至左心室，在 RAO 30°投照体位下以 CS 电极为标志进行标测。根据 CS 电极记录的心内心电图判断的旁路大概位置，在该电极附近标测消融靶点。显性旁路可在窦性心律下标测，以 AV 融合并提前或等于 CS 点击最早 V 波和体表心电图的预计波的最早标测点作为消融靶点，必要时可应用心室起搏观察 VA 融合及是否提前来验证靶点；隐形旁路须在心室起搏下标测 VA 融合并提前或等于 CS 最早逆行 A 波作为靶点。二者也均可在 AVRT 发作时标测，目前多采用温控消融，预设温度一般为 50℃～55℃。使用非温控消融，可以选择功率 20～30W，放电过程中严密监控阻抗和心率变化。显性旁路多在窦性心率下进行消融，隐性旁路多在心室起搏下消融。放电 5 秒内旁路阻断者为有效靶点，继续放电至 60～120 秒。部分新

实测消融困难者可将消融导管置于心房侧消融或者采用房间隔穿刺术在左心房侧消融。

【并发症预防及处理】

1. 急性心脏压塞

（1）原因　CS电极放置时穿破CS是AVNRT消融术中引起急性心脏压塞的主要原因；右心房内导管操作不当，致右心耳或右心房壁穿孔是少见原因；慢径消融极少导致心脏破裂。熟悉心脏解剖，导管操作轻柔及正确判断导管走向，是AVNRT消融中预防和避免急性心脏压塞的重要方法。

（2）诊断　根据如下表现可诊断急性心脏压塞：①面色苍白伴出汗，神志淡漠或烦躁。②血压下降且难以用升压药物维持。③透视心影增大（或不增大）且搏动明显减弱或消失，此时如能排除迷走反射即可诊断心脏压塞。④心脏超声可见心包积液征。

（3）处理　病情稳定者可在超声指导下处理。对于血流动力学不稳定者应该立即行心包穿刺引流术。经穿刺引流后血流动力学稳定，心影搏动恢复，超声检查心包积液明显减少且不再增加，可保留引流管4~6小时；否则，应在维持引流下立即行开胸手术修补。

2. 完全性房室传导阻滞

（1）AVNRT慢径消融损伤房室传导的主要原因是消融部位偏高而邻近快径或His束，而放电中未能及时发现先兆表现（如出现交界性心动过速、V-A阻滞、A-V延长或阻滞）则是导致完全性房室传导阻滞的重要原因。消融部位宜偏下，放电时严密监测和及时停止放电是重要的预防措施。

（2）多数房室旁路消融一般不会引起完全性房室传导阻滞，但是邻近His束的间隔旁路消融可能会损伤His束，从而引发损伤房室传导阻滞。主要与消融靶点邻近His束而且未能及时识别His电位，而放电中有未能及时发现的先兆表现（如出现交界性心动过速、V-A阻滞、A-V延长或阻滞）则是导致完全性房室传导阻滞的重要原因。消融部位宜远离His束，心动过速下标测和放电消融，放电时严密监测和及时停止放电是重要的预防措施。

3. 血胸或气胸

锁骨下静脉穿刺损伤动脉、胸膜或肺尖是主要原因，病情严重者及时穿刺引流。

【术后处理】

结束手术后拔除电极导联和鞘管，局部压迫止血后加压包扎，回重症监护治疗病房（ICU）观察，静脉穿刺下肢制动6~8小时，动脉穿刺下肢制动加压包扎4~6小时，制动24小时，心电监护24小时。

（二）心房颤动

1998年Haissaguerre在《新英格兰医学杂志》发表应用肺静脉电隔离术治疗房颤，房颤的导管消融治疗进展迅速，已成为最有希望根治房颤的治疗方法之一。小规模的随机临床试验表明，在维持窦性心律方面，导管射频消融的效果显著优于药物治疗，但是否能够降低房颤患者远期的卒中发生率尚待证实。目前在房颤消融的适应证和消融策略等诸多方面尚无一致的共识，而且仍处于不断演变的过程中。鉴于现阶段房颤射频消融术的操作难度和潜在严重并发症（如肺静脉狭窄、脑卒中、心房-食管瘘等）风险均显著高于常规心律失常的导管射频消融治疗，故推荐在有经验的电生理中心或有经验的医师的指导下施行该项治疗。

【适应证】

年龄 <75 岁、无或轻度器质性心脏疾患、左心房前后径 <50mm、反复发作，症状严重且药物控制不满意的阵发性房颤患者。

【禁忌证】

1. 甲状腺功能亢进没有得到满意控制。

2. 左心房血栓未机化。

3. 急性心肌损伤（急性心肌梗死、急性心肌炎等）。

4. 有全身或穿刺部位的感染。

5. 有严重肺功能、肝功能、肾功能损伤或其他慢性疾病的患者。

6. 患者或家属拒绝导管消融治疗。

7. 不具备导管消融治疗技术和设备的医疗机构。

【方法】

1. 术前准备

（1）一般检查及准备　X 线胸片、经胸超声心动图、出凝血时间、血常规、肝肾功能等常规检查，以及备皮和术前禁食等。

（2）特殊器械准备　包括房间隔穿刺针、8F 或 8.5F 房间隔穿刺鞘、长交换导丝、环形标测导管、温控大头消融导管或冷盐水灌注消融导管。

（3）抗心律失常药物　一般不强调术前停用抗心律失常药物，而慢性房颤患者在术前给予口服普罗帕酮或胺碘酮5～7天。

（4）术前抗凝　给予华法林抗凝3～4周。目前指南推荐术前不停用华法林或 NOAC 类药物，不建议进行低分子肝素桥接治疗。

（5）经食管心脏超声心动图检查　评价有无心脏血栓。

（6）多层螺旋 CT 或磁共振肺静脉成像检查　了解左心房和肺静脉的解剖及心房内有无血栓。图像可用于术中三维标测图像融合技术。

（7）其他　同阵发性室上性心动过速。

2. 手术方法

（1）普通导管放置　经锁骨下静脉、颈内静脉或股静脉途径放置冠状静脉窦导管；经股静脉途径放置右心室尖部导管，术中作为右心室起搏备用。

（2）房间隔穿刺　穿刺方法依据术者的经验可有不同，可采取 2 次房间隔穿刺放置 2 根外鞘管的方法或 1 次房间隔穿刺放置 1 根外鞘管入左心房的方法。

（3）肺静脉造影　经消融导管将房间隔穿刺鞘管送至肺静脉口部，撤出消融导管，经鞘管对肺静脉进行选择性逆行造影。

（4）环状标测导管放置　环状标测导管的放置原则是临近开口部和尽可能与静脉长轴垂直。

（5）三维标测系统应用　构建左心房和肺静脉电解剖模型，在三维电解剖结构指导下线性消融。目前国内常用的是 CARTO 或 EnSite NavX 标测系统。有条件可进行 CT 或 MRI 影像的融合。

（6）射频发生仪设置　建议采用温控导管进行消融（预设温度 50℃，功率 30W）

或冷盐水灌注导管进行消融（预设温度40℃~45℃，功率20~30W）。

（7）冷盐水灌注电极的设置　在放电时给予快速（1000ml/h，17ml/min）冷盐水输注，在标测时给予低流量（2ml/min）冷盐水持续输注。流量泵中的液体为低浓度肝素盐水（500U/500ml）。

（8）术中抗凝　完成穿刺后，静脉注射肝素，用量为70~100U/kg，并在以后操作过程中每小时补充1000U或根据ACT（350~400秒）调整肝素剂量。

（9）麻醉　穿刺前需要局部麻醉。消融过程中如患者不能耐受疼痛，可静脉应用镇静止痛药。

3. 消融策略的选择

（1）节段性静脉电隔离　适用于房颤起源靶静脉明确的阵发性房颤，由于术后复发率较高，发生肺静脉狭窄较多，现已少用。

（2）环肺静脉线性消融电隔离　阵发性房颤的主要消融术式，也是持续性或持久性房颤消融治疗的基本术式。

（3）左心房附加线性消融　包括左心房峡部、左心房顶部、左心房后壁、二尖瓣峡部、冠状静脉窦等。适用于持续性房颤或环肺静脉消融复发的房颤以及经标测证实的折返性房性心动过速。

（4）下腔静脉与三尖瓣环间峡部的线性消融　临床上有典型房扑或术中发现有典型房扑者，一般认为应进行该峡部的线性消融。

（5）碎裂电位消融　可作为持续性或持久性房颤上述消融术式的补充。

4. 消融终点

（1）肺静脉电隔离终点　窦性心律和心房起搏时肺静脉内的静脉电位完全消失。肺静脉内仍可记录到或快或慢的电活动，但这种电活动与心房内电活动分离，或肺静脉内刺激夺获静脉肌袖后的肺静脉电位与心房内电活动分离。

（2）三维标测指导下环形或线性消融终点　解剖上，完成围绕肺静脉环形消融径线，以及其他需要的左心房附加消融径线。理想终点为消融径线两侧产生双向传导阻滞。

（3）碎裂电位消融终点　消融局部的电位振幅降低（>90%）或消失。

（4）达到上述消融终点，房颤如仍未终止，可考虑静脉应用普罗帕酮或胺碘酮药物复律或直流电复律。

【术后处理】

（1）静脉穿刺处局部压迫止血15~20分钟，股静脉穿刺处继续局部加压包扎6~8小时，穿刺侧下肢制动6~8小时。

（2）术后给予低分子肝素皮下注射，3~5天。术后当天晚上可开始服用华法林，并继续应用华法林进行抗凝治疗3个月。

（3）手术当日术前开始，预防应用抗生素，共3天。

（4）手术当日术前开始，应用抑酸药，共3天。

【并发症预防及处理】

1. 心脏穿孔

导管消融治疗房颤中出现心脏穿孔和心脏压塞的风险较普通导管射频消融的操作

要大，为术中较严重和凶险的并发症。患者出现心脏压塞表现，应尽快行心包穿刺引流，多数患者不需要外科开胸止血。为防止心脏穿孔的发生，术中导管操作不宜用力过猛或张力过大，转动导管时尽可能保持导管游离在心腔内。冠状静脉窦、左心耳、右上肺静脉口外左心房顶部是容易穿孔的位置。

2. 血栓或气栓栓塞

常见部位是脑栓塞，大面积脑栓塞可危及生命。冠状动脉栓塞可出现急性心肌梗死表现。为预防术中和术后血栓栓塞的发生，术前和术中抗凝药物的应用非常重要。更换电极导管时操作不当可引起气栓，应注意避免。

3. 肺静脉狭窄

肺静脉狭窄是导管消融治疗房颤的特有并发症。为预防该并发症的发生，射频能量<30W，温度宜<50℃，采用冷盐水灌注电极，避免在肺静脉内消融。单支<75%的肺静脉狭窄一般无需处理。有症状患者，可应用利尿药和抗凝剂，以及抗炎对症处理。肺静脉内支架治疗是可选择的有效治疗方法，但再狭窄率达50%。

4. 心房－食管瘘

心房－食管瘘是导管消融治疗房颤的严重并发症，病死率高达50%以上。主要预防方法：避免在左心房和食管相邻的部位消融，在左心房后壁消融时，消融能量和温度的设置不宜超过30W和55℃。目前亦有采用高功率短时间消融的尝试。

5. 膈神经损伤

在进行右上肺静脉和上腔静脉口部消融治疗房颤时，可发生右侧膈神经损伤，左侧膈神经不易被伤及。预防措施：消融前在可能有膈神经分布的区域行高频刺激，如果出现膈神经夺获，则更换消融位点、降低消融能量或者减少消融时间。发生膈神经损伤的患者一般在2~3周可以完全或部分痊愈。

【随访】

术后可常规服用Ⅲ类抗心律失常药物，1~3个月以后，如果没有房颤发作可停药。对于术后短时间内仍有房颤发作的患者，应观察3个月，再决定是否需要进行再次消融治疗，因术后短时间内复发的房颤，大部分病例在3个月内可逐渐消失。随访期间如经动态心电图证实心律失常发作的频度和类型与术前相同，视为复发，可择期行第2次电生理检查和消融治疗。少部分术后复发病例可通过口服抗心律失常药物而使房颤发作得以良好控制。

（三）室性心律失常

临床上接受导管消融治疗室性心律失常的主要是发生于无明显器质性心脏病患者的室性心动过速（特发性室性心动过速，IVT）和单形性室性早搏。IVT约占室速发病率的10%；心电图特征相对固定：一种是呈左束支阻滞形态，起源于右心室流出道的室速（RVOT－VT），另一种是呈右束支阻滞形态、起源于左心室的IVT，又称左心室特发性室速（ILVT）。IVT射频消融成功率较高，达90%；而继发于器质性心脏病的室性心动过速，也称病理性室速，其射频消融技术还处于发展之中。

【适应证】

1. 明确适应证

（1）发作频繁、症状明显者的 IVT、室性早搏。

（2）合并器质性心脏病的部分单形室速（血流动力学稳定、可重复诱发）。

（3）症状明显，动态心电图检查 >10000/24h 的单型性室性早搏。

2. 相对适应证

（1）发作次数少，症状轻的 IVT。

（2）症状明显，动态心电图检查 <10000/24h 的单型性室性早搏。

（3）合并器质性心脏病的单形性室速（血流动力学不稳定、不易重复诱发），或虽已植入 ICD，但为减少自动除颤而行消融。

3. 非适应证

（1）多形室速及合并严重心肌病变的室速，目前治疗技术仍然不成熟。

（2）无症状，动态心电图检查 <10000/24h 的单形性室性早搏。

（3）合并有其他心脏介入禁忌。

【方法】

1. 导管放置

同阵发性室上速。

2. 电生理检查方法

（1）窦性心律（SR）时心室刺激　选择 RVA 作为心室刺激部位。分级增加频率（缩短周期）刺激心室，直至诱发 VT 或非 1:1 心室夺获。程序期前刺激心室时 S_2 不应低于 250ms，以免引起心室颤动。

（2）心动过速时测量　诱发 VT 后测定心房及心室频率，His 束波至 V 波（H–V）间期，有助于最终确诊室速。

（3）心动过速时刺激　诱发 VT 后以快于室速的频率（增加 10%）刺激心室以终止或拖带心动过速。

（4）异丙肾上腺素激发试验（主要用于 VT 不易诱发者）　静脉滴注异丙肾上腺素使基础心律增加 10% 后行心室刺激。60% 左右的特发性室速需要静脉给予异丙肾上腺素才能诱发出持续性心动过速。

（5）有时为阐明室速的发病机制，可以静脉给予腺苷及维拉帕米终止室速，RVOT–VT 多为 cAMP 介导的迟发后除极活动，易被腺苷终止；左心室间隔面 IVT 易被维拉帕米终止，而多不被腺苷终止。

（6）心房刺激　部分室速（左心室间隔面室速）易被心房刺激所诱发，选择高位右心房作为心房刺激部位。分级增加频率（S_1S_1 或 S_1S_2）直至诱发 VT 或非 1:1 心房夺获。

（7）室速诱发的特殊情况　有时 VT 的诱发需要双侧心室同步刺激，或增加程序刺激（如 $S_1S_2S_3$、$S_1S_2S_3S_4$ 等）。

3. 室速消融

（1）消融能量　首选射频，对于部分邻近 His 束附近的室速可以采用冷冻消融。

（2）消融途径　经股静脉途径（右心室流出道室速）、经主动脉逆行法（左心室间隔面室速)、经皮穿刺心包途径(心外膜室速)。

(3)设备选择　装配有三维标测系统的单位,建议在三维标测系统指导下消融。三维标测系统有助于减少并发症及放射线剂量。

4. 标测方法

包括激动标测、起搏标测及基质标测。

(1)激动标测　主要用于 ILVT 及持续发作的室速。对于 ILVT,在左心室间隔区寻找比 QRS 提前的高频低幅电位,即 P 电位(Purkinje potential)。消融时应以孤立 P 电位最提前处为靶点。近期也有通过寻找最早舒张期电位为靶点进行消融的方法。

(2)起搏标测　主要用于右心室流出道室速或发作不持续的室速。寻找起搏时与心动过速时 12 导联 QRS 形态完全相同或至少 11 个导联相同处为消融靶点。

(3)基质标测　对于器质性心脏病室速,多为折返机制引起。如发作时血流动力学不稳定或难以诱发室速,可以在三维标测系统指导下行基质标测,确定低电压区或瘢痕区,根据标测结果寻找室速折返的关键峡部或关键通道。

5. 消融参数设置

预设能量及温度取决于是否使用生理盐水灌注导管。非生理盐水灌注时,预设能量为 20~30W,预设温度 50℃~60℃;生理盐水灌注时的功率一般不超过 30W,温度不超过 45℃。

6. 操作终点

室速终止或不被诱发。

【术后处理】

手术结束后拔除电极导管和鞘管,局部压迫止血后加压包扎,术后监护观察,双下肢制动 6~8 小时,心电监护 24 小时。

【并发症预防及处理】

1. 急性心脏压塞

同前所述。

2. 完全性房室传导阻滞

消融 His 束旁室速时可能出现完全性房室传导阻滞,应尽量远离 His 束消融。如完全阻滞不能恢复则需要起搏器植入。

3. 冠脉狭窄

冠状动脉口或冠状动脉内消融(见于左心室流出道及心外膜室速的消融)可能导致此并发症。如出现,按冠状动脉狭窄处理。

第四节　快速性心律失常的外科手术治疗

外科治疗快速性心律失常的目的在于切除、搁置、离断参与心动过速生成、维持与传播的组织,从而终止快速心律失常,恢复正常窦性心律,改善心脏功能。自 20 世纪 70 年代开始,逐步开始通过外科对各种快速心律失常的病灶和折返环进行标测和消融,切除致心律失常性病灶,治愈心动过速,恢复窦性心律。外科治疗心律失常由于创伤大、手术复杂、费用高昂,不可能常规广泛地应用于临床。特别是心脏介入性治疗迅速发展的今天，心律失常外科手术治疗的领域已逐渐被射频消融治疗所取代。但是，外科手术对于某些介入治疗难以奏效的病例，仍可作为一种最后的选择。对于一些本来需要行心脏外科手术，同时合并难治性快速性心律失常的患者，可以同时进行心律失常的外科治疗，如需外科干预的先天性心脏病，严重的冠状动脉粥样硬化性心脏病或心脏瓣膜性疾病等同时合并难治性心律失常。此外，有些外科手术方法，为介入治疗的开展奠定了一定的理论基础，如心房射频线性消融根治房颤的机制，就是根据心房迷宫手术的原理逐步发展而来。

【适应证】

目前能够通过心外科治疗的快速心律失常主要有以下几种：

1. 室上性快速性心律失常

（1）房室结内折返性心动过速　主要行房室结间隔冷冻切除术。由于射频消融技术迅速发展以及治疗此类心律失常极高的成功率，绝大多数患者选择导管消融治疗，手术治疗现已很少采用。

（2）房室旁路参与的房室折返性心动过速　主要行房室旁路切断术，根据房室旁路部位的不同，分别有左侧游离壁房室旁路切断术，右侧游离壁房室旁路切断术、后间隔房室旁路切断术和前间隔房室旁路切断术4种。目前大多数房室旁路可经射频消融治愈，仅有极少数旁路所处位置深藏或位于心外膜，反复导管消融失败，或合并先天性心脏病、后天性心脏病或瓣膜疾病需要手术治疗者，可考虑采用外科方法切断。

（3）房性心动过速　主要行心房隔离术，在目前三维电解剖标测时代，通过心内膜激动标测，能精确定位房速的起源点或折返环，导管消融治愈率极高，已很少需要外科干预。

2. 心房颤动

对于持续性心房颤动，主要行改良的迷宫手术，多在患者同时合并有需要心脏外科干预的情况下采用，需要外科开胸。对于无合并需心脏外科手术干预情况下的阵发性房颤，在考虑导管消融的同时也可以考虑采用微创胸腔镜技术的 Wolf – Mini – Maze 手术治疗，临床疗效也不错，且可明显减少手术创伤。

3. 室性心动过速

室性心动过速最常见于冠心病心肌梗死后，室性心动过速的起源点大多位于左心室或室间隔左心室面的缺血坏死区域。多在尝试心内膜及心外膜消融无效，充分药物治疗的情况下，患者反复发作危及生命的室性心动过速，植入 ICD 频繁放电者，或者室壁瘤合并左心室射血分数降低及室壁瘤内血栓形成等情况下，可以考虑手术切除室壁瘤及相应的致心律失常病灶。另外长 Q – T 间期综合征的患者可以考虑行胸交感神经切断术。

4. 终末期心衰的患者合并快速心律失常

可以考虑心脏移植，缺血型心肌病及致心律失常右心室心肌病终末期心衰合并室速等快速心律失常可以考虑进行心脏移植。

【禁忌证】

通常能够采取常规非外科手术干预方法处理的心律失常，不建议外科手术干预，因为外科手法干预对患者创伤较大。

【方法】

1. 旁路切断术

手术在低温体外循环下进行，采用胸骨正中切口。术者需戴手术放大镜，根据心外膜标测结果进行手术。

2. 心梗后室速的手术方式

大致分为间接和直接 2 种，间接手术方式如胸交感神经切断术、冠状动脉旁路移植术和室壁瘤切除术等，可获得一定的成功率。直接手术方式包括病灶切除与消融术 2 种。伴室壁瘤的患者通常有室壁瘤切除 + 心内膜环状切除术，室壁瘤切除 + 局部心内膜切除术，室壁瘤切除 + 广泛纤维化心内膜切除几种治疗方式。手术成功的关键在于能否准确定位。术前与术中应作心电生理检查，室性心动过速发作时，记录到最早电活动的部位，通常认为是心动过速的起源点，借助标测引导施行心内膜切除（包括心内膜冷冻或激光技术），尽量保留心肌收缩功能，提高手术治疗的成功率。非冠心病引起的室性心动过速的起源点可位于左心室或右心室，取决于原有心脏病变。例如致心律失常型右心室心肌病可引起右心室起源的室性心动过速，手术治疗方式包括单纯病灶切除或将右心室游离壁与心脏的其余部分隔离，但因此类疾病多呈进展性，故目前通常不主张行此类手术。

3. 心房颤动的手术方式

目前已较少采用最初的切割和缝合方式行迷宫术，而是采用射频、冷冻或高能聚焦超声等能源拟迷宫手术的切割与缝合造成的透壁性损伤，现多采用射频能源。手术方式分为 2 种，一种是开胸射频消融手术治疗房颤，通常适于合并其他需外科开胸干预心脏疾病的持续性心房颤动患者；另一种是 Wolf 微创迷宫手术，通过胸腔镜行双侧肺静脉隔离，左心耳切除及心外膜的部分去迷走神经化治疗，通常适用于无明显器质性心脏病的阵发房颤患者。左心耳血栓形成无法行射频消融时，也可考虑行外科房颤消融。

（丁立刚）

第十九章　　心脏瓣膜疾病介入治疗

第一节　　二尖瓣狭窄球囊扩张成形术

经皮球囊二尖瓣成形术（PBMV）为缓解单纯二尖瓣狭窄症状的首选姑息治疗方法。术后症状和血流动力学立即改善，严重并发症少见，主要并发症包括二尖瓣关闭不全、脑栓塞和心房穿孔所致的心脏压塞，手术死亡率小于0.5%。其近期与远期（5年）效果与外科闭式分离术相似，基本可取代后者。

【适应证】

1. 明确适应证

（1）二尖瓣口面积<$1.5cm^2$，瓣膜柔软，无严重钙化和瓣下结构异常（Wilkins 超声计分<8min）。

（2）窦性心律，或房颤心律，无体循环栓塞史，左心房无血栓。

（3）不合并中度及以上二尖瓣关闭不全及其他瓣膜病变。

（4）无风湿活动。

（5）有明确临床症状，心功能为 NYHA Ⅱ级以上者。

2. 相对适应证

（1）无症状的中、重度二尖瓣狭窄患者（二尖瓣面积≤$1.5cm^2$），有肺动脉高压（休息时肺动脉收缩压>50mmHg 或运动时>60mmHg）但无左心房血栓及中、重度关闭不全且瓣膜形态有利于行经皮球囊成形术。

（2）有症状（NYHA 心功能分级Ⅲ或Ⅳ级）的中、重度二尖瓣狭窄（二尖瓣面积≤$1.5cm^2$）患者，无左心房血栓及中、重度关闭不全，有非柔软化瓣膜却对外科手术有高度危险者。

【禁忌证】

1. 相对禁忌证

（1）无症状的中、重度二尖瓣狭窄患者（二尖瓣面积≤$1.5cm^2$），无左心房血栓及中、重度关闭不全，瓣膜形态有利于行经皮球囊成形术，但患者有新的房颤发作。

（2）NYHA 心功能分级Ⅲ或Ⅳ级中、重度二尖瓣狭窄（二尖瓣面积≤$1.5cm^2$）患者，有非柔软化瓣膜却对外科手术有低度危险者。

2. 绝对禁忌证

（1）轻度二尖瓣狭窄患者。

（2）二尖瓣狭窄并中度及以上二尖瓣关闭不全。

（3）心腔内有血栓形成。

（4）二尖瓣严重钙化，尤其伴瓣下装置病变者。

（5）风湿活动期。

（6）合并感染性心内膜炎。

（7）妊娠期，因放射线可能影响胎儿，除非心功能Ⅳ级，危及母子生命安全。

（8）全身情况差或合并其他重要脏器疾病。

（9）二尖瓣狭窄合并中度以上主动脉狭窄和（或）主动脉瓣关闭不全。

【方法】

1. 操作方法

（1）器械选择　根据多普勒超声心动图测定二尖瓣环直径，选择适宜型号的球囊导管，包括国产及进口 Inoue 球囊系统。

（2）左右心导管检查　穿刺右股动静脉，先常规行左、右心导管检查，置猪尾导管于升主动脉根部作定位标志。

（3）房间隔穿刺

①穿刺点的定位：在超声心动图监测下，采用 Ross 法或造影法行房间隔穿刺，常用或传统的定位方式是根据 X 线透视影像，后前位在左心房影中下三分之一交界横线与脊椎右三分之一交界纵线的交汇处。

②穿刺成功的确认：确定穿刺成功的方法主要根据影像学指征（造影或注射造影剂显影）和血流动力学指征。

（4）左心房钢丝和球囊导管的导入。

（5）二尖瓣口的扩张　球囊扩张二尖瓣口是 PBMV 技术最重要步骤。球囊直径的选择已经有公认方法，初始扩张时的球囊直径选择主张从小直径开始逐渐增加。

2. 成功标准

（1）二尖瓣舒张期杂音消失或近于消失，或出现轻度收缩期杂音。

（2）左心房压明显下降。

（3）影像学上完全充盈的球囊从左心室自动滑回左心房。

（4）无明显新增Ⅰ级以上的二尖瓣反流。

（5）扩张后二尖瓣瓣口面积大于 $1.5cm^2$ 以上。

3. 并发症

（1）室性心律失常　与所有心导管检查一样最常见，发生率98%以上，术中静滴利多卡因、调整导管位置可减少发生。

（2）心脏穿孔和心包填塞　与房间隔穿刺定位不准有关。一般心包填塞进行心包穿刺放液即可缓解，严重者需紧急手术纠治。

（3）房间隔缺损　球囊导管穿过房间隔进行 PBMV 时，术后留有 3～5mm 的中隔小孔。绝大多数术后48小时自动闭合，罕有引起左向右分流。

（4）体循环栓塞　术前应严格检查左心房内有无血栓，如有明显血栓，则免作PBMV。对瓣膜钙化，柔软性差的病例，术中应谨慎轻巧地操作。

（5）二尖瓣反流　多为轻度反流，少数病例可造成严重反流，二尖瓣瓣体有明显钙化不均，融合交界有钙化以及瓣下结构有明显融合和缩短者，术后易出现较严重的MR，偶有因术后严重反流引起急性左心衰而致死者。

此外，还有报道可引起晕厥、胸痛、急性肺水肿等并发症。

PBMV 近、远期效果良好，其疗效和外科二尖瓣分离术相仿，同时具有创伤小、康复快等优点。

【注意事项】

将球囊导管从股静脉经房间隔穿刺跨越二尖瓣，用生理盐水和造影剂各半的混合液体充盈球囊，分离瓣膜交界处的粘连融合而扩大瓣口。在瓣叶（尤其是前叶）活动度好，无明显钙化，瓣下结构无明显增厚的患者效果更好。对高龄、伴有严重冠心病，因其他严重的肺、肾、肿瘤等疾病不宜手术或拒绝手术、妊娠伴严重呼吸困难、外科分离术后再狭窄的患者也可选择该疗法。术前可用经食管超声探查有无左心房血栓，对于有血栓或慢性心房颤动的患者应在术前充分用华法林抗凝。

第二节　主动脉瓣狭窄球囊扩张成形术

经皮球囊主动脉瓣成形术（PBAV），术后瓣膜弹性回缩，术后左心室流出道梗阻的缓解程度不大，主动脉瓣口面积增加不明显，瓣口狭窄在术后几月内即达到术前水平，另外，此技术操作死亡率3%；对于高龄、有心力衰竭和手术高危患者，在不适于手术治疗的严重钙化性主动脉瓣狭窄患者仍可改善左心室功能和症状，1年死亡率45%，所以长期治疗效果不佳，现已很少应用于临床。它主要用于：①由于严重主动脉瓣狭窄的心源性休克者。②严重主动脉瓣狭窄需急诊非心脏手术治疗，因有心力衰竭而具极高手术危险者，作为以后人工瓣膜置换的过渡，或作为经导管主动脉瓣置换术（TAVR）瓣膜植入前的必要过渡步骤。③有严重主动脉瓣狭窄的妊娠妇女。④有严重主动脉瓣狭窄并且拒绝手术治疗的患者。

【适应证】

1. 明确适应证

典型主动脉瓣狭窄不伴主动脉严重钙化：心输出量正常时经导管检查跨主动脉瓣压差≥60mmHg，无或仅轻度主动脉瓣反流；对于青少年及成人患者，若跨主动脉瓣压差≥50mmHg，同时合并有劳力性呼吸困难、心绞痛、晕厥或先兆晕厥等症状，或者体表心电图（安静或运动状态下）左胸导联出现T波或ST段变化，亦推荐球囊扩张术。

2. 相对适应证

（1）新生儿重症主动脉瓣狭窄。

（2）隔膜型主动脉瓣下狭窄。

【禁忌证】

1. 主动脉瓣狭窄伴中度以上主动脉瓣反流。

2. 发育不良型主动脉瓣狭窄。

3. 纤维肌性或管样主动脉瓣下狭窄。

4. 主动脉瓣上狭窄。

【方法】

1. 球囊导管的选择

（1）**球囊大小**　选用球囊直径略小或等于瓣环直径，通常选择球瓣比值为（0.8～1.0）：1或更小。

（2）球囊长度　由于高速血流及脉压差大，过短的球囊不容易使扩张球囊的中央固定于狭窄的瓣膜口，目前除应用通用的 3cm 长的球囊外，还推荐应用 4~6cm 长的球囊。

（3）单、双球囊瓣膜成形术的选择　年长儿及青少年瓣环较大，单一球囊难以达到足够的球瓣比值者，可选用双球囊瓣膜成形术；重症主动脉瓣狭窄的年长儿或成人，可先以较小球囊进行扩张，再以大球囊或双球囊进行扩张。

2. 操作方法

（1）术前准备　术前常规进行体检、心电图、胸部 X 线片及超声心动图等检查，初步明确主动脉瓣狭窄的类型及严重程度。

（2）诊断性心导管术　常规股动脉及股静脉插管，肝素 100U/kg 抗凝，先行右心导管检查；然后进行左心导管检查，猪尾导管置于升主动脉进行测压和造影，观察主动脉瓣返流程度及瓣口负性射流征。由于瓣口狭窄以及射流的存在，猪尾导管难以直接插至左心室，可取直头导丝经导管伸出于导管头端，操纵导丝插至左心室，然后循导丝插入猪尾导管，但应避免误入冠状动脉，亦可应用端孔导管通过狭窄的主动脉瓣口插至左心室。导管入左心室后，先行测量左心室压力及跨瓣压差，再行长轴斜位左心室造影，观察瓣膜狭窄类型，并测量主动脉瓣环及瓣口直径。

（3）球囊扩张术方法

①单球囊主动脉瓣成形术最常用的为逆行股动脉插管法。首先由导管插入 260cm 长的"J"形加硬导引钢丝至左心室，撤去导管，留置长导引钢丝于左心室内，然后循导丝插入球囊导管，直至主动脉瓣口处。先以少量稀释对比剂扩张球囊，确定球囊中央跨于狭窄的主动脉瓣口。如果球囊位置良好，则用稀释对比剂快速扩张球囊，随球囊腔内压力的增加，腰征随之消失。一旦球囊全部扩张，立即吸瘪球囊。通常从开始扩张球囊至吸瘪球囊总时间为 5~10 秒，反复 2~3 次，每次间隔 5 分钟左右。术中密切注意心率、心律和血压，术毕拔管局部压迫止血，如出血过多需输血。在球囊扩张时为了避免左心室射血所引起的球囊来回移动，在球囊扩张时可在右心室安装临时起搏器，加速心率。

②双球囊主动脉瓣成形术经皮穿刺一侧股动脉，先以导丝插至股动脉及降主动脉，再循导丝经止血扩张管插入 1 支导管至左心室，并保留 1 支长导丝于左心室；再在对侧股动脉进行穿刺，插入另 1 支导管至左心室，并同样置 1 支长导丝于左心室。先在一侧将球囊导管插至左心室，以少量对比剂扩张球囊以调整球囊的位置，然后在对侧插入另 1 支球囊导管，并调整球囊导管位置，一旦 2 支球囊导管在合适的位置后，2 枚球囊同时进行扩张。由于球囊间留有间隙，因此当球囊扩张时 2 枚球囊位置相对稳定，而且血压下降幅度较单球囊为小。在某些特殊情况下，也可采用脐动脉、腋动脉及颈动脉插管法（适用于新生儿或小婴儿）行 PBAV；不宜动脉插管者，可经房间隔穿刺法（或卵圆孔）行 PBAV。

（4）术后处理及随访

①术后局部穿刺处压迫止血，密切观察血压、心率、心律、心电图的改变，术后 2 小时内复查超声心动图，以早期发现可能出现的严重并发症，另外需观察股动脉穿刺侧的足背动脉搏动情况。

②术后 1、3、6 和 12 个月随访，包括临床检查、心电图及超声心动图。

【注意事项】

1. 疗效评价

PBAV 术后重复测量跨瓣压力阶差，并做升主动脉造影以评价主动脉瓣狭窄解除的情况及是否发生或加重主动脉瓣反流。一般认为 PBAV 成功的标准为：跨主动脉瓣压差下降 50% 以上；主动脉瓣口面积增大 25% 以上；主动脉瓣反流无明显加重。

2. 并发症及处理

PBAV 的并发症远多于 PBPV，发生率约 40%，因此有一定的危险性，需要有熟练的技术，精确的判断，及时处理可能发生的危急状态，并需要有外科的密切配合。

（1）病死率 总病死率 4% 左右，大多数发生在新生儿，可达 15% ~ 50%，死亡原因除与手术本身有关外，主要与疾病严重程度及伴随疾病有关。

（2）主动脉瓣反流 PBAV 后主动脉瓣反流的发生率早期报道不一，大部分为轻度，中至重度反流大约 4% 左右，低于外科手术。严重主动脉瓣反流可引起急性左心衰竭，常需作换瓣准备。术后主动脉瓣反流发生的机制还不十分清楚，可能与以下因素有关。

①球瓣比值：主动脉瓣反流的严重程度和球瓣比值大小相关，采用球瓣比值 ≤ 1.0 可明显减少主动脉瓣反流的发生率。

②球囊的稳定性：球囊在左心室流出道扩张时，左心室的有力收缩及左心室向主动脉射血，可导致球囊从左心室流出道向主动脉瓣口快速运动，从而损伤主动脉瓣，引起关闭不全。因此，保持球囊的稳定性，有可能减少主动脉瓣反流的发生率，同时也有利于提高球囊扩张的成功率。其方法为应用较硬但头端软的导丝和较长的球囊以增加稳定性；右心室临时起搏加速心率，由略高于患者静息心率的刺激频率开始，每隔 5s 逐渐增加起搏频率。当球囊送达主动脉瓣水平时开始加速起搏频率，直到主动脉收缩压下降达 50% 时开始扩张球囊，通常平均起搏心率 200 次/分钟左右，完成球囊扩张术后快速吸瘪球囊，停止心脏起搏。

（3）局部血管并发症 股动脉局部插管处血栓形成和（或）血管损伤，发生率约 12%，表现为局部动脉搏动减弱，最后消失，下肢呈缺血状。血栓形成的处理包括肝素、链激酶及尿激酶等治疗，也可局部取栓并行血管损伤修补。对于新生儿及小婴儿，采用颈动脉或脐动脉插管可减少股动脉插管引起的并发症；应用小号球囊导管及减小球瓣比值可明显减少血管损伤的发生率。

（4）左心室及升主动脉穿孔 导引导丝头端过硬及导管过于坚硬，在推送过程中可引起心室壁及升主动脉穿孔。球瓣比值超过 1.2 时，球囊扩张可引起主动脉壁、主动脉瓣及室间隔撕裂。主动脉破裂可引起内出血、血压下降和休克；左心室穿孔则引起心包积血、心脏压塞。一旦诊断明确，需快速心包穿刺减压，早期开胸手术修补心脏穿孔。因此，操作应轻柔，避免大幅度推送导管头端及顶压心脏壁，球囊选择不宜偏大。

（5）左心房室瓣损伤 采用房间隔穿刺经左心房、左心房室瓣达左心室途径进行球囊扩张术时，有时可引起左心房室瓣撕裂、腱索断裂，导致左心房室瓣反流，目前已较少应用该途径。

（6）栓塞　导管操作过程中细小血块、空气或脱落瓣膜小片等都可引起动脉系统栓塞。因此导管操作时需肝素化，注意球囊排气，操作应熟练，防止血栓形成。

（7）心律失常　常见快速心律失常包括早搏、室上性心动过速、短阵室性心动过速甚至心室颤动，缓慢心律失常包括窦性心动过缓、左束支传导阻滞、房室传导阻滞等，大部分为一过性。严重心律失常需紧急处理，包括球囊导管撤出心脏、药物及器械辅助治疗（电击、起搏器）等。

（8）出血　由于 PBAV 在左心室及动脉高压系统进行操作，尤其在操作导引导丝插入左心室时，或交换导引钢丝、球囊扩张管及普通导管等时，容易引起局部穿刺点及导管接口处出血。因此，操作应规范化，尽量减少导引导丝及导管交换。

第三节　经皮人工主动脉瓣置入术

经皮人工主动脉瓣置入术（PAVR）又称经导管主动脉瓣置入术（TAVI），是近年来研发和采用的一种全新的微创瓣膜置换技术。1992 年起就有 Andersen 等多名学者先后报道了经皮主动脉瓣置换的动物试验，并对置入器械进行逐步改进。目前尚没有指南规定经皮主动脉瓣置换术的适应证，但欧洲心胸外科协会、欧洲心血管协会、欧洲心血管介入协会曾达成共识，推荐经皮主动脉瓣置换术主要用于风险较高而且不适宜接受外科手术的患者。

【适应证】

目前的临床研究所选择的病例多为 70 岁以上、瓣膜面积 ≤0.6cm^2、NYHA 分级 ≥Ⅱ级、具有多重高危疾病（Parsonnet 评分 30 分以上），EuroScore（心脏手术风险评估欧洲系统）死亡危险评估大于 20% 或对传统瓣膜置换术有禁忌证的患者。

【禁忌证】

不适宜用于单纯的不愿接受外科瓣膜置换术的患者。

【方法】

经导管瓣膜置入的方法有 3 种：前向技术（经房间隔穿刺）、逆向技术（经股髂动脉）和非体外循环直接径路瓣膜置换技术（经心尖）。

1. 前向技术

采用股静脉插管后经房间隔穿刺到达主动脉瓣位置，经静脉穿刺房间隔经左心房 - 二尖瓣 - 左心室途径，采取经静脉穿刺房间隔顺行途径，并以 220 次/分的频率临时起搏右心室降低心排量，快速右心室起搏以减少主动脉血流，保持人工瓣膜理想位置后迅速扩张球囊，将人工瓣膜支架置入主动脉瓣环处。此技术成功率高，但可能导致严重的二尖瓣反流和术中血流动力学不稳定，且操作复杂，要求操作者具有较高的心导管技术。

2. 逆向技术穿刺股动脉

由股动脉路径进行 PAVR，通过快速右心室起搏后，在原瓣膜处置入主动脉瓣膜支架，操作过程中导丝经腹主动脉、降主动脉和主动脉弓逆行至主动脉根部至左心室，此途径比较方便快捷，被广泛采用，但主动脉 - 髂动脉血管条件不佳的患者，不宜采取此径路。

3. 非体外循环直接径路瓣膜置换技术

该法为经心尖穿刺、经导管支架瓣膜置换的方法，可以避免损伤外周血管，减少栓塞、斑块破裂、支架移位、瓣周反流等不良事件的发生率，但要求介入医生有相当的外科基础或由心外科医生与介入医生配合完成。

【注意事项】

1. 顺行法

顺血流方向经房间隔和二尖瓣，容易通过主动脉瓣，心脏搏动对支架瓣膜影响小、定位准确；使用24F的鞘管可以置入较大型号的瓣膜支架；可应用于伴严重的周围动脉硬化的患者，可避免动脉并发症的发生。但需要穿刺房间隔，操作技术复杂，导管技能要求高；可能造成二尖瓣的损伤；因长期机械应力作用于支架及周围组织，有导致瓣周漏的可能。

2. 逆行法

穿刺股动脉经主动脉途径，操作相对简单，适用于主动脉瓣反流患者。自膨胀机械力可适应扩张的主动脉瓣环，允许放置更长的支架，能够更加紧密的与主动脉瓣环、升主动脉贴附从而不易移位。但支架球囊常难以通过严重狭窄的主动脉瓣口致手术失败，而且不能置入较大的支架瓣膜，对严重周围动脉硬化的患者易引起血栓栓塞，另外是否会导致迟发性主动脉破裂尚待观察。

PAVR在动物试验和初步临床应用中已经取得了较满意的效果，但是目前仍有许多问题有待解决。主动脉根部解剖复杂、手术操作困难、瓣膜支架定位不准确和固定操作均可引起心肌梗死和心包压塞等严重的并发症。目前技术还不能使置入的支架瓣膜与自体主动脉完全贴壁，瓣膜移位和瓣周漏不可避免；血栓栓塞、支架寿命有限均存在潜在的风险。目前置入人工瓣膜支架采用球囊扩张置入方式，需要16～24F导管，增加了手术难度和血管损伤；现在植入途径多采用前向途径，操作复杂；手术置入过程中的影像学引导需要更为准确的引导技术；术中的远端保护防止自然瓣膜碎片脱落造成的栓塞等等问题。但是随着材料学的进步和介入心脏病学经验的不断丰富和积累，现有的一些技术难题会不断攻克解决，为主动脉瓣疾病介入治疗的发展提供良好的技术支持，使主动脉瓣患者从新的治疗方法中获得更大的利益。

第四节　经皮肺动脉瓣球囊成形术

经皮肺动脉瓣球囊成形术（PBPV），现已获得广泛应用。20余年来，随着对PBPV应用的适应证、方法学、手术前后血流动力学、作用机制及随访等深入研究及较大数量的临床应用研究，表明PBPV为简便、有效、安全、经济的治疗肺动脉瓣狭窄（PS）的首选方法，对于大部分病例，PBPV可替代外科开胸手术。PBPV安全、有效，并发症发生率约5%，总死亡率<0.5%，多见于新生儿、小婴儿及重症患者。

【适应证】

1. 明确适应证

（1）典型PS，跨肺动脉瓣压差≥35mmHg；

（2）对于青少年及成人患者，跨肺动脉瓣压差≥35mmHg，同时合并劳力性呼吸困难、心绞痛、晕厥或先兆晕厥等症状。

2. 相对适应证

（1）重症 PS 伴心房水平右向左分流。

（2）轻、中度发育不良型 PS。

（3）婴幼儿复杂先天性心脏病伴 PS，暂不能进行根治术，应用 PBPV 进行姑息治疗，缓解紫绀。

（4）部分婴儿重症法洛四联征伴 PS，可试行球囊瓣膜及血管成形术作为姑息疗法，以缓解紫绀及肺动脉分支狭窄。

（5）PS 经球囊扩张及外科手术后残余压力阶差。

（6）室间隔完整的肺动脉瓣膜性闭锁，右心室发育正常或轻度发育不良，可先行射频打孔，再进行球囊扩张术。

（7）重症 PS 伴左心室腔小及左心室功能低下，可逐步分次行球囊扩张术。

【禁忌证】

1. 肺动脉瓣下漏斗部狭窄，PS 伴先天性瓣下狭窄，PS 伴瓣上狭窄。

2. 重度发育不良型 PS。

3. 婴儿极重型 PS 合并重度右心室发育不良或右心衰竭。

4. 极重度 PS 或室间隔完整的肺动脉瓣闭锁合并右心室依赖性冠状动脉循环。

5. PS 伴需外科处理的右心房室瓣重度反流。

【方法】

1. 球囊导管的选择

（1）球囊大小　通常选择球囊瓣环的比值（球瓣比值）为 1.2～1.4，瓣膜狭窄严重者，其比值可偏小，瓣膜发育不良者选择的球瓣比值偏大。

（2）球囊长度　新生儿及小婴儿宜选择长度为 20mm 球囊；儿童和成人可分别选择 30mm 和 40mm 球囊。对于年龄大于 10 岁或体重大于 30kg 者也可用 Inoue 球囊导管。

（3）单、双球囊瓣膜成形术的选择　年长儿童肺动脉瓣环直径较大，应用单一球囊难以达到足够的球瓣比值；重症 PS 时，为了安全有效，可插入 1 枚较小球囊先行扩张，然后进行双球囊扩张；或者在年龄较小者，单一球囊难以插入血管时，可选用 2 枚较小球囊导管，以易于插入；由于 2 枚球囊间有空隙，球囊扩张时右心室流出道血流未被完全阻断，可减轻 PBPV 对血流动力学的影响。

2. 操作方法

（1）术前准备

术前常规进行体检、心电图、胸片及超声心动图等检查，初步明确 PS 类型及严重程度。

（2）右心导管检查及右心室造影

常规进行右心导管检查，测定跨肺动脉瓣压力阶差。然后行左侧位右心室造影，观察 PS 的类型及严重程度，并测量肺动脉瓣环直径作为选择球囊大小的依据。

（3）球囊成形术方法

全麻或局麻下行股静脉插管，并监测心电图、动脉血氧饱和度（SaO_2）及动脉血压。根据病情选用单或双球囊扩张术。

①单球囊肺动脉瓣成形术：先以端孔导管或球囊端孔漂浮导管由股静脉途径插入到肺动脉，然后经导管插入长度为 260cm 的直头或弯头加硬导引丝并固定于肺下叶动脉，撤去端孔导管，循导丝插入球囊导管。先以少量 1∶3 或 1∶4 稀释对比剂扩张球囊以观察球囊是否恰好跨在瓣环中央，如果球囊位置良好，则用稀释对比剂快速扩张球囊，随球囊腔内压力的增加，腰征随之消失。一旦球囊全部扩张，腰征消失，立即回抽对比剂。通常从开始扩张至吸瘪球囊总时间为 5~10 秒，这样可减少由于右心室流出道血流中断时间过长而引起的并发症。通常反复扩张 2~3 次，有时 1 次的有效扩张即可达到治疗目的。球囊扩张后重复右心导管检查，记录肺动脉至右心室的连续压力曲线，测量跨瓣压差，并作左侧位右心室造影以观察球囊扩张后的效果及右心室漏斗部是否存在反应性狭窄。

②双球囊肺动脉瓣成形术：为了达到足够的球瓣比值，有些病例需作双球囊扩张术，简易的双球囊直径的计算方法为，一个球囊直径加上另一个球囊 1/2 直径的和。双球囊的有效直径亦可根据以下公式计算：

$$\frac{D_1 + D_2\pi(D_1/2 + D_2/2)}{\pi}$$

（D$_1$ 和 D$_2$ 为应用的球囊直径）

由左右股静脉进行穿刺插入球囊导管，方法同单球囊扩张术。然后先推送一侧球囊导管直至肺动脉瓣处，以少量稀释对比剂扩张球囊，使瓣口位于球囊中央，然后吸瘪球囊。再推送对侧球囊导管至肺动脉瓣处，使 2 支球囊导管处于同一水平。2 支球囊导管同时以稀释对比剂进行同步扩张，通常 2~3 次。观察球囊扩张时腰征存在的程度，以判别采用球囊直径是否足够。为了获得满意的扩张效果，选用的 2 枚球囊的直径和长度应大致相同，以避免由于球囊大小相差悬殊，在球囊扩张时产生上下滑动，同时尽量使肺动脉瓣口骑跨于球囊导管中央。

③Inoue 导管球囊扩张术对于年龄大于 10 岁或体重大于 30kg 者还可用 Inoue 导管行球囊扩张术。方法同单球囊法，但导引导丝需要使用左心房盘状导丝。

（4）术后处理及随访

①术后局部穿刺处压迫止血，重症及小婴儿需重症监护，24 小时内复查超声心动图。

②PBPV 后伴右心室流出道反应性狭窄者，给予普萘洛尔 0.5~1.0mg·kg^{-1}·d^{-1}，分 2~3 次口服，通常 3~6 个月。

③术后 1、3、6 和 12 个月进行随访，复查心电图及超声心动图。

【注意事项】

1. PBPV 并发症包括以下几种：①严重并发症：下腔静脉 - 髂静脉连接处撕裂、PV 瓣环撕裂、RVOT 穿孔、心脏压塞、三尖瓣重度反流和球囊导管过长损伤三尖瓣。②轻型并发症：静脉血栓、股静脉撕裂或穿刺部位出血、PV 瓣叶撕裂、呼吸暂停、心律失常、房室传导阻滞和反应性 RVOT 痉挛。③一过性反应：PBPV 术中球囊堵塞致右心室压下降、心动过缓和缺氧等。吸瘪球囊，上述反应即消失。

2. 行 PBPV 时应注意：①严格掌握手术适应证。②术前评价 PS 的解剖与生理。③选择合适的球囊导管，规范操作。对重度 PS 心导管阻塞瓣口引起的缺氧、晕厥和呼吸骤停，可用 Inoue 球囊导管、改良二尖瓣球囊成形术（PBMV）时穿过房间隔的方法通过 PV 瓣口行 PBPV。④术中、术后监测生命体征、血流动力学、血氧饱和度及酸碱和水电解质平衡，必要时每隔 2 小时复查超声心动图 1 次。

第五节　经皮人工肺动脉瓣置入术

经皮人工肺动脉瓣置入术（PPVR），是指经外周静脉途径，通过导管将人工瓣膜支架置入到自体肺动脉瓣处，代替已失去功能的肺动脉瓣，以达到治疗的目的。

PPVR 术的优势在于：①其手术创伤小，操作相对简单，无需全麻和体肺循环支持，患者容易接受，对于某些合并高危外科手术风险的患者，PPVR 术几乎成为其唯一的选择。②PPVR 手术比外科手术平均住院天数明显缩短，术后早期结果显示死亡率更低。③PPVR 术并发症较少，多在可控范围内。④临床 PPVR 术后随访结果理想、可靠，已初步证明了其临床应用的可行性。⑤PPVR 术可以重复多次进行。

【适应证】

PPVR 术的适应证主要为解剖条件符合，临床上符合外科手术标准，但因进行外科手术风险太大或不愿进行外科手术的患者，包括临床和解剖形态学 2 个方面。

1. 临床标准

目前 PPVR 的临床主要标准尚未完全明确，有研究认为应该包括：

（1）复杂的先天性心脏病外科手术后有明显右心功能不全。

（2）右心室流出道手术后肺动脉瓣重度狭窄及重度关闭不全。

（3）肺动脉瓣缺如。

（4）右心室－肺动脉带瓣管道的瓣膜关闭不全。

2. 解剖形态学标准

（1）由于应用于临床的肺动脉瓣膜支架推送系统较大（最小为 18F 导管），因此只适用于年龄在 10 岁以上、体重在 30kg 以上的患者。

（2）现有的肺动脉瓣膜支架包括球囊膨胀式（Melody）和自膨胀式（Venous－P）2 种，其中的瓣膜主要来源于牛的颈静脉和猪心包。

【禁忌证】

不适宜用于单纯的不愿接受外科瓣膜置换术的患者。

【方法】

Bonhoeffer 教授被认为 PPVP 是经导管肺动脉瓣膜置换的先驱，他报道的手术方法现已经被多个临床中心采用。具体的操作方法如下：首先穿刺股静脉及股动脉，通过股静脉将造影导管分别送到右心室流出道以及主肺动脉，并进行造影，了解肺动脉瓣情况。如果适合行经导管肺动脉瓣膜置换，则将加硬导丝送到肺动脉分支远端，必要时可以送入双导丝，增加支撑力，建立输送轨道，如果肺动脉瓣膜处有明显钙化及狭窄，可以先通过输送轨道送入球囊，进行预扩张，以便于更好的置入支架。同时将保存在戊二醛中的带瓣膜支架用生理盐水反复冲洗 3 次，每次 5 分钟，将带瓣膜支架折叠在头端带双球囊（balloon－in－balloon）导管上，外鞘管固定支架，交换鞘管，将输送导管送到肺动脉主干，撤出外鞘管，先部分充盈内球囊，通过显影球囊进行定位，将人工瓣膜定位到原肺动脉瓣膜处，位置理想后，内外双球囊同时扩张，释放带瓣膜支架，最后进行肺动脉瓣膜上造影，评估瓣膜功能。股动脉穿刺用于监测血流动力学，以及进行冠状动脉造影了解带瓣膜支架对冠状动脉是否存在影响。

【注意事项】

随访发现较多的残余再狭窄、支架断裂和支架移位等问题。通过术前 MRI、血管造影检查及术中球囊测量等方法，选择合适的病例和带膜支架可减少以上并发症的发生。

（胡海波）

第二十章　先天性心脏病介入治疗

先天性心脏病属于先天性发育畸形，心脏或大血管存在解剖学的缺损或狭窄。为此，手术纠治为其主要的治疗手段。近年来由于影像学、各种导管技术以及使用的介入器材的不断改进与发展，使得非手术的介入治疗在一定范围内取代了手术治疗，主要是针对狭窄或缺损型的病变，采用球囊扩张、支架植入技术和缺损或异常通道的封堵技术。

第一节　房间隔缺损封闭术

房间隔缺损（ASD）是较常见的先天性心脏病，外科开胸手术修补安全、有效，但手术仍有一定的并发症及遗留手术瘢痕等问题。1976年有学者报道应用双伞状堵塞器封闭ASD成功。此后，几经改进至20世纪90年代以后，研制出双盘装置（Amplatzer封堵器），简化了操作，手术更为安全有效。经导管介入ASD封闭术，目前属于较成熟的技术，但其适应证仍有限，术后残余分流等问题尚有待进一步研究，但总的发展前景是乐观的。

【适应证】

1. 有手术指征的ASD患者符合以下条件者可经导管行介入封闭术。

（1）年龄大于3岁，中央型ASD，ASD缺损最大伸展直径＜36mm（包括多发性缺损）。

（2）缺损上下房间隔边缘不少于7mm。

（3）房间隔的整体直径应大于拟使用的补片直径。

2. 外科修补术后残留缺损。

【禁忌证】

1. 已有右向左分流者。

2. 合并有其他复杂的先天性心血管畸形者。

【并发症及注意事项】

1. 残余分流，即补片未能完全覆盖缺损口。

2. 异位栓塞，为补片部分或全部脱落进入肺循环或体循环的严重并发症。

3. 血管并发症及感染。

4. 机械性溶血，但少见。

第二节　室间隔缺损封闭术

室间隔缺损（VSD）封堵治疗，其封闭处理原则虽与ASD相似。但因在心室水平操作难度更大，手术也易引起严重并发症。为此，在较长一段时间内临床开展较少。

2000 年以后，由于封堵器的改进，简化了操作，提高了疗效，已在国内外迅速推广应用，封闭成功病例即刻效果与手术修补相同，但远期疗效及与外科手术对比的评价，尚有待继续积累观察时间和病例数。

【适应证】

有手术指征的 VSD 符合以下条件：

1. 对血流动力学有影响的膜周部 VSD，缺损口上缘距主动脉右冠瓣的距离≥2mm，年龄大于 3 岁。

2. 肌部缺损型 VSD。

3. 外科手术后残余分流。

【禁忌证】

1. VSD 合并重度肺动脉高压，干下型 VSD。

2. 绝对禁忌证为已有右向左分流。

【并发症及注意事项】

术后房室传导阻滞问题需要关注，三度房室传导阻滞的发生率与外科修补术接近，约 1%～5%，术后应长期随访心电图变化。

第三节　动脉导管未闭封堵术

先天性动脉导管未闭（PDA）由于开胸手术结扎死亡率低，疗效确切，自 1938 年以后成为本病的标准治疗方法。尽管如此，开胸手术本身创伤大，并发症在所难免。1969 年首次报告经股动脉置入泡沫海绵塞封堵未闭动脉导管成功，开创了非手术介入治疗的先河，此后经封堵器械等不断改进，目前非开胸手术介入治疗已成为 PDA 的常规治疗。疗效总体来说比较确切，目前临床上以采用蘑菇伞状封堵器的 Amplatzer 法最为常用。

【适应证】

1. 年龄通常≥6 个月，体重≥4kg。

2. 直径 14mm 以下的 PDA，左向右分流。

3. 外科 PDA 结扎术或缝扎术后残余漏。

【禁忌证】

1. 重度肺动脉高压伴右向左为主的双向分流。

2. 导管路径中有血栓形成。

3. 合并其他需手术矫治的心内畸形。

4. 活动性心内膜炎、心内赘生物、败血症、菌血症及其他全身感染性疾患。

5. 对镍钛合金过敏体质者。

【并发症及注意事项】

并发症发生率约为 3%～5%，主要并发症为：

1. 封堵器脱落栓塞

常脱落至肺动脉、腹主动脉及其分支。一旦发生，先可试用网篮导管将其圈套出体外，如不成功，再行外科手术取出。严格规范操作，选择合适封堵器一般可避免。

2. 溶血

溶血均发生于残余分流的基础上，病情不严重者，可保守治疗，适当降压、碱化尿液、给予激素和抗生素等药物，如无效则手术取出封堵器再行 PDA 缝扎术。

3. 主动脉或左肺动脉狭窄

与封堵器型号选择过大、置入位置不当等因素有关，封堵器释放前应行造影检查或进行压力测定，尽量避免这一并发症的发生。如果发生中重度狭窄（压差 20mmHg 以上，堵塞 1/2 血管管腔）则应尽早手术治疗。

4. 一过性高血压

如血压过高，可适当给予降压治疗，一般短期内即可恢复正常。

5. 其他导管操作并发症。

（胡海波）

第二十一章　主动脉疾病介入治疗

第一节　主动脉瘤介入治疗

相对于开放性的腹主动脉瘤修复术，经皮血管内自膨式覆膜支架置入术是创伤较小的替代选择。约30%～60%的腹主动脉瘤患者的动脉瘤解剖结构适合性血管内覆膜支架置入治疗，但远期疗效尚待进一步研究。

【适应证】

1. 肾动脉开口以下的腹主动脉瘤考虑行覆膜支架植入术。

（1）直管状支架适合于未累及腹主动脉分叉的腹主动脉瘤，且瘤两端颈部（即瘤上端至肾动脉开口段和瘤下端至腹主动脉分叉段）的长度≥15mm、宽度≤25mm。

（2）分叉状支架适合于腹主动脉分叉和髂总动脉受累的腹主动脉瘤，且瘤近端颈部长度≥15mm、宽度≤25mm，远端髂动脉颈部宽度≤12mm。

2. 原则上降主动脉瘤均可考虑应用支架植入术治疗。

【禁忌证】

1. 径路血管因严重迂曲、狭窄不能允许输送器通过者。

2. 肠系膜上动脉严重狭窄或小肠为肠系膜下动脉优势供血者。

3. 存在粗大的开口于瘤壁的副肾动脉，其供应1/3以上的肾脏血流。

4. 瘤体累及重要脏器供血血管，尤其是锁骨下动脉和重要的肋间动脉。

5. 瘤内有附壁血栓。

6. 感染性、先天性胶原性降主动脉瘤。

7. 伴有严重的系统感染、肾功能障碍和凝血功能障碍。

8. 因恶性肿瘤或其他疾病预期寿命不超过1年者。

【方法】

目前通常需经股动脉切开，将自膨式覆膜支架导管在X线透视指引下插送到主动脉瘤病变处，然后释放支架。覆膜支架自然膨胀并支撑于病变处，为使支架起始部位与血管壁紧密相贴而不留缝隙，通常使用低压球囊扩张支架起始部。如果动脉瘤累及或靠近髂动脉，则需选用分叉支架。主支架远端伸入一侧髂动脉，另一侧则经股动脉逆行插入一支架并与主支架预留孔连接，远端则延伸到髂动脉病变以远。

【注意事项】

1. 术前根据螺旋CT和DSA造影结果，准确测量各项参数是血管内支架血管植入术成功的基础，有助于支架血管规格和类型的选择，以及减少术后内漏等并发症的发生。

2. 术中准确标记定位主动脉的重要分支血管，以保证重要脏器的血供，否则需在血管内支架植入术的同时，行动脉转流术。

3. 术前详细查体，选择更为合适的入路动脉。动脉瘤大多数发生在老年人，动脉系统往往存在粥样硬化，外周动脉常有不同程度的狭窄、迂曲，因而可能成为支架送放器通过的障碍。支架送放器入路动脉的选择，是一个相当重要的问题。

第二节　主动脉夹层介入治疗

血管内治疗技术是更具研究前景的高危主动脉夹层的治疗方法之一。如夹层累及肾动脉或内脏动脉时手术死亡率超过 50%，替代疗法是值得推荐的。

【适应证】

理论上讲，介入治疗不造成重要分支血管阻塞的 B 型主动脉夹层均可以进行介入治疗。

【禁忌证】

1. 第一裂口位于升主动脉和主动脉弓的主动脉夹层暂不适合腔内治疗。
2. 径路血管因严重迂曲、狭窄不能允许输送器通过者。
3. 有严重伴随疾病如严重的感染、肾功能障碍或凝血功能障碍等。
4. 因恶性肿瘤或其他疾病预期寿命不超过 1 年者。

【方法】

1. 内膜片的球囊开窗术

其步骤包括将导丝穿过完整的内膜片，将球囊导管沿导丝送入，然后通过球囊扩张使内膜片开窗。开窗后的孔道使假腔内的血液可以重新回到真腔，从而使延伸的假腔关闭。

2. 覆膜支架置入封闭夹层

切开股动脉，在 X 线透视指引下将覆膜支架插送到主动脉夹层第一破口前正常血管处，应完全覆盖夹层破口。然后释放支架，覆膜支架自然膨胀并封闭夹层病变，为使支架起始部位与血管壁紧密相贴而不留缝隙，通常使用低压球囊扩张支架起始部。如夹层较长，可用 2 个或 2 个以上支架覆盖夹层，原则上应封闭全部夹层。如果夹层累及或靠近髂动脉，则需选用分叉支架。主支架远端伸入一侧髂动脉，另一侧则经股动脉逆行插入一支架并与主支架预留孔连接，远端则延伸到髂动脉病变以远。

第三节　主动脉狭窄介入治疗

主动脉狭窄是指主动脉弓降部与动脉导管或导管韧带附着点连接处远端之间主动脉的先天性狭窄。95% 以上缩窄位于主动脉弓远段与胸降主动脉连接处。外科手术风险较大，近年来随着高压球囊导管和血管内支架的问世，介入治疗已成为主动脉狭窄的首选治疗方式。

【适应证】

目前主要用于青少年（主动脉直径接近成人水平）及成人的非严重复杂的主动脉狭窄病变。

【禁忌证】

1. 严重主动脉狭窄者，介入治疗难度较大，容易使血管内膜撕裂，出现主动脉破裂，导致患者死亡，对于合并动脉导管未闭具有 2 种畸形的严重主动脉狭窄，治疗尤为困难。

2. 婴儿及年龄较小的儿童。

【方法】

主动脉狭窄介入治疗主要有球囊成形术和支架植入术 2 种方式。

1. 主动脉球囊成形术

其治疗原理在于球囊扩张血管时，通过使缩窄段血管内膜及中膜局限性撕裂和过度伸展，从而使管腔扩大的。虽然这种内膜及中膜撕裂，部分可以自愈，但狭窄段主动脉壁肌层及弹力层薄弱，因此，球囊扩张术存在继发夹层及动脉瘤的可能性。另外，因球囊扩张术后主动脉壁不可避免的有不同程度的弹性回缩，以致术后短期再缩窄率较高，在一定程度上妨碍了其在原发主动脉缩窄中的应用。

2. 主动脉支架植入术

目前有 2 种类型的支架，一种是球囊扩张式支架，另一种为自膨式支架。由于支架有较高的支撑力，可以有效抵抗缩窄段血管的弹性回缩，与球囊扩张术相比，术后再狭窄及动脉瘤的发生率低，可以作为年长儿及成人主动脉缩窄的首选治疗方法。对于婴幼儿血管内支架的应用尚有争议。

【注意事项】

1. 病变扩张后的最终直径是手术疗效的关键，理想状态是等于或近似于正常参考主动脉直径，但由于病变部位缺少弹力层和肌层，随着扩张直径增大，内膜和中层撕裂的程度增加，有可能形成夹层甚至发展为动脉瘤。

2. 自膨式支架置入前需用球囊行预扩张，虽过度的扩张仍有可能导致夹层甚至发生主动脉破裂。但一般认为最终治疗后病变段主动脉直径至少应达到参考直径的 60% ~ 80%，残余压差 <20mmHg。

（范泓洋）

第二十二章　周围动脉介入诊疗标准

广义的周围动脉病（PAD）定义为冠状动脉以外的动脉病，它实际上分布在整个人体。如果重要脏器动脉发生严重狭窄或闭塞性病变可引起致残或致命症状。经皮介入重建血运治疗经过近 30 年的发展，已成为治疗周围动脉严重狭窄或闭塞性病变的有效方法。本标准重点涉及下肢动脉、上肢动脉、肾动脉及颈动脉狭窄或闭塞性病变的介入治疗。标准的制定主要依据 2017 ESC 制定的《周围动脉病处理指南》；2011 年 ACC/AHA 制定的《周围动脉病处理实践指南》；2007 年 TASC 制定的《周围动脉病处理共识》和 ACCF/SCAL/SVMB/SIR/ASITN 制定的《颈动脉支架临床专家共识文件》。

第一节　经皮下肢动脉介入诊疗标准

【适应证】

1. 临床标准

①中重度间歇性跛行（Fontain IIb 级）。②伴静息时疼痛的慢性关键性下肢缺血（Fontain III 级或 IV 级）。③踝肱动脉收缩压比（ABI）<0.9。

2. 血管解剖标准

①髂、股、腘或以远动脉管腔狭窄≥70%。②病变动脉的流入道或流出道无明显狭窄（管腔狭窄<50%）。

【禁忌证】

1. 病变血管解剖不适合经皮介入治疗。

2. 下肢组织已大面积缺血坏死。

3. 病变动脉的流入道或流出道严重狭窄，难以纠正。

4. 造影剂过敏或无法耐受抗血小板药物。

5. 无法耐受介入治疗。

6. 大动脉炎活动期，用免疫抑制药治疗后红细胞沉降率及 C‐反应蛋白未降至正常。

【方法】

1. 术前准备

（1）询问病史及详细查体。

（2）常规检验和心脏超声、X 线心脏平片。

（3）建议术前进一步的选择性检查：①CTA 或 MRA 了解下肢动脉的解剖。②下肢动脉超声多普勒。③运动踝肱收缩压比（ABI）。④5 分钟最大步行距离。

（4）患者和家属谈话，介绍手术适应证、手术过程和并发症，并签署知情同意书。

（5）常规用药，包括：①阿司匹林 100～300mg，每日 1 次，氯吡格雷 75mg，每日 1 次，至少 2 天。②有效控制血压和心率，维持相对平稳。

（6）术前医嘱，包括：①碘过敏试验。②术前禁食水 4～6 小时。③建立静脉通道。④必要时预防性使用抗生素，青霉素需皮试。

2. 手术操作

（1）建立心电监测。

（2）消毒穿刺点周围至少 20cm 范围的皮肤，铺无菌巾，覆盖患者全身及手术台。

（3）成年患者在局麻下进行，不能配合的患者可施行全身麻醉。

（4）动脉插管，一般根据病变位置及解剖特点，按需要选对侧或同侧股动脉径路插管，特殊病变也可按需要经非常规动脉径路插管。

（5）动脉内注入普通肝素 0.75～1.0mg/kg；建立动脉内压力监测，注意维持血压相对平稳。

（6）选择性下肢动脉造影，了解血管的解剖全貌。

（7）推送导引导管头端接近病变，随后推送导丝通过病变。

（8）股腘或以远动脉病变一般提倡先行单纯球囊扩张血管成形术，如残余狭窄≥30% 或有明显夹层，则使用血管内支架。髂动脉病变一般提倡直接使用血管内支架。

（9）球囊扩张血管成形术。预扩张球囊直径较邻近正常对照动脉小 1～2mm，长度以能覆盖病变全长为宜，对于特长病变，需要分段顺序扩张。加压使球囊尽可能扩开。为了使病变完全扩开，根据血管造影情况，可选用直径较邻近正常对照动脉大 0%～10% 球囊再扩张，直至获得满意的血管造影结果。特殊类型的球囊，如切割球囊、冰冻球囊、药物涂层球囊等，对某些病变可能更有效，需要进一步的研究予以证实。

（10）支架置入。为了保证支架能顺利通过狭窄，并正确定位，如病变狭窄很严重（>80%），可用球囊预扩张。支架长度以能覆盖病变全长为宜，一般球囊扩张支架直径较邻近正常对照动脉大 0%～10%，而自膨支架直径较邻近正常对照动脉大 1～2mm，加压使狭窄尽可能扩开。如果支架扩张欠佳，根据血管造影情况，可选用不同直径球囊及更高压力后扩张，以获得满意的血管造影结果。

（11）支架类型的选择要根据下肢动脉的解剖特点，髂动脉开口病变宜首选能精确定位的球囊扩张支架，如病变骑跨髂内动脉开口或长度 >4cm，宜选用自膨胀支架。股腘动脉病变宜选用自膨胀支架，以保证在受到外力挤压后自行复原。特殊类型的支架，如药物涂层支架、生物可降解支架、覆膜支架等，其疗效需要进一步的研究。

（12）不同病变可根据实际情况，合理选择其他一些有效的介入方法，如激光消融、旋切或吸栓等。

（13）再造影明确血运重建情况，如无血栓、夹层及明显残余狭窄，方可撤出引导钢丝。

3. 手术成功的标准

（1）被治疗血管无血栓、无明显夹层及残余狭窄 <30%，血流通畅。

（2）没有操作相关的严重血管并发症。

【术后处理】

1. 严密监测心律、心率、呼吸和血压等生命体征至少 24 小时。

2. 穿刺侧肢体制动 6 小时（使用闭合器者）或 24 小时（常规拔管，加压包扎者）密切观测穿刺点及患肢动脉血压及搏动情况，患肢远端血供情况。

3. 必要时预防性使用抗生素 2～3 天，以防术后感染。

4. 继续常规二联抗血小板治疗 1~3 个月。

5. 对于长段闭塞病变（>4cm），建议加用低分子肝素 100~120U/kg，1 天 2 次，共 3~5 天。

6. 术后当天查血、尿常规，次日复查血、尿常规及肾功能。

【并发症】

1. 与穿刺有关的并发症，如血肿、动静脉瘘、假性动脉瘤和大出血。

2. 与导管操作有关的并发症，如动脉穿孔、动脉破裂、动脉栓塞、动脉夹层、球囊导管断裂和导丝或导管断裂或打结。

3. 低血容量或迷走反射导致的低血压休克，严重过敏反应，原有心力衰竭、肺部疾病或肾功能不全者病情加重。

4. 上述并发症均可导致患者住院时间延长，或需要输血或外科手术等处理，个别甚至死亡或伤残。

【出院指导及健康教育】

1. 遵医嘱服药，继续氯吡格雷 75mg，每日 1 次，至少 1 个月，推荐使用 3 个月或以上，阿司匹林 100mg，每日 1 次，维持至少 3 个月或以上。

2. 观察患肢动脉搏动，与健侧比较。

3. 控制危险因素（高血压、糖尿病和高血脂等）并达标。

4. 坚持每天适度步行。

5. 改善生活方式，如戒烟、限酒、低脂清淡饮食、减肥和适当体力活动。

6. 大动脉炎患者要避免突然停止或减少免疫抑制药用量，需在专科医师指导下调整剂量。

【随访】

1. 根据患者的病情，一般 1~2 个月 1 次随诊，观察患肢动脉搏动、血压及步行距离的变化。

2. 每 6~12 个月 1 次下肢动脉多普勒超声检查，了解介入血管的血流通畅情况。

3. 如随访中患肢动脉搏动明显减弱，踝肱收缩压比（ABI）和 5 分钟最大步行距离又恶化，则提示再狭窄，需血管造影复查。

4. 大动脉炎患者要根据红细胞沉降率和 C-反应蛋白水平，在维持其正常的情况下逐步减少免疫抑制药用量，直至停药。

第二节　经皮上肢动脉介入诊疗标准

【适应证】

1. 临床标准

锁骨下动脉盗血、患肢间歇性运动无力、蓝指综合征、冠状动脉 G 乳内动脉桥盗血或准备用患侧乳内动脉搭桥者。

2. 血管解剖标准

上肢动脉节段性直径狭窄≥70%。

【禁忌证】

1. 病变血管解剖不适合经皮介入治疗。

2. 上肢组织已大面积缺血坏死。

3. 无法耐受介入治疗。

4. 造影剂过敏或无法耐受抗血小板药物。

5. 大动脉炎活动期，用免疫抑制药治疗后红细胞沉降率及 C - 反应蛋白未降至正常。

【方法】

1. 术前准备

（1）询问病史及详细查体。

（2）常规检验和心脏超声、心脏 X 线平片。

（3）建议术前进一步的选择性检查，包括：①超声多普勒、CTA 或 MRA 了解上肢动脉的解剖。

（4）患者和家属谈话，介绍手术适应证、手术过程、并发症，并签署知情同意书。

（5）常规用药，包括：①阿司匹林 100～300mg，每日 1 次，氯吡格雷 75mg，每日 1 次，至少 2 天。②有效控制血压和心率，维持相对平稳。

（6）术前医嘱，包括：①碘过敏试验。②术前禁食水 4～6 小时。③建立静脉通道。④必要时预防性使用抗生素，青霉素需皮试。

2. 手术操作

（1）建立心电监测。

（2）消毒穿刺点周围至少 20cm 范围的皮肤，铺无菌巾，覆盖患者全身及手术台。

（3）成年患者在局麻下进行，不能配合的患者可施行全身麻醉。

（4）动脉插管，一般选股动脉径路，如果患者的锁骨下动脉开口（尤其右侧）闭塞或严重狭窄迂曲，经股动脉径路不能通过导丝或预计可能出现这种情况，可经患肢肱动脉或腋动脉路径介入。

（5）动脉内注入普通肝素 0.75～1mg/kg；建立动脉内压力监测，注意维持血压相对平稳。

（6）弓上动脉造影，了解血管的解剖全貌。选择性上肢动脉造影，了解病变血管的详细解剖。

（7）推送导引导管头端接近病变，随后推送导丝通过病变。

（8）一般提倡 FMD 及大动脉炎患者先行单纯球囊扩张血管成形术，如残余狭窄≥30% 或有明显夹层，则使用血管内支架。支架置入有选择性，条件如下：①球囊成形术后残余狭窄≥30% 或有夹层。②完全闭塞性病变。③病变部位有不稳定斑块。

（9）球囊扩张血管成形术。预扩张球囊直径较邻近正常对照动脉小 1～2mm，长度以能覆盖病变全长为宜，对于特长病变，需要分段顺序扩张。加压使球囊尽可能扩开。为了病变完全扩开，根据血管造影情况，可选用直径较邻近正常对照动脉大 0～10% 球囊再扩张，直至获得满意的血管造影结果，特殊类型的球囊，如切割球囊、药物涂层球囊等，对某些病变可能更有效，需要进一步的研究予以证实。

（10）支架置入。为了保证支架能顺利通过狭窄，并正确定位，如病变狭窄很严重（>80%），可用球囊预扩张。支架长度以能覆盖病变全长为宜，一般球囊扩张支架直径较邻近正常对照动脉大 0 ~ 10%，而自膨支架直径较邻近正常对照动脉大 1 ~ 2mm，加压使狭窄尽可能扩开。如果支架扩张欠佳，根据血管造影情况，可选用不同直径球囊及更高压力后扩张，以获得满意的血管造影结果。

（11）支架类型的选择要根据上肢动脉的解剖特点。锁骨下动脉自开口至胸廓出口这一段均行走在胸腔内，其中椎动脉及有潜在冠状动脉旁路移植价值的乳内动脉起自这段的中部，宜首选能精确定位的球囊扩张支架，以免伤及重要分支或在开口部定位不良。如病变骑跨椎动脉及乳内动脉开口或胸廓出口附近及以远的上肢动脉，宜选用自膨胀支架，以保证在受到外力挤压后自行复原。不同病变可根据实际情况合理选择其他一些有效的介入方法，如激光消融、旋切、吸栓等。再造影明确血运重建情况，如无血栓、夹层及明显残余狭窄，方可撤出引导钢丝。

3. 手术成功的标准

（1）被治疗血管无血栓、无明显夹层及残余狭窄 <30%，血流通畅。

（2）患肢肱动脉收缩压较对侧正常对照收缩压差异 <10mmHg。

（3）没有操作相关的严重血管并发症。

【术后处理】

1. 严密监测心律、心率、呼吸和血压等生命体征至少 24 小时。

2. 穿刺侧肢体制动 6 小时（使用闭合器者）或 24 小时（常规拔管，加压包扎者），密切观测穿刺点及患肢动脉血压及搏动情况，患肢远端血供情况。

3. 必要时预防性使用抗生素 2 ~ 3 天，以防术后感染。

4. 继续常规二联抗血小板治疗 1 ~ 3 个月。

5. 对于长段闭塞病变（>4cm），建议加用低分子肝素 100 ~ 120U/kg，每 12 小时 1 次，共 3 ~ 5 天。

6. 术后当天查血、尿常规，次日复查血、尿常规及肾功能。

【并发症】

1. 与穿刺有关的并发症，如血肿、动静脉瘘、假性动脉瘤和大出血。

2. 与导管操作有关的并发症，如动脉穿孔、动脉破裂、动脉栓塞、动脉夹层、球囊导管断裂和导丝或导管断裂或打结。

3. 低血容量或迷走反射导致的低血压休克，严重过敏反应，原有心力衰竭、肺部疾病或肾功能不全者病情加重。

4. 上述并发症均可导致患者住院时间延长、需要输血或外科手术等处理，个别甚至死亡或伤残。

【出院指导及健康教育】

1. 遵医嘱服药，继续氯吡格雷 75mg，每日 1 次，至少 1 个月，推荐使用 3 个月或以上，阿司匹林 100mg，每日 1 次，维持至少 3 个月或以上。

2. 观察患肢动脉搏动与健侧比较。

3. 控制危险因素（高血压、糖尿病、高脂血症等）并达标。

4. 改善生活方式，如戒烟、限酒、低脂清淡饮食、减肥和适当体力活动。

5. 大动脉炎患者要避免突然停止或减少免疫抑制药用量，需在专科医师指导下调整剂量。

【随访】

1. 根据患者的病情，一般 1~2 个月随诊 1 次，观察患肢动脉搏动、血压的变化。

2. 每 6~12 个月检查 1 次上肢动脉多普勒超声，了解介入血管的血流通畅情况。

3. 如随访中患肢动脉搏动明显减弱，症状复发，则提示再狭窄，需血管造影复查。

4. 大动脉炎患者要根据红细胞沉降率和 C–反应蛋白水平，在维持其正常的情况下逐步减少免疫抑制药用量，直至停药。

第三节　经皮肾动脉介入诊疗标准

【适应证】

1. 临床标准

（1）高血压　急进性高血压、顽固性高血压、高血压伴一侧肾萎缩、不能耐受抗高血压药物者。

（2）挽救肾功能　无法用其他原因解释的肾功能不全或恶化；使用降压药，尤其是血管紧张素转换酶抑制药或血管紧张素 II 受体阻断药后肾功能恶化。

（3）伴随的心脏问题　不稳定型心绞痛；反复发作的急性肺水肿与左心室收缩功能不匹配。

2. 血管解剖标准

关于肾动脉狭窄到何种程度必须进行血运重建目前尚无统一意见，推荐肾动脉狭窄最小域值的直径狭窄为 50%。但对于肾动脉直径狭窄 50%~70% 的患者，要有明确的血流动力学显著狭窄的依据，一般以跨病变收缩压差 >20mmHg 或平均压差 >10mmHg 为准。如能获得进一步证据提示狭窄与高血压和肾功能损害有因果关系，则适应证更明确。

【禁忌证】

1. 伴随着严重疾病而预期寿命有限的患者。

2. 造影剂过敏或无法耐受抗血小板药物的患者。

3. 严重的慢性缺血性肾病、接近需要长期透析的患者，需要肾内科专家会诊，如必要时有即刻透析条件者方可考虑行介入手术。

4. 临床病情不稳定，不能耐受介入手术。

5. 如病因系大动脉炎所致，炎症活动期一般不宜手术，要用免疫抑制药治疗使红细胞沉降率和 C–反应蛋白降至正常范围后方可考虑。

6. 患肾严重萎缩，长度 <7cm，GFR <10ml/min。

【方法】

1. 术前准备

（1）询问病史及详细查体。

（2）常规化验和心脏超声、X 线心脏平片。

（3）建议术前进一步的选择性检查，包括：①超声多普勒、CTA 或 MRA 了解肾脏、肾上腺和肾动脉解剖。②肾同位素检查了解肾功能，必要时做卡托普利激发试验。③24 小时动态血压。④卧立位血浆肾素、血管紧张素、醛固酮浓度。

（4）和患者家属谈话，介绍手术适应证、手术过程、并发症，并签署知情同意书。

（5）常规用药，包括：①阿司匹林 100～300mg，每日 1 次，氯吡格雷 75mg，每日 1 次，至少 2 天。②有效控制血压和心率，维持相对平稳。

（6）术前医嘱，包括：①碘过敏试验。②术前禁食水 4～6 小时。③建立静脉通道。④必要时预防性使用抗生素，青霉素需皮试。

2. 手术操作

（1）建立心电监测。

（2）消毒穿刺点周围至少 20cm 范围的皮肤，铺无菌巾，覆盖患者全身及手术台。

（3）成年人患者在局麻下进行，不能配合的患者可施行全身麻醉。

（4）动脉插管，一般选股动脉径路。如果髂动脉严重迂曲、闭塞或腹主动脉下段闭塞，经股动脉路径无法插入导管，可经肱动脉或桡动脉路径行肾动脉介入。

（5）动脉内注入普通肝素 0.75～1.0mg/kg；建立动脉内压力监测，注意维持血压相对平稳。

（6）腹主动脉造影，了解血管的解剖全貌。选择性肾动脉造影，了解病变血管的详细解剖。

（7）推送导引导管头端接近病变，随后推送导丝通过病变。

（8）一般提倡 FMD 及大动脉炎患者先行单纯球囊扩张血管成形术，如残余狭窄≥30% 或有明显夹层，则使用血管内支架。但动脉粥样硬化性病变，尤其是肾动脉开口部病变，PTA 效果不理想，多主张直接行血管内支架。

（9）球囊扩张血管成形术。预扩张球囊直径较邻近正常对照动脉小 1～2mm，长度以能覆盖病变全长为宜。加压使球囊尽可能扩开。为了病变完全扩开，根据血管造影情况，可选用直径较邻近正常对照动脉大 0～10% 球囊再扩张，直至获得满意的血管造影结果。特殊类型的球囊，如切割球囊、药物涂层球囊等，对某些病变可能更有效，需要进一步的研究予以证实。

（10）支架置入。一般均选用球囊扩张支架，直径要选择较正常对照肾动脉一样或比对照肾动脉大 5%～10% 为宜，长度要完全覆盖病变边缘以远 3～5mm，如开口病变，支架要突出主动脉约 1mm 为宜，释放压力视支架张开情况而定，一般 8～12 个大气压，必要时可加压至 16 个大气压。支架释放成功后，对开口病变，可把球囊置于肾动脉开口，进行高压再扩张，以保证开口部位支架能进一步扩张。

（11）不同病变可根据实际情况合理选择其他一些有效的介入方法。

（12）再次造影明确血运重建情况，如无血栓、夹层及明显残余狭窄，方可撤出引导钢丝。

3. 手术成功的标准

（1）被治疗血管无血栓、无明显夹层及残余狭窄 <30%，血流通畅。

（2）没有操作相关的严重血管并发症。

【术后处理】

1. 严密监测心律、心率、呼吸和血压等生命体征至少 24 小时。

2. 穿刺侧肢体制动 6 小时（使用闭合器者）或 24 小时（常规拔管，加压包扎者），密切观测穿刺点及患肢动脉血压及搏动情况，患肢远端血供情况。

3. 必要时预防性使用抗生素 2～3 天，以防术后感染。

4. 停用或减用降压药物，密切观测血压变化，根据血压对介入治疗的反应调整抗高血压药物。

5. 多饮水或经静脉予以充分的补液，保证 4～6 小时内尿量达 1000ml 以上，必要时给予呋塞米，使造影剂尽早尽快排泄。

6. 患肾萎缩，肾血流明显减少者用低分子肝素 100～120U/kg，每 12 小时，1～2 次，3～5 天。

7. 密切观测尿量及肾功能变化。术后当天查血、尿常规，次日复查血、尿常规及肾功能。

【并发症】

1. 与穿刺有关的并发症，如血肿、动 – 静脉瘘、假性动脉瘤、大出血。

2. 与导管操作有关的并发症，如动脉穿孔、动脉破裂、动脉栓塞、动脉夹层、球囊导管断裂以及导丝或导管断裂或打结。

3. 低血容量、迷走反射导致的低血压休克，严重过敏反应。或原有心力衰竭、肺部疾病或肾功能不全者病情加重。

4. 上述并发症均可导致患者住院时间延长、需要输血或外科手术等处理，个别甚至死亡或伤残。

【出院指导及健康教育】

1. 按医嘱服药，继续氯吡格雷 75mg，每日 1 次，至少 1 个月，推荐使用 3 个月或以上，阿司匹林 100mg，维持至少 3 个月或以上。

2. 观测血压与肾功能。

3. 控制危险因素（高血压、糖尿病、高脂血症等）并达标。

4. 改善生活方式，如戒烟、限酒、低脂清淡饮食、减肥、适当体力活动。

5. 大动脉炎患者要避免突然停止或减少免疫抑制药用量，需在专科医师指导下调整剂量。

【随访】

1. 根据患者的病情，一般 1～2 个月 1 次随诊，观测血压、尿常规、肾功能的变化。

2. 每 6～12 个月 1 次肾脏与肾动脉超声检查，了解肾脏的大小及血流通畅情况，必要时行核素检查了解肾功能。

3. 如术后血压先明显下降，随访中又回升至术前水平，则提示再狭窄，需血管造影复查。

4. 大动脉炎患者要根据红细胞沉降率和 C – 反应蛋白水平，在维持其正常的情况下逐步减少免疫抑制药用量，直至停药。

第四节　经皮颈动脉介入诊疗标准

【适应证】

1. 临床标准

（1）有狭窄相关的症状，如狭窄侧短暂性脑缺血发作（TIA）或缺血性脑卒中。

（2）伴 1 个或多个并发症，血管外科手术风险大。

（3）手术难以抵达部位（如颈总动脉近段、颈内动脉颅内段）的狭窄。

（4）对侧颈动脉闭塞。

（5）多处狭窄病变。

（6）放疗所致的颈动脉狭窄。

（7）手术后复发的颈动脉狭窄。

2. 血管解剖标准

（1）选择性动脉造影或 DSA 证实，颈总或颈内动脉节段性直径狭窄≥50%。

（2）有狭窄相关的症状，推荐介入域值的直径狭窄≥50%。如无明确症状，则推荐介入域值的直径狭窄≥70%。

【禁忌证】

1. 由于伴随的严重疾病，预期寿命有限的患者。

2. 造影剂过敏或无法耐受抗血小板药物。

3. 病变解剖特点不适合介入治疗，慢性完全闭塞性病变。

4. 临床病情不稳定，不能耐受介入手术。

5. 如病因系大动脉炎所致，炎症活动期一般不宜手术，要用免疫抑制药治疗使红细胞沉降率和 C－反应蛋白降至正常范围后方可考虑。

6. 1 个月内有严重脑卒中病史。

【方法】

1. 术前准备

（1）询问病史及详细查体。

（2）常规检验和心脏超声、X 线心脏平片。

（3）建议术前进一步的选择性检查，包括：①CTA 或 MRA 了解弓上动脉及颅内动脉的解剖。②颈动脉超声多普勒。③脑 CT 灌注扫描。

（4）和患者家属谈话，介绍手术适应证、手术过程、并发症，并签署知情同意书。

（5）常规用药，包括：①阿司匹林 100～300mg，每日 1 次，氯吡格雷 75mg，每日 1 次，至少 2 天。②有效控制血压和心率，维持相对平稳。③适当减少 β 受体阻断药或二氢吡啶类钙离子通道拮抗药用量，维持基础心率＞60 次/分。

（6）术前医嘱，包括：①碘过敏试验。②术前禁食水 4～6 小时。③建立静脉通道。④必要时预防性使用抗生素，青霉素需皮试。

2. 手术操作

（1）建立心电监测。

（2）消毒穿刺点周围至少 20cm 范围的皮肤，铺无菌巾，覆盖患者全身及手术台。

（3）成年患者在局麻下进行，不能配合的患者可施行全身麻醉。

（4）动脉插管，一般选股动脉径路。如果髂动脉严重迂曲、闭塞或腹主动脉下段闭塞，经股动脉路径无法插入导管，可经肱动脉或桡动脉路径行颈动脉介入。

（5）动脉内注入普通肝素 0.75～1mg/kg；建立动脉内压力监测，注意维持血压相对平稳。

（6）弓上动脉造影，了解血管的解剖全貌。选择性颈动脉造影，了解病变血管的详细解剖。

（7）推送导引导管头端接近病变，随后放置颈动脉栓塞防护装置。

（8）一般提倡FMD及大动脉炎患者先行单纯球囊扩张血管成形术，如残余狭窄≥50%或有明显夹层，则使用血管内支架。但动脉粥样硬化性病变，多主张直接行血管内支架。

（9）球囊扩张血管成形术。预扩张球囊直径较远端正常对照动脉小1~2mm，长度以能覆盖病变全长为宜加压使球囊尽可能扩开。后扩张为了病变残余狭窄完全扩开，根据血管造影情况，可选用直径较远端正常对照动脉等大球囊再扩张，以获得满意的血管造影结果。

（10）支架置入。对于动脉粥样硬化性病变，一般提倡常规使用颈动脉专用自膨支架。支架长度以能覆盖病变全长，并在两端富余5~10mm为宜。自膨支架直径较近端邻近正常对照动脉大1~2mm。如果支架扩张欠佳，根据血管造影情况进行扩张。

（11）低血压与心动过缓的处理。主要是颈动脉窦部受压导致的反射性低血压与心动过缓，一般为一过性，但也有持续几天的情况。如介入治疗涉及颈动脉窦部，而基础心率<70次/分，则球囊扩张或支架置入前先静脉推注阿托品0.5~1.0mg，提高心率至>70次/分；个别没有应答的病例需插入临时起搏器，提高心率至60~70次/分；如球囊扩张或支架置入后心率<60次/分，可再静脉推注阿托品0.5~1.0mg，1~2次，如血压较基线值明显下降或低于90/60mmHg，则静脉推注多巴胺2~3mg，可重复给药，或静脉持续泵入，维持血压>90/60mmHg。

（12）再次造影明确血运重建情况，如无血栓、夹层及明显残余狭窄，方可回收动脉栓塞防护装置。

（13）双侧颈动脉狭窄的介入一般主张先解决狭窄重的一侧，如血流动力学平稳，可同期完成另一侧的介入，如血流动力学不平稳，则分期完成。

（14）如病变特殊，可根据实际情况采用相应的介入技术。

3. 手术成功的标准

（1）被治疗血管无血栓、无明显夹层、残余狭窄<30%，血流通畅。

（2）没有操作相关的严重血管并发症。

【术后处理】

1. 严密监测心律、心率、呼吸和血压等生命体征至少24小时，维持血压及心率在正常范围。

2. 穿刺侧肢体制动6小时（使用闭合器者）或24小时（常规拔管，加压包扎者），密切观测穿刺点及患肢动脉血压及搏动情况，患肢远端血供情况。

3. 必要时预防性使用抗生素2~3天，以防术后感染。

4. 观察是否发生新的神经系统病理体征。

5. 术后当天查血、尿常规，次日复查血、尿常规及肾功能。

【并发症】

1. 与穿刺有关的并发症，如血肿、动-静脉瘘、假性动脉瘤、大出血。

2. 与导管操作有关的并发症，如动脉穿孔、动脉破裂、动脉栓塞、动脉夹层、球囊导管断裂，导丝或导管断裂或打结。

3. 低血容量或迷走反射导致的低血压休克，颈动脉窦部受压导致的反射性低血压与心动过缓，严重过敏反应，原有心力衰竭、肺部疾病或肾功能不全者病情加重。

4. 上述并发症均可导致患者住院时间延长、需要输血或外科手术等处理，个别甚至死亡或伤残。

【出院指导及健康教育】

1. 按医嘱服药，继续氯吡格雷 75mg，每日 1 次，至少 1 个月，推荐使用 1 个月或以上，阿司匹林 100mg，每日 1 次，维持至少 3 个月或以上。

2. 观测神经系统体征和症状。

3. 控制危险因素（高血压、糖尿病、高血脂等）并达标。

4. 改善生活方式，如：戒烟、限酒、低脂清淡饮食、减肥，适当体力活动。

5. 大动脉炎患者要避免突然停止或减少免疫抑制剂用量，需在专科医师指导下调整剂量。

【随访】

1. 根据患者的病情，一般 1～2 个月 1 次随诊，观察神经系统体征和症状。

2. 每 6～12 个月 1 次颈动脉多普勒超声检查，了解介入血管的血流通畅情况。

3. 如随访中患侧颈动脉搏动明显减弱，出现明显增强的血管杂音，则提示再狭窄，需血管造影复查。

4. 大动脉炎患者要根据红细胞沉降率和 C－反应蛋白水平，在维持其正常的情况下逐步减少免疫抑制药用量，直至停药。

（蒋雄京）

第二十三章　肺动脉血栓相关介入治疗

第一节　下腔静脉滤器置入治疗

下腔静脉滤器是一种 VTE 预防治疗手段，最早于 1973 年应用于临床，目的是为了减少因 DVT 脱落至肺动脉而导致致死性 PE 的发生。由于下腔静脉滤器本身带有较大网孔，因此只能捕获体积较大的静脉血栓。下腔静脉滤器按功能设计可分为永久性滤器（包括可转换滤器）、临时滤器和可回收滤器。

【适应证】

不同国际学术组织制定的临床指南对下腔静脉滤器置入的适应证推荐有一定差异，下面所列的绝对适应证是被所有国际指南推荐的；而相对适应证仅在部分国际指南中被有条件推荐。

1. 绝对适应证

（1）存在绝对抗凝禁忌的近端 DVT 患者。

（2）在充分抗凝情况下患者仍有 VTE 复发患者。

2. 相对适应证

（1）髂静脉或股静脉大块漂浮血栓。

（2）合并严重心肺基础疾病的近端 DVT。

（3）肺动脉内膜剥脱术前预防性置入临时滤器。

（4）严重近端 DVT，拟进行介入溶栓治疗前，预防性置入临时滤器。

（5）严重创伤患者的预防性置入临时滤器。

【禁忌证】

1. 下腔静脉显著扩张（直径超过 32～35mm），易导致滤器移位。

2. 下腔静脉内血栓形成，易导致滤器无法张开。

【方法】

穿刺股静脉或颈内静脉，置入猪尾导管于下腔静脉远端造影，确定下腔静脉形态，以及是否合并血栓。随后撤出猪尾导管，交换滤器输送鞘管至肾静脉以下的下腔静脉，根据放置滤器的不同，预留出不同的空间。鞘管到位后，将滤器及输送装置经鞘管推送到位，随后固定滤器推送杆，缓慢回撤输送鞘管释放滤器。为避免影响肾静脉回流，滤器上缘一般置于距离肾静脉开口 1～2cm 位置。但如果明确发现肾静脉附近存在血栓，也可将滤器置于肾静脉开口上方。

永久型滤器的并发症并不少见，但极少致命。常见短期并发症包括滤器内血栓形成，严重者可导致腔静脉完全阻塞、滤器穿孔刺破腔静脉、滤器移位、滤器断裂以及穿刺入路相关并发症。长期并发症包括 DVT 复发和血栓后深静脉瓣功能不全。临时滤器一般必须在数天内取出。而可回收滤器则可在腔静脉内置入数周到数月再行取出或做永久型滤器不予取出。临床中仅有 12%～45% 的可回收滤器最后被取出。

对有非暂时性或一过性 VTE 危险因素患者，置入滤器不需要额外增加抗凝治疗强度。而对仅存在暂时性或一过性 VTE 危险因素患者，如果 VTE 完全好转，而滤器无法取出时，指南并不推荐无限期抗凝治疗。

【注意事项】

1. 掌握好滤器植入适应证。

2. 目前使用的静脉滤器种类很多，使用前要掌握所用滤器的操作步骤和性能特点，尤其是要临时放置的滤器，要为收回滤器时做好准备。

3. 对于临时滤器和可回收滤器，在回收过程中需注意轻柔操作，避免强行暴力回收造成滤器断裂或腔静脉损伤。

4. 注意滤器长期并发症的观察和随访。

第二节　经导管肺动脉介入治疗

不论急性 PE 还是慢性血栓栓塞性肺高血压（CTEPH），经导管肺动脉介入治疗均是临床重要的治疗手段。对于急性 PE 患者，经导管肺动脉介入治疗主要用于存在体循环溶栓禁忌或体循环溶栓治疗失败的患者，通过机械和局部溶栓方法恢复肺动脉血流灌注。根据消除血栓原理和策略差异，目前将急性 PE 患者的经导管肺动脉介入技术分为机械碎栓、吸栓和溶栓这 3 类，其中多数机械性治疗后常联合低剂量溶栓治疗。对于 CTEPH 患者，经导管肺动脉介入治疗具体指球囊肺动脉成形术（BPA）或经皮腔内肺动脉成形术（PTPA）。

【适应证】

1. 急性 PE 患者适应证

（1）存在溶栓治疗禁忌的中高危 PE 患者。

（2）溶栓治疗失败的中高危 PE 患者。

2. CTEPH 患者适应证

（1）以段及亚段一级肺动脉受累为主的外周型 CTEPH 患者。

（2）因并发症或其他原因不适合行肺动脉内膜剥脱术的 CTEPH 患者。

（3）肺动脉内膜剥脱术后残余肺动脉高压患者。

【禁忌证】

1. 保守治疗后病情已稳定的患者。

2. 血栓负荷量较小，和病情不匹配的患者。

3. 存在严重肾功能不全和凝血功能障碍的患者。

【方法】

1. 急性 PE 患者经导管介入治疗

（1）经导管血栓吸栓技术　最简单快捷的方法是使用 8F 多功能指引导管，在导丝引导下，放置肺动脉血栓部位后，直接用 20ml 注射器抽出肺动脉干内的血栓，然后用抽吸导管沿指引导管送至肺动脉段以下血管继续抽吸。但这种传统技术抽吸效率较低，失败率较高。目前应用于临床的一些新的血栓抽吸系统，如 Angiorex、Angiovac、Indigo 等也有证据支持其治疗急性 PE 的效果和安全性。

（2）机械碎栓技术　传统方法可将猪尾导管送至肺动脉血栓位置，然后进行旋转和前后抽拉，或使用外周球囊在血栓位置进行扩张以起到将大块血栓分解为小块血栓，增加了血栓接触面积，从而使得后续局部溶栓能更好发挥作用。但这些方法也易导致碎裂血栓进一步阻塞远端分支肺动脉而加重病情的风险。Angiojet 系统是一套通过流变原理碎栓的系统，在导管的射水腔口部形成涡流破碎血栓，同时通过导管的抽吸腔将血栓抽出。

（3）超声辅助导管溶栓系统　EkoSonic 系统是目前唯一获美国 FDA 批准用于治疗高危 PE 患者的超声辅助介入系统。EkoSonic 系统中包含有 2 根导管，一根是溶栓导管，用于输注溶栓药物；另一根可发出高频低压脉冲超声信号，将血栓纤维蛋白结构变得松散，从而强化溶栓药物效果。

（4）导管内局部溶栓　可通过放置 1~2 根溶栓导管至肺动脉直接进行，或先经过机械吸栓或碎栓治疗后，再行局部溶栓治疗。局部溶栓治疗可选择缓慢推注小剂量 rt-PA 或持续泵入尿激酶（24~48 小时）。溶栓治疗后，需继续进行常规抗凝治疗。

（5）并发症　对急性 PE 患者，经导管肺动脉介入治疗相比静脉溶栓会增加一些潜在并发症的风险，主要包括：肺动脉机械损伤、心脏压塞、严重出血、血流动力学恶化，远端血栓、肺动脉"无复流"现象和穿刺部位出血等。

2. CTEPH 介入治疗方法

（1）核心策略是多部位、分次、充分扩张。对于 1 个 CTEPH 患者，往往需要 4~7 次 BPA 手术才能对所有目标血管进行充分扩张，以获得最大程度的肺血管灌注恢复。

（2）对于肺血管阻力偏高，右心功能较差的患者，耐受并发症能力差，如对 1 根目标血管进行充分扩张后，易在术后 24 小时内发生严重再灌注肺水肿，危害患者生命安全。因此，强调在这些患者中，一定要在 2~3 次介入手术中，逐渐对目标血管充分扩张。

（3）临床使用双指引导管或长鞘管 + 指引导管策略来获得更好的支撑和操控性，便于将指引导管送至各分支目标血管。

（4）CTEPH 患者腔内是呈分隔状分布的机化血栓，造影时常表现为肺动脉前向血流和肺静脉回流缓慢，甚至消失，相当比例病变不会表现为明显管腔狭窄，因此需要根据肺动脉血流功能状态来指导介入治疗。临床常用的评估肺动脉血流功能的指标包括：肺动脉血流分级（PFG）和压力导丝技术。

（5）并发症　CTEPH 患者行 BPA 治疗最常见的并发症是血管损伤（咯血、肺动脉夹层等）和再灌注性肺水肿。轻度咯血不用处理，严重咯血患者需要用球囊扩张压迫止血，甚至使用栓塞剂或弹簧圈栓塞出血分支。再灌注性肺水肿主要发生在肺动脉压力较高的重症 CTEPH 中，而且一般在开始 1~3 次 BPA 治疗过程中出现。部分血管被过度扩张，但整体肺动脉压力还未显著降低，高压力加上局部高灌注，是造成再灌注肺水肿发生的 2 个关键因素。轻症再灌注性肺水肿给予吸氧和无创通气治疗即可，严重者需使用有创机械通气和 ECMO 进行支持治疗。

【注意事项】

1. 对于急性 PE 患者，需行经导管肺动脉介入治疗的患者病情往往较危重，风险极大，需掌握好临床适应证，并要做好各种应急准备。

2. 对于急性 PE 患者，经导管肺动脉介入治疗的目标是改善稳定血流动力学，不能以短期影像学的改变作为目标。

3. 对于 CTEPH 患者，尤其是肺血管阻力较高，心功能较差的患者，第 1～3 次手术过程不能对靶血管进行充分扩张，避免再灌注肺水肿的发生。

4. 对于 CTEPH 患者，由于 1 次手术需要干预的血管分支较多，需注意控制造影剂总量，推荐使用造影剂和盐水 1∶1 或 1∶2 稀释后使用。

（蒋　鑫　荆志成）